JN100771

認知症予防専門テキスト 上巻

一般社団法人　日本認知症予防学会――監修
浦上克哉　児玉直樹――編

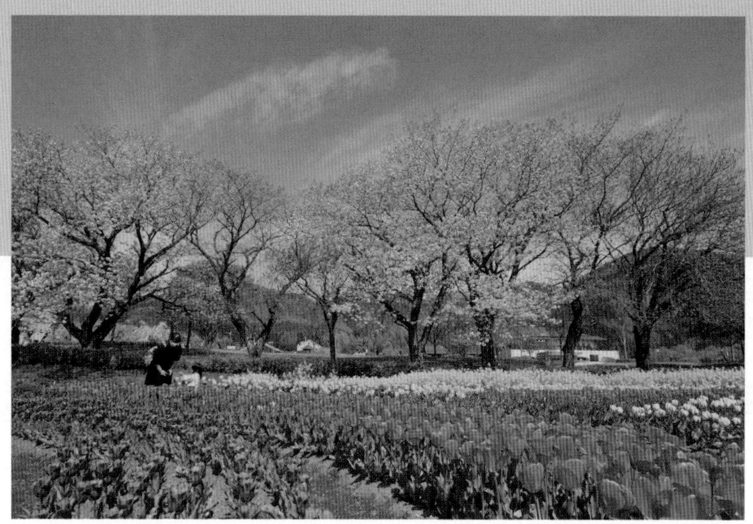

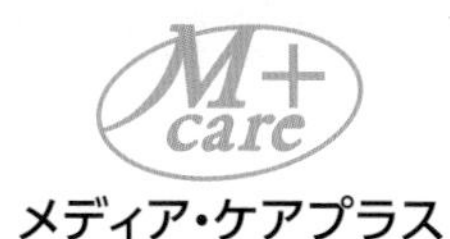

メディア・ケアプラス

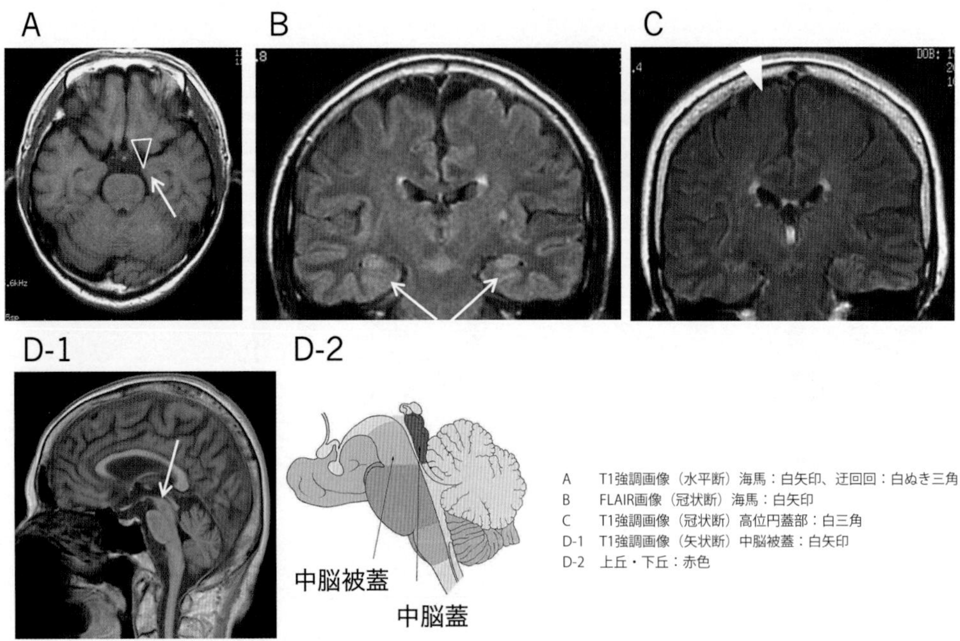

（184頁 図4-2-6）MRIにおける認知症診断に重要な部位

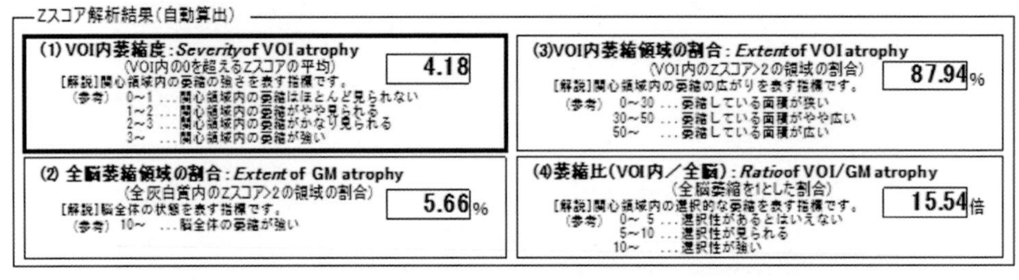

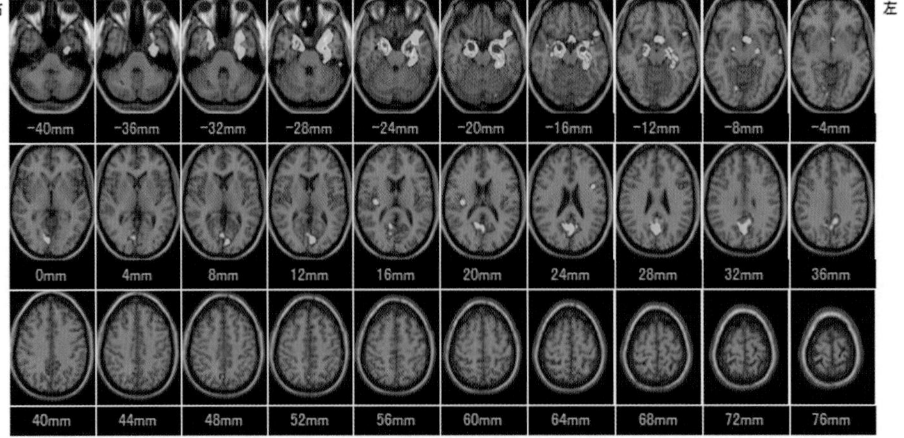

（186頁 図4-2-8）VSRAD®の解析結果

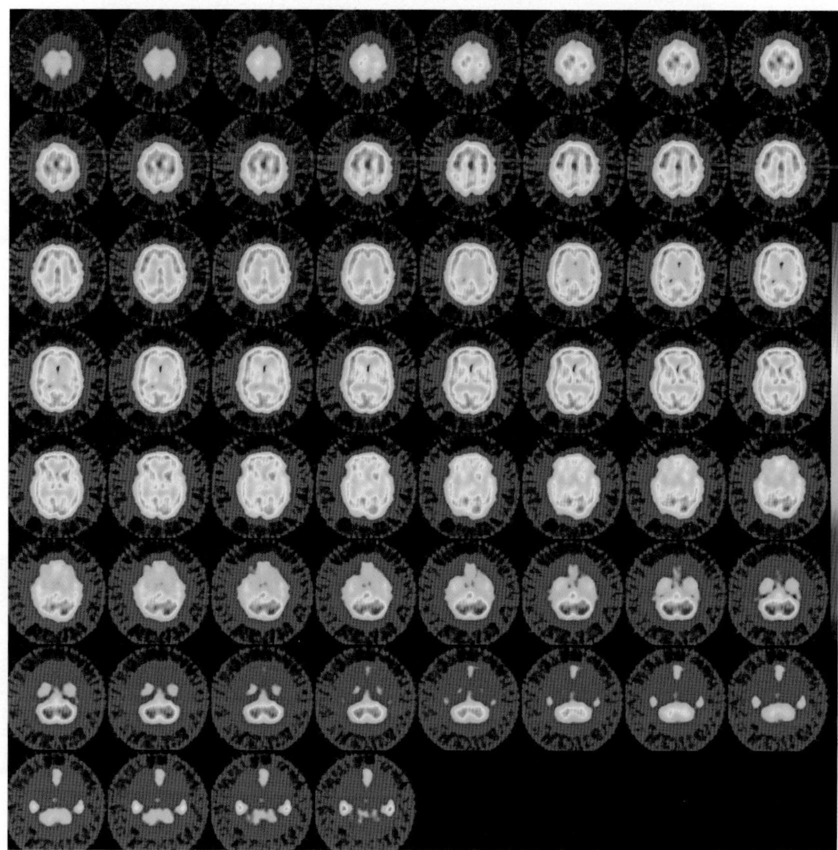

（188頁 図4-2-9）SPECT画像　従来画像

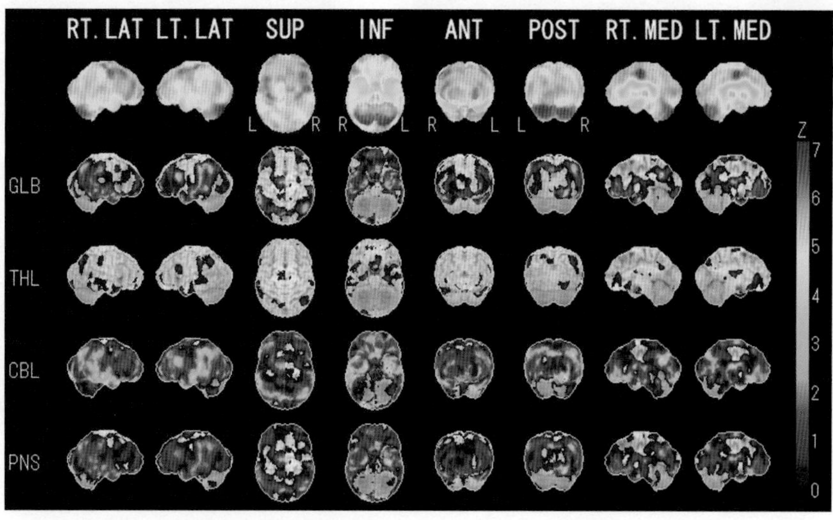

（189頁 図4-2-10）SPECT画像　統計画像（３D-SSP）

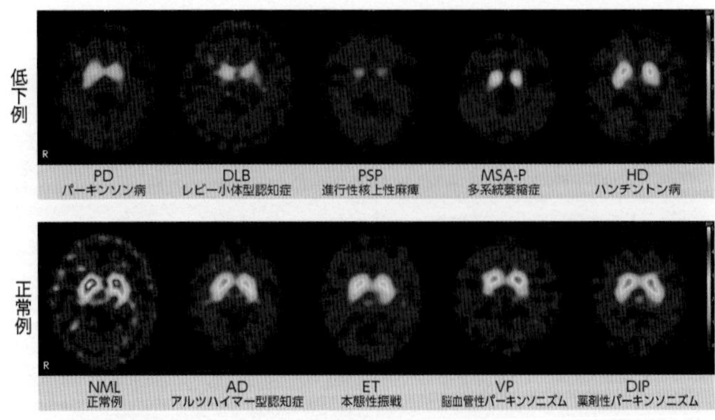

(190頁 図4-2-11) パーキンソン病類縁疾患におけるDATスキャンイメージ

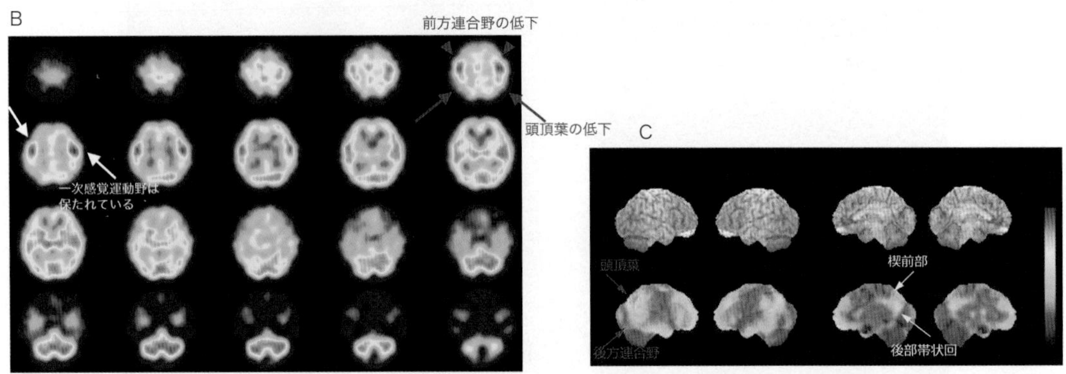

(192頁 図4-2-12) アルツハイマー型認知症 (AD) の形態画像

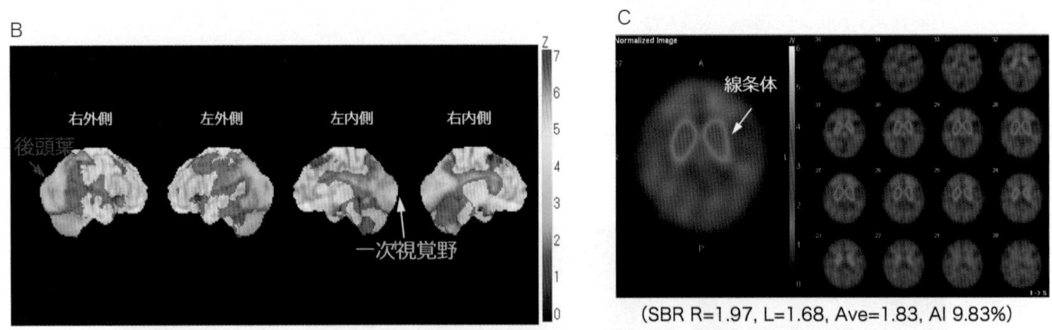

(SBR R=1.97, L=1.68, Ave=1.83, AI 9.83%)

(192頁 図4-2-13) レビー小体型認知症 (DLB) の形態画像

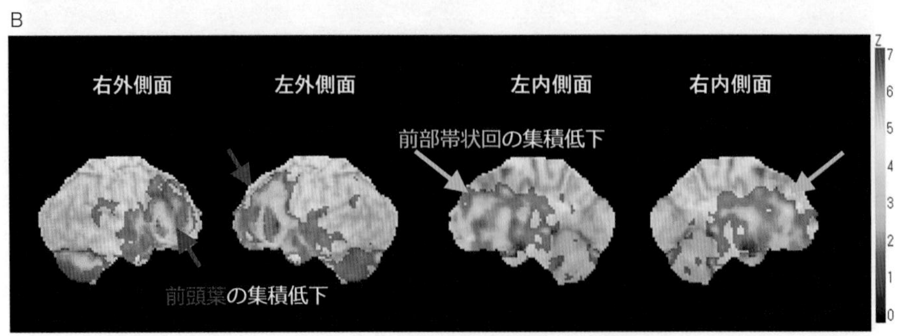

(193頁 図4-2-14) 図4-2-14　進行性核上性麻痺の形態画像　易転倒、認知機能低下、下方視制限を認める

発刊にあたって

このたび『認知症予防専門テキスト』を刊行することができ、とてもうれしく思っております。

この本の前身は『認知症予防専門士テキストブック』で、初版ならびに改訂第2版を出版してまいりました。2011（平成23）年に日本認知症予防学会を設立し、最初に作った専門制度が認知症予防専門士でした。そのテキストブックとして作成したのが初版でした。その後、認定認知症領域検査技師制度（現在は日本臨床衛生検査技師会が運営）、認知症予防専門医制度、認知症予防ナース制度、認知症予防専門薬剤師制度、認知症予防専門臨床検査技師制度などを制度化し、認知症予防専門士のみならず他の専門制度のテキストも必要になりました。

そこで、今回の改訂では認知症予防専門士だけでなく全ての専門制度に対応できるテキストにということを目標に作成しました。そのためボリュームもかなり多いものになりました。しかし、本書の目的は、当初より認知症予防を学ぶ人のための聖書（バイブル）となることを目指しており、その目標に大きく近づくことができているのではないかと期待しております。

近年、本邦における認知症患者数は急増しており、予防対策は急務であります。ただ、認知症ならびに認知症予防への偏見は未だに根強いものがあります。そのような偏見への科学的知見に基づく対応に本書は役立つものと考えます。以前は、認知症予防のエビデンスが乏しいとの批判がありましたが、近年多くの認知症予防への科学的エビデンスが蓄積されてきております。全国的にも住民のニーズから、さまざまな予防への取り組みが行われております。しかし、科学的エビデンスが得られていない予防を行っている取り組みも少なくありません。現場で認知症予防に既に携わられている方やこれから教室の立ち上げを考えておられる方の参考図書としてもご活用頂きたいと希望します。

最後に本テキストの編集の中核を担ってくださった児玉直樹先生、各章の原稿執筆に携わって頂いた多くの先生方、そして本書の出版にご尽力頂きました株式会社メディア・ケアプラスの編集部のみなさま、また表紙の写真をご提供いただいた中村成信さんに深く感謝致します。

2024年5月

一般社団法人日本認知症予防学会代表理事　浦上　克哉

〈上巻〉目次

第4章 認知症診断のための検査・評価尺度

第5章 認知症に対する医療機関での対応

資料 認知症予防の各制度について

〈下巻〉目次

編集協力 七七舎 ／ 装幀 石原雅彦 ／ 装幀写真 中村成信 ／ イラスト パント大吉

第1章 認知症の基礎

(1) 平均寿命の延伸と超高齢社会

(2) 認知症とは何か、認知症の定義、認知症の疫学

(3) 認知機能とは何か、認知機能・知能の加齢変化

(4) 認知症の人の理解

(5) 認知症の危険因子と防御因子

第1章 (1)

平均寿命の延伸と超高齢社会

キーワード ・超高齢社会　・平均寿命　・健康寿命　・少子高齢化　・高齢化率

はじめに

※超高齢社会

総人口に占める老年人口の割合が21％を超えた社会。
なお、7％を超えた社会を高齢化社会、14％を超えた社会を高齢社会と呼ぶ。

わが国は世界に先駆けて人口の高齢化が進行して**超高齢社会**※となっており、平均寿命の延伸がその一因となっています。わが国の平均寿命は男女とも世界トップクラスであり、世界でも有数の長寿国となっている一方で、認知症高齢者の数は、年齢が高くなるにつれて増加しています。また、要介護者となる原因は認知症が最も多く、健康寿命への影響が懸念されます。

そこで本節では、わが国の平均寿命の延伸と超高齢社会について、最新の人口に関する統計のデータを用いて概説します。

1．わが国の人口の動向と超高齢社会

総務省統計局の「人口推計（2022年10月1日現在）」[1)] によると、2022（令和4）年のわが国の総人口（外国人を含む）は1億2,495万人で、男性が6,076万人、女性が6,419万人です。1990年代から総人口は微増から横ばいの状態でしたが、2008（平成20）年の1億2,808万人をピークに以後は減少傾向が続いています。このまま人口減少が続けば、2070年にわが国の総人口は8,700万人と現在の7割程度になると推計されています[2)]（図1-1-1）。

わが国では、第二次世界大戦後の第一次ベビーブーム（1947〈昭和22〉～1949〈昭和24〉年）後および第二次ベビーブーム（1971〈昭和46〉～1974〈昭和49〉年）後、年少人口（0～14歳）の割合が年々減少し、老年人口（65歳以上）の割合が年々増加しており[1)]、少子高齢社会となっています。2022（令和4）年10月1日現在の人口推計[1)]では、総人口に占める年少人口の割合は11.6％となっています。その一方で、老年人口の割合（高齢化率）は29.0％（このうち15.5％は75歳以上の後期高齢者）、老年化指数（年少人口に対する老年人口の比）は249.9であり、わが国は世界に類を見な

○日本の人口は近年減少局面を迎えている。2070年には総人口が9,000万人を割り込み、高齢化率は
39%の水準になると推計されている。

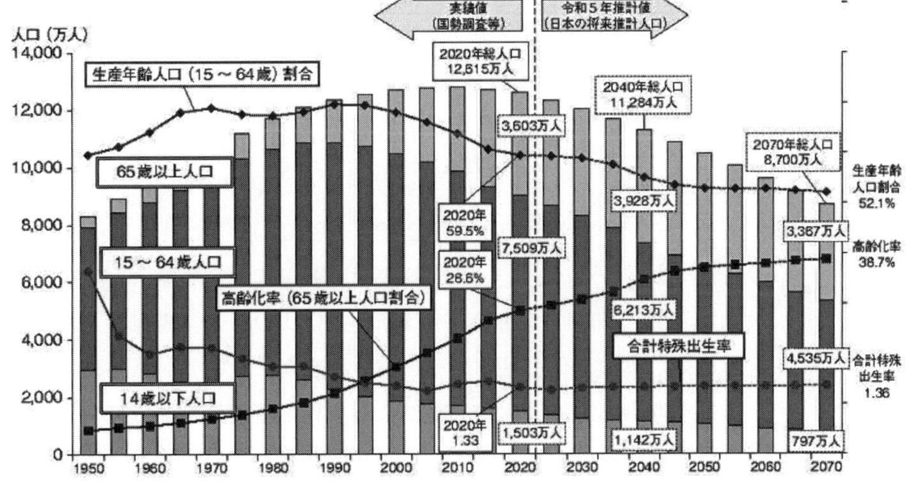

図1-1-1　わが国の人口推移

令和５年版 厚生労働省

いほど急速に高齢化が進行し、超高齢社会となっています。特にわが国の高齢化の特徴として、後期高齢者の増加が著しいことがあげられます。このようなわが国の少子高齢社会の原因としては、平均寿命の延伸、出生率の低下により、多産多死から少産少死へと変化したことがあげられます。

このまま少子高齢化が進めば、第一次ベビーブーム世代（団塊の世代）が75歳以上となる2025（令和7）年には、年少人口の割合が11.1%、老年人口の割合が29.6%に、第二次ベビーブーム世代が65歳以上となる2040（令和22）年には、年少人口の割合が10.1%、老年人口の割合が34.8%に、そして2070年には、年少人口の割合が9.2%、老年人口の割合が38.7%になることが推計されています[2)]（図1-1-1）。

2．わが国の平均寿命の状況

わが国の平均寿命は、明治、大正期には低い水準（40年台）でしたが、昭和に入ると延び始めました。1947（昭和22）年には男性が50.06年、女性が53.96年[3)]と、男女とも50年を超えています。その後も平均寿命は男女とも大幅に延び、2020（令和2）年では男性が81.56年、女性が87.71年[3)]となり、一時的にわずかに短縮した年もありますが、長期的には延長傾向です。平均寿命の延長には、以前は結核の克服や乳児死亡率の低下が寄与していました。最近では、中高年の悪性新生物や脳血管疾

表1-1-1　平均寿命の国際間比較

（単位　年）

国　名	男	女	作成基礎期間
日本	81.05	87.09	2022
カナダ	79.82	84.11	2018-2020
アメリカ合衆国	73.5	79.3	2021
フランス	79.35	85.23	2022
ドイツ	78.54	83.38	2019-2021
イタリア	80.482	84.781	2022
スイス	81.6	85.4	2022
イギリス	79.04	82.86	2018-2020

注）当該政府からの資料によるもの

資料：令和4年簡易生命表の概況

患の死亡率低下が寄与しています。ただし、2021（令和3）年以降、わが国の平均寿命は男女ともわずかに短縮を続けています。

2022（令和4）年の平均寿命は男性が81.05年、女性が87.09年[3]となり、前年と比較して男は0.42年、女は0.49年、下回りました。平均寿命が前年を下回るのは、2021（令和3）年に続き2年連続で、下回り幅は2021年よりも拡大しています。これは新型コロナウイルス感染症（COVID-19）などの死亡率の変化が平均寿命を縮める方向に働いていたためです。

平均寿命の国際間比較は国によって作成基礎期間や作成方法が異なるので厳密な比較はできませんが、わが国が男女とも世界トップクラスの長寿国であることは間違いありません（表1-1-1）。

3．認知症による死亡の状況と平均寿命への影響

2022（令和4）年の「人口動態統計」[4]によると、「アルツハイマー病」および「血管性および詳細不明の認知症」の【死亡数・死亡率（人口10万対）】は、男女合わせた総数では「アルツハイマー病」【2万4,860人・20.4】、「血管性および詳細不明の認知症」【2万4,360人・20.0】でした。男性では「アルツハイマー病」【8,693人・14.7】、「血管性および詳細不明の認知症」【9,089人・15.3】、女性では「アルツハイマー病」【1万6,167人・25.8】、「血管性および詳細不明の認知症」【1万5,271人・24.3】でした。「アルツハイマー病」の死因順位は総数では第9位、男性では第16位、女性では第8位でした。「血管性および詳細不明の認知症」の死因別順位は総数では第10位、男性では第14位、女性では第9位でした。「アルツハイマー病」、「血管性および詳細不明の認知症」ともに総数および女性では死因順位がトップ10に入っており、近年、認知症による死亡が増加しています。死亡総数に占める認知症の割合は3％台とまだ低いのですが、今後、人口の高齢化の進行とともにその割合が増加することが予想され、平均寿命の縮小への影響が懸念されます。

4．健康寿命の状況と認知症の健康寿命への影響

平均寿命が延び、超高齢社会となった現代においては、人生の長さだけでなく、いかに生きるかという質（QOL:Quality of Life）が重要とされ

ています。健康寿命は「健康上の問題で日常生活が制限されることなく生活できる期間」をいい、一般的には「認知症または寝たきりにならない状態で生活できる期間」とする場合が多いとされています。平均寿命と健康寿命の差は「不健康な期間」を意味します。平均寿命の延長だけではなく、健康寿命も延長し、「不健康な期間」を可能な限り短縮することが重要な健康課題となっています。21世紀における国民健康づくり運動「健康日本21（第二次）」でも、健康寿命の延伸が主要な具体的目標の一つに位置付けられています。また2024（令和6）年度から12年間実施予定の「健康日本21（第三次）」でも、引き続き健康寿命の延伸が目標の一つとなることが決まっています。

わが国の最近の健康寿命は、2013（平成25）年は男性が71.19年、女性が74.21年、2016（平成28）年は男性が72.14年、女性74.79年、2019（令和元）年は男性が72.68年、女性が75.38[5)]年と男女とも順調に延伸しています。また2019年における平均寿命と健康寿命の差は、男性が8.73年、女性が12.06[5)]年であり、平均寿命の増加分を上回る健康寿命の増加が達成できています。

2022（令和4）年の「国民生活基礎調査」[6)]によると、介護が必要となった主な原因について、「要介護者」では「認知症」が23.6%で第1位となっています。認知症高齢者の増加は健康寿命の縮小に強く影響します。認知症の根本的治療薬が未だ開発されていない現状では、今後、より一層、認知症の予防対策を進めていくことで、わが国の健康寿命の延長に寄与していくことが期待されます。

まとめ

現在、すでに超高齢社会であるわが国における人口の少子高齢化は今後も続き、2070年には総人口が8,700万人、総人口に占める年少人口の割合は9.2%、老年人口の割合（高齢化率）が38.7%になると推計されています。半世紀後には、子どもの数が総人口の1割を下回り、高齢者の数が総人口のほぼ4割を占める時代がやってくると予想されています。世界に先駆けて人口の高齢化が進んでいるわが国において、平均寿命および健康寿命の延伸のためにも、認知症の予防が喫緊の重要な健康課題となっています。

引用文献

1) 総務省統計局「人口推計（2022年10月1日現在）」
2) 国立社会保障・人口問題研究所「日本の将来推計人口（令和5年推計）結果の概要 -令和3（2021）年～令和52（2070）年-」
3) 厚生労働省「令和4年簡易生命表の概況」
4) 厚生労働省「令和4年（2022）人口動態統計（確定数）の概況」
5) 厚生労働省「令和3年12月20日第16回健康日本21（第二次）推進専門委員会資料」
6) 厚生労働省「2022（令和4）年 国民生活基礎調査の概況」

第1章
(2)

認知症とは何か、認知症の定義、認知症の疫学

キーワード
・若年性認知症　・CDR　・生活スタイル
・血管性認知症　・アルツハイマー型認知症　・病型変化
・レビー小体型認知症　・WHO

はじめに

認知症予防を正しく理解し実践していくうえで、認知症とはどのような病気で、その定義はどのようなものか、そして実態はどうなっているかを知ることは不可欠です。認知症ほど偏見の多い病気はありませんが、それは認知症という病気が正しく理解されておらず啓発が不十分なためと考えられます。認知症予防においても、病気にならないようにすることだけを予防と考えている人が多くいますが、第１次予防（病気の発症予防）、第２次予防（病気の早期発見、早期治療・ケア）から第３次予防（病気の進行予防）までを切れ目なく行うことが真の予防となります。最新の調査結果では、2022年時点の認知症の人は443万人、軽度認知障害 (MCI) の人は558万人と報告され、2040年には認知症の人は584万人に、MCI の人は612万人と推計されています。認知症予防対策は待ったなしの状況にあるので、本節で認知症とはどのような病気で、その定義はどのようなものか、そして実態はどうなっているかを知っていただきたいと思います。

1．認知症とは何か、その定義

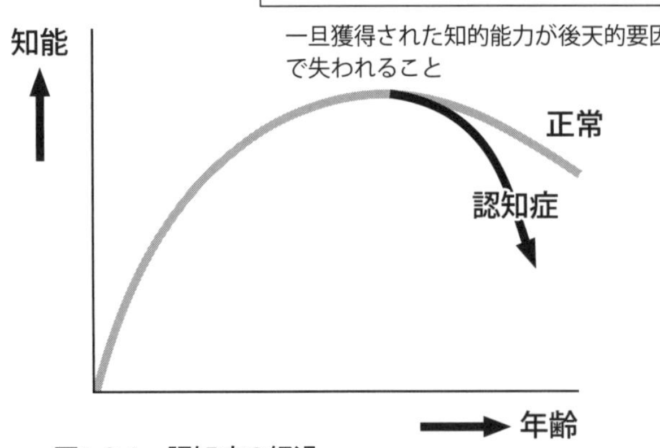

図1-2-1　認知症の経過

認知症とは、「一度発達した認知機能が後天的な障害によって持続的に低下し日常生活や社会生活に支障をきたすようになった状態」をいいます（図1-2-1）。したがって先天的な障害による認知機能低下は該当しません。

ただこの定義の課題は、日常生活や社会生活に支障をきたすといって

も、個々人によって全く異なることです。定年退職し仕事にもついていない状態で、家庭での生活を何とか営めればいい人では、かなり認知機能が低下しても日常生活に支障はきたさないことになります。一方、仕事をしていて高度な理解力や判断力を要求される人は、軽度の認知機能低下でも社会生活に支障をきたすようになります。働き盛りの人が罹患する若年性認知症はまさにこれに該当します。具体的には、認知機能検査で両者が同じ点数であったとしても、前者は認知症と診断されず、後者は認知症と診断されるということです。脳の中では病的変化は同様に起こっていても、その人の置かれている生活環境によって診断が左右されるのは非科学的な概念といわざるを得ません。研究面では科学的な診断基準を策定してきていますが、一般臨床での診断基準としてはまだ取り入れられていません。**疾患修飾薬**※の保険適応に伴い、科学的な診断基準を一般臨床でも使用するようになることが期待されます。

※疾患修飾薬
従来の症状改善薬と異なり、病気の経過に影響を与えるもので、より根本治療薬に近いものである。

2. 軽度認知障害(MCI)とは、その定義

軽度認知障害（MCI：Mild Cognitive Impairment）はピーターセン博士らメイヨークリニックのグループにより提唱された概念[1)]で、認知症の早期発見を目指して作成されました。MCIとは、もの忘れが増えてきていて正常とはいえないが、日常生活や社会生活にはまだ支障をきたしておらず、認知症にはなっていないという境界状態です。具体的には、①自覚的な記憶障害の訴えがある、②客観的にも記憶障害が存在する、③記憶障害以外の高次脳機能障害がない、④日常生活動作が保たれている、⑤認知症の診断基準を満たさない、というもので、CDR（Clinical Dementia Rating）のスコア0.5に相当します。

その後この基準に対していろいろな批判が出て、MCIをより詳細に分類した定義の改訂版が出されました[2)]。しかし、MCIはもともと境界域を表すあいまいな概念であり、筆者はそれを明確に定義しようとすることに無理があると考えます。筆者はピーターセン博士が最初に報告した上記の①～⑤のMCIの定義を臨床現場では用いており、また日本では多くの専門医がそうしています[3)]。

3. 認知症の疫学

わが国では1980年代においては血管性認知症がアルツハイマー型認知症より多く、欧米でアルツハイマー型認知症が血管性認知症より多いのと対照的でした。ところが、1990年代に入るとわが国でもアルツハイマー

2012年に報告された全国9地域で調査された**認知症の疾患別内訳**

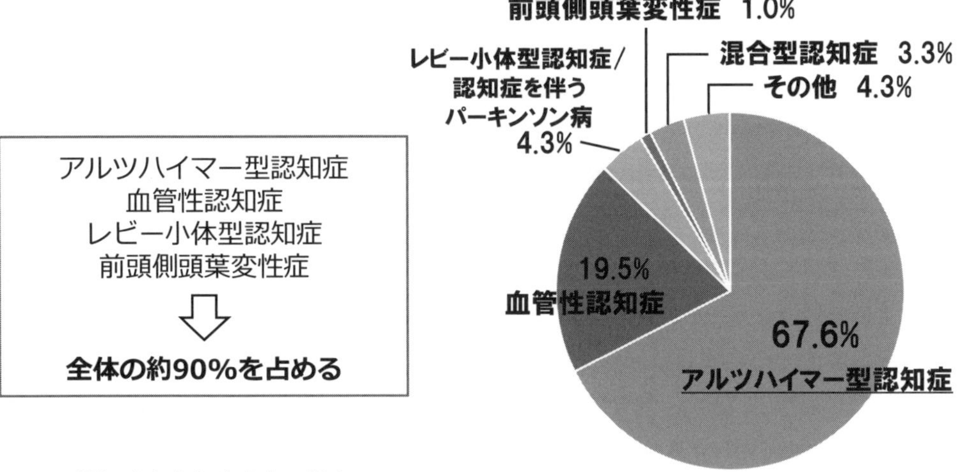

図1-2-2　認知症をきたす疾患の頻度

参考資料：老年精神医学雑誌 2014; 25巻増刊: 81-84. より改変引用

型認知症が血管性認知症より多くなり、欧米と同様の病型パターンを示すようになってきました[4) 5)]。

認知症患者数は急速に増加してきていますが、超高齢社会といわれるような急速な高齢化が主要因であることは間違いありません。しかし、現在の増え方は、それだけでは説明できないものといえます。血管性認知症よりアルツハイマー型認知症が多くなるという病型変化は、日本人の生活スタイルが欧米型化したことも影響していると考えられます。レビー小体型認知症は1996（平成8）年に診断基準がつくられた比較的新しい疾患概念であり、適切に診断されていないことが指摘されています[6)]。レビー小体型認知症は病理学的研究からは認知症のある人の全体の約30%に存在するとされていますが、臨床的な疫学的研究からは約5%とされています。ただ、病理学的研究からも純粋なレビー小体型認知症は約5%と報告され、そのほかはアルツハイマー型認知症病変を有しているとされます。このため、レビー小体型認知症の臨床診断は難しいものと推測されます。

2012（平成24）年の厚生労働省の報告では462万人の認知症の人がいると報告されています[7)]。病型別の内訳ではアルツハイマー型認知症が最も多く67.6%を占め、次いで血管性認知症が19.5%とされています（図1-2-2)。このデータが出されて、新オレンジプラン（5章1節参照）を策定し、国家戦略として取り組むこととしました。しかし、その後も認知症患者数は増加の一途をたどり、2025（令和7）年には認知症患者数が730万人を超えると推計されています。この推計は認知症予防への対策が不十分であったことが大きな要因ではないかと考えます。世界保健機関

(WHO：World Health Organization) も認知症と認知機能低下のリスク軽減のためのガイドラインを公表しています。認知症予防のエビデンスも報告されてきており[8) 9) 10)]、認知症予防にしっかりと取り組んでいかなければなりません。認知症予防は日本認知症予防学会がリーダーシップをとって行うべき重要課題と考えます。

まとめ

本節を通して、認知症とはどのような病気か、その定義はどのようなものか、認知症の頻度は現状どうなっており、今後の見通しはどうかを正しく理解して、わが国のみならず世界的な急務である認知症予防に取り組んでいただけることを期待しています。

引用文献

1) Petersen R, Smith GE, Waring SC, et al: Mild cognitive impairment; Clinical characterization and outcome. Arch Neurol 56: 303-308, 1999
2) Winblad B, Palmer K, Kivipelto M, et al: Mild cognitive impairment; Beyond controversies, towards a concensus – Report of the international working group on mild cognitive impairment. J Intern Med 256: 240-246, 2004
3) 浦上克哉「専門医はMCIをこうとらえている一双方向セッション一老年精神医学雑誌20（増刊号）」p.30-34、2009年
4) Urakami K, Adachi Y, Wakutani Y, et al: Epidemiologic and genetic studies of dementia of the Alzheimer type in Japan. Dement Geriatr Cogn Disord 9: 294-298, 1998
5) Kiyohara Y, Yoshitake T, Kato I, et al: Changing patterns in the prevalence of dementia in a Japanese community: the Hisayama study. Gerontology 40 (supple) 2: 29-35, 1994
6) 小阪憲司「レビー小体型認知症」Dementia 10、365-371、1996年
7) 朝田隆　厚生労働科学研究費補助金（長寿科学総合研究事業）総合研究報告書「認知症の実態把握に向けた総合的研究」2011年
8) Livingston G, Huntley J, Sommerlad A, et al: Dementia prevention, intervention, and care: 2020 report of the Lancet commission: 396: 413-446, 2020
9) Urakami K: Dementia prevention and aromatherapy in Japan. Yonago Acta medica; 65 (3) : 184-190. https://doi.org/10.33160/yam.2022.08.001, 2022
10) Kouzuki M, Kato T, Wada-Isoe K, et al. A program of exercise, brain training, and lecture to prevent cognitive decline. Ann Clin Trans Neurol 7 (3) : 318-328: 2020

第1章
(3)

認知機能とは何か、認知機能・知能の加齢変化

キーワード ・認知機能 ・加齢 ・高次脳機能 ・知能

はじめに

「認知機能」とは、主に大脳によってつかさどられている言語・記憶・思考・行為・判断・理解など人間が人間らしく活動・生活するための複雑な機能で、かなり広範囲なものを指します。これらの機能に対する名称の用いられ方には、やや混乱が見られるため、知識の整理が必要です。ここでは、認知機能という用語について簡単に解説し、さらにその加齢変化についても述べていきます。

1．概念の整理と脳活動における意義

人間の「認知機能」という用語の用いられ方は、まだ若干統一性が欠けている状況です。認知機能と同様の機能を指す用語として、「高次脳機能」があげられます。この高次脳機能が障害された状態を高次脳機能障害というわけですが、この用語も現在のわが国では2通りの用いられ方があります。１つ目は従来からの医学的な高次脳機能障害であり、これは上述の認知機能の障害と同様に広い範囲の大脳の機能の障害を指します。２つ目の用いられ方として「(行政的) 高次脳機能障害」というものがあります。これは厚生労働省が2001（平成13）年度から始めてきた「高次脳機能障害支援モデル事業」において定義されたものであり、大脳の損傷によって記憶障害・注意障害・遂行機能障害・社会的行動障害という４つの症状からなる症候群と定義されています。医学的な高次脳機能障害よりも狭い範囲の症状を表していることになります。

現在は、一般的に「認知機能＝（医学的な）高次脳機能」と理解されていることが多い状況です。この用語の用い方もまだ統一されていない状況ですが、認知機能という用語は、どちらかというと認知症によって損なわれるさまざまな高次の脳機能を指す場面で用いられることが多いようで

す。そのため、本書では「認知機能＝（医学的な）高次脳機能」と定義したうえで、これを認知機能として表現することがふさわしいように思います。

認知機能は主に大脳の限局された部位、もしくは脳のネットワークで構成される比較的広い範囲でつかさどられていることが多く、このように脳のどの部分がどのような認知機能を担っているかということを「(大脳の)機能局在」といいます。そのため、認知機能障害を質的に詳しく調べることが、脳のどの部分がダメージを受けているかということを理解する有力な手がかりとなります。認知症を理解するための大変重要な情報といえるでしょう。

2. 認知機能・知能の年齢変化

認知機能は前述のように人間の基本的な高次の脳活動を指しますが、「知能」という用語はこれとはまた別の概念です。知能とは、人間が過去の学習や経験、記憶に基づいてさまざまな課題に対して判断・適応・推論を実行していく精神的順応力、概念的な思考能力などを指す用語です。これらの指数として知能指数（IQ:Intelligence Quotient）という数値が用いられます。知能は、認知機能のもう一段階上に階層をなす人間の知的活動と考えることができるでしょう。

認知機能と知能は加齢によってどのように変化していくのでしょうか。認知機能、知能とも多くの指標があり、一概にはいえませんが、まずは代表的な要素と全体的な数字に分けてみていきましょう。

図1-3-1～図1-3-4は**記憶の種類**※で、それぞれ**即時記憶、近時記憶、遠隔記憶、意味記憶**の年齢別成績です[1)]。これらのグラフから、即時記憶および遠隔記憶は加齢による影響はごくわずか、近時記憶は加齢による影響が強く、意味記憶については加齢の影響はほぼ受けないということがわかります。

図1-3-5～図1-3-7は、標準注意検査法の下位課題のうち、SDMT、Memory updating test、PASATという3つの課題の年代別成績です[2)]。このグラフからは、注意機能を反映する課題の成績は加齢とともに明らかに低下していくとみることができます。

表1-3-1は要介護認定を受けていない高齢者の**MMSE**※（Mini-Mental State Examination）得点です[3)]。85歳未満では平均値±1SDの幅を見ても**カットオフ**※の目安といわれる23点を下回らないことがわかります。

これらのことからわかることは、まず認知機能のうち、近時記憶とは50歳前後から加齢に伴い明らかな低下に転じること、記憶のうち即時記

※記憶の種類（即時記憶、近時記憶、遠隔記憶、意味記憶）

臨床的によく用いられる記憶の分類法は、その保持時間が直後から長くて10秒程度の「即時記憶」、思い出のようにはるかに長く保たれる「遠隔記憶」、そしてその間の時間は保たれるが遠隔記憶ほど長くは保たれない「近時記憶」の3つに分けることが一般的である。また、別の分類方法の一つである「意味記憶」とはさまざまな言葉や物品、シンボルなどのもつ意味（例えば「鉛筆」とは何をするためのものでどうやって使う、といったような）についての記憶である。

※ MMSE

認知機能を簡易的に評価するためのスクリーニングテスト。30点を満点とし、点数が低くなるほど認知機能の低下を示す。

※カットオフ

所見の有無を見極める値のこと。認知機能評価を目的とした検査の場合、カットオフ点を下回る（減点式の場合は逆）点数は認知機能障害の可能性がある。

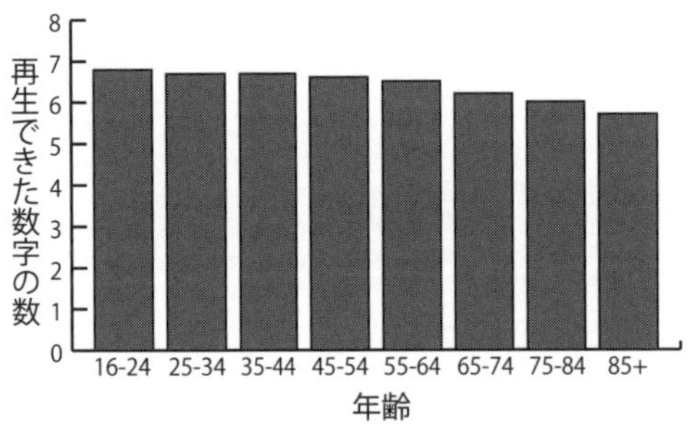

図1-3-1　年齢ごとの即時記憶課題成績

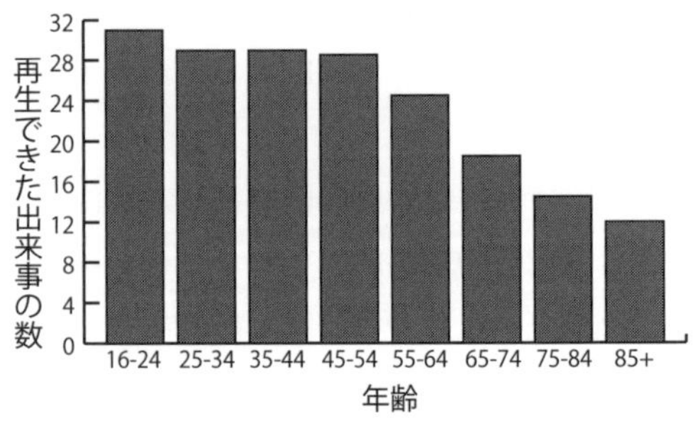

図1-3-2　年齢ごとの近時記憶課題成績

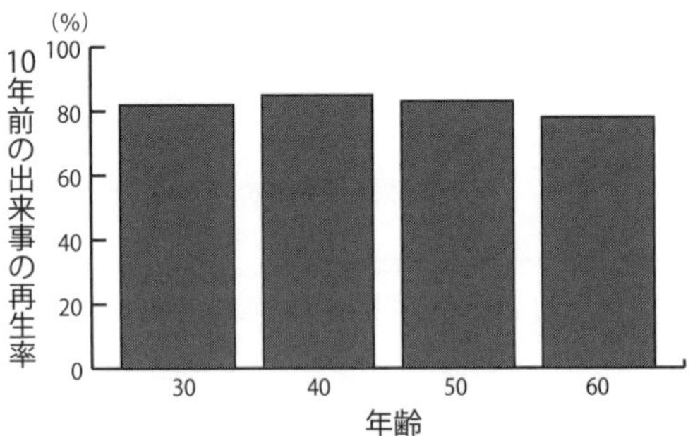

図1-3-3　年齢ごとの遠隔記憶課題成績

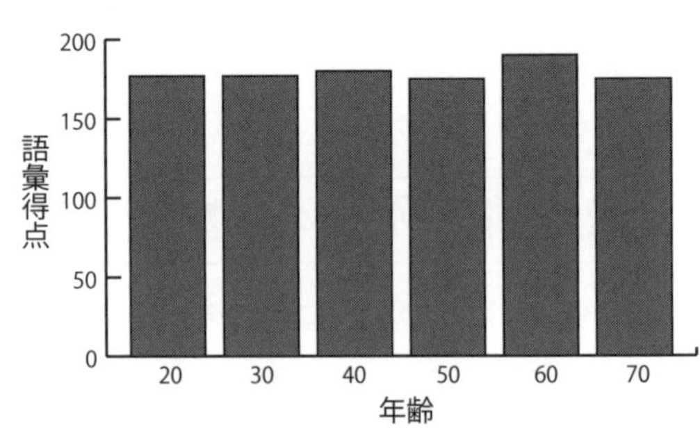

図1-3-4　年齢ごとの意味記憶課題成績

※図1-3-1, 図1-3-2, 図1-3-3, 図1-3-4　Fergus　(山口訳)、2006より改変[1)]

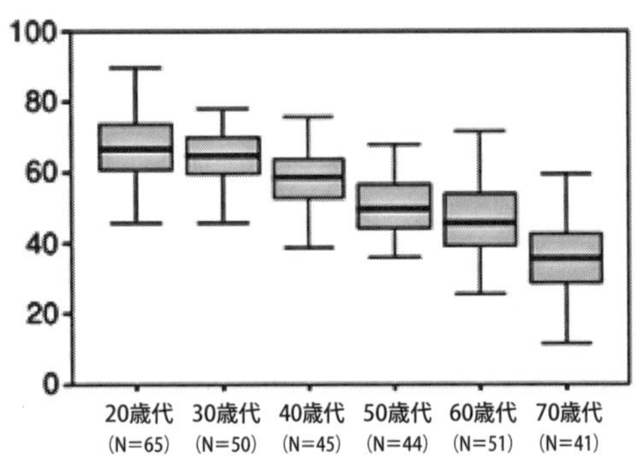

図1-3-5　年代別SDMT達成率(%)

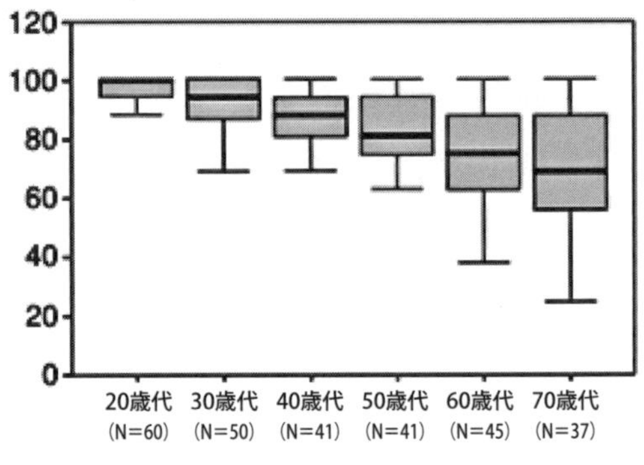

図1-3-6　年代別Memory updating test 3スパン正答率(%)

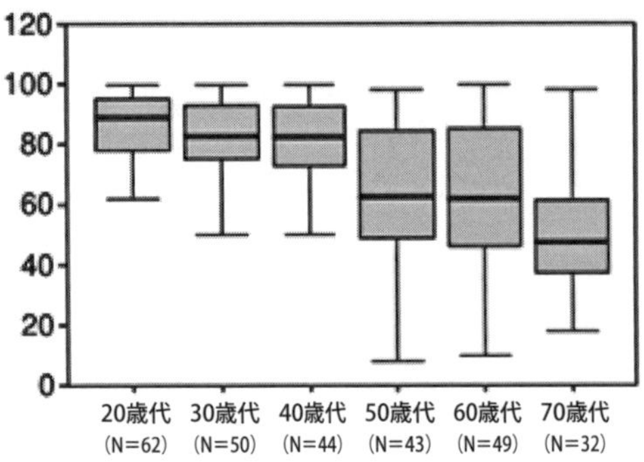

図1-3-7　年代別PASAT 2秒条件正答率(%)

※図1-3-5、図1-3-6、図1-3-7　加藤元一郎、注意・意欲評価法作製小委員会「標準注意検査法（CAT）と標準意欲評価法（CAS）の開発とその経過」高次脳機能研究、第26巻第3号ｐ.80より転載[2)]

表1-3-1　介護認定を受けていない高齢者の年代別MMSE平均得点

年齢	75〜79	80〜84	85〜90	90〜
MMSE合計点	27.5±3.4	26.8±3.6	25.1±2.5	24.4±2.7

文献3）より改変

憶と遠隔記憶は高齢となっても低下はわずかなこと、意味記憶は加齢による変化はほぼ生じないこと、そして認知機能全般については、高齢者は若年層よりは低下するけれども、85歳未満では認知症が疑われるレベルまでは落ちないことです。

そして知能指数については、若者から高齢者までそれぞれの年齢群で補正を行い、各年齢群の平均はほぼ100を示すことになるので比較が難しいのですが、どれだけ問題に正答したかという素点で比較すれば、20歳台後半をピークに低下に転じ、70歳頃から急激に低下するというデータがあります[4)]。

まとめ

脳の各部位はおのおの異なる働きをしており、疾患別に障害される部位も異なります。脳の各部位における働きを把握しておけば、認知症の症状を理解しやすく対応へのヒントが得られると思います。

引用文献

1）　Fergus I. M. Craik, 山口快生（訳）「加齢に伴う記憶の変化」福岡女子大学文学部紀要「文藝と思想」第70号、p.75-102、2006年
2）　加藤元一郎、注意・意欲評価法作製小委員会「標準注意検査法（CAT）と標準意欲評価法（CAS）の開発とその経過」高次脳機能研究、26巻3号、p.76-85、2006年
3）　田代大祐、中原雅美、田中香織ほか「地域在住高齢者におけるMMSE・MoCA-Jを用いた認知機能の年代比較」理学療法科学、34巻3号、p.331-335、2019年
4）　辰巳格『高次脳機能の加齢変化』バイオメカニズム学会誌、16巻1号、p.24-30、1992年

参考文献

・本田哲三（編）『高次脳機能障害のリハビリテーション［DVD付］ー実践的アプローチ　第3版』2016年、医学書院

第1章 (4)

認知症の人の理解

キーワード
・意欲低下　・記憶障害　・記憶の杖　・手続き記憶　・徘徊
・アロマセラピー　・性的関心　・スキンシップ　・帰宅願望
・夕暮れ症候群　・精神的視野狭窄

はじめに

認知症の人を理解し接するうえで最も大事なことは、まず認知症が病気であることを理解することです。長年にわたり認知症は原因不明で治療薬もない病気であり、防ぎようのない天災と同次元で論じられていることが大きな課題です。認知症の人に寄り添った接し方をすることは基本ですが、病気として理解し、そのうえで正しい接し方をすることが求められます。認知症は一つの病気ではなく多くの疾患からなる症候群です[1)]。最も頻度の多いアルツハイマー型認知症では記憶障害が初発し中核的な症状となりますが、脳血管障害が原因で起こってくる血管性認知症では意欲低下（アパシー）が中核的症状となります。認知症とひとくくりにせず、認知症をきたす疾患に合わせた接し方や対応が必要です。本節では、認知症でよくみられる症状を提示し、そこから認知症の人の理解につなげられるような構成として概説します。

1．病院受診を嫌がる

病院受診は認知症以外ほかの病気でもハードルが高いものです。アルツハイマー型認知症では記憶障害がみられるため「もの忘れをしていることを忘れてしまう」ということが少なくありません。家族からすると「もの忘れ」がひどく早く受診させたいと思うが、本人に全くその気がないので、病院受診につながりません。そのため、「もの忘れ」があるから受診しようという直球勝負ではうまくいかないことが多いのです。例えば、腰の痛みがあり困っている方であれば、「別の病院で一度診てもらったら？」と言って、間接的にアプローチしてみるというような勧め方がよいです。最近は、ご夫婦で一緒に受診されることがあります。本人のもの忘れを心配する配偶者が、本人だけに受診しようと勧めるのではなく、「自分ももの

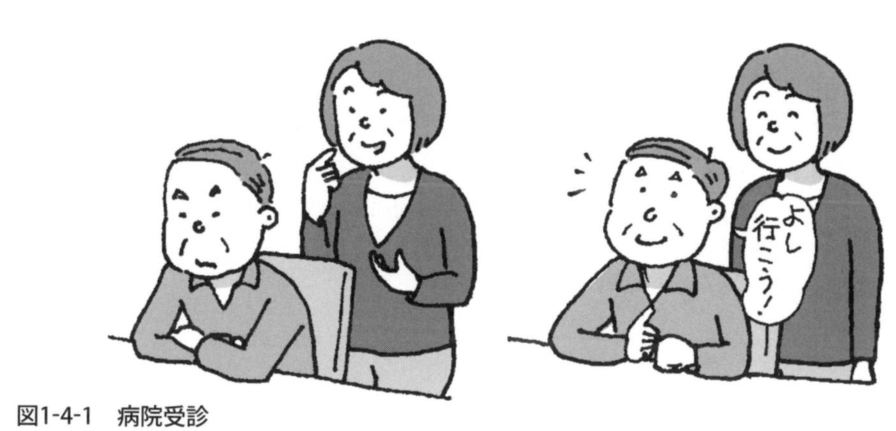

図1-4-1　病院受診

忘れが心配だから、一緒に行きましょう」と上手に誘うのです（図1-4-1）。そうすると、あまり嫌がられずにスムースに受診につなげられているケースが多いようです。アルツハイマー型認知症は現在のところ治療して治すことはできませんが、前段階であるMCIであれば正常な認知機能に回復する可能性があり、早期受診につなげることは重要です[2)]。

血管性認知症の場合だと、もの忘れはあっても軽いので、「もの忘れをしていることを忘れる」というほどではないので、受診を勧めても拒否されないことが多いです。また、軽い神経症状（構音障害、不全麻痺、幅広歩行）などがあることも多く、本人が自覚しているとスムースに受診につながることもあります。一方、血管性認知症では意欲低下（アパシー）があり、受診に意欲を示さないこともあります。血管性認知症は小さな脳梗塞や脳出血が多発して起こる場合が多いので、早い段階で気付き、進行を防ぐことが重要です。

2．病院受診で認知症と診断された場合

認知症と診断された際に、家族の感情としては「しっかり者の母に限って、認知症になるなんて信じられない」と受け入れがたい場合が多いようです。認知症はCommon disease（ありふれた疾患）であり、だれもがなりうる病気であることを説明し、理解してもらうことが大事です。この際、多くの家族から「認知症の母にどのように接したらよいのでしょうか？」と質問されます。その時は「普通の人と同じように接してあげてください」と言い、例えば、アルツハイマー型認知症であれば記憶障害があるので「記憶を支えるような接し方をしてください」と答えています。初期であれば、記憶障害があってもほかの認知機能は保たれており、いろい

ろなことを行うことができます。しかし、記憶障害による症状に対して「また、忘れて何しているの！」や「同じことばかり失敗して！」などと叱責されると本人は自信をなくして落ち込んでしまいます。また逆切れして、反抗したり攻撃的になったりし、暴言や暴力が出ることもあります。私は「脳梗塞で片麻痺のある方は杖があれば歩けます。アルツハイマー型認知症の記憶障害の人には、家族や周囲の方が記憶の杖になってあげてください」と説明しています。

3．気分が落ち込み悲観的な場合

認知症の人が落ち込んだり自殺願望などが出る場合、多くは理由があります。

家族や周囲の人から失敗をとがめられ、自信を失い落ち込んでいるのです。自分は家族の役に立っていない厄介者で迷惑ばかりかけているので、生きていても仕方がないと感じます。

進行した認知症であっても「手続き記憶」という記憶は最後まで保たれます。この記憶を使って習慣化した「昔とった杵柄」といわれるような以前得意だったことを探します。例えば、編み物や縫い物など若いころからやっていたことは可能なので、お孫さんの服を縫ったり、アクセサリーを作ったりできる人もいます。できたら、「おばあちゃん、すごく上手ね、ありがとう」と言って、ほめてあげたり、感謝の気持ちを伝えると、本人は自信がもてるし、役に立っているんだと生きる意義を見出せます。

4．着替えを嫌がる、服を正しく着られない

認知症の人は、感覚機能や判断力の低下によって、清潔か不潔かの区別がつかなくなったり、身の回りのことに無頓着になったりします。認知症の人は着替えをしていないことを忘れていて、「着替えましょう」と声を掛けられても同意しないことがよくあります。強引に着替えさせるのは、本人のプライドを傷つけることになります。そこで、着替えだけを目的とするのではなく、何かのついでに着替えるという発想に変える方法もあります。例えば、入浴を勧めて、その際に着替えたり、お出かけしようと誘って着替えをしてもらったりするのです。「お出かけするのなら、着替えをしないとね」とスムースに了解してもらえることもあります。入浴を嫌がる場合もあるので、その際には温泉が好きな人であれば、温泉に行こうと誘うのもよいでしょう。

服を着る順序がわからなくなり、上に着るべき服を下に着ていることも

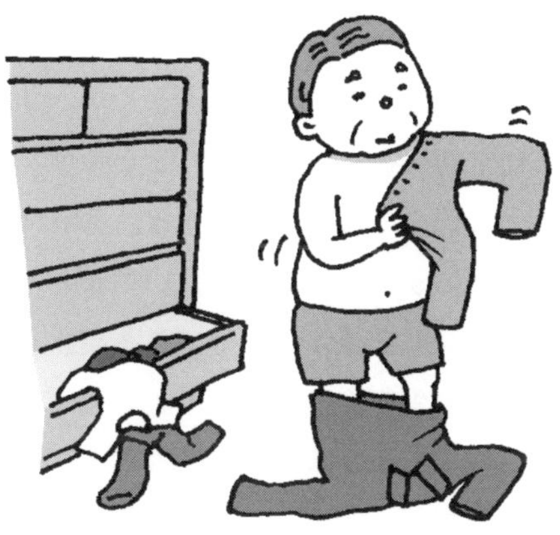

図1-4-2　服の着かたがわからなくなる

よくあります（図1-4-2）。間違った着かたをしている場合、「間違っているから着替えましょう」と直接的に言うのではなく、本人のおしゃれ心をくすぐるように「もう少しドレスアップしましょうか」と言って、自然と着替えを促すのもお勧めです。そもそも着かたを間違えないようにするために、家族が着る順番に服を並べておくというのも良い方法です。

5．汚れた下着を見つけたとき

汚れた下着をタンスの中に入れて隠していたりすると「なんで洗濯に出さずに、こんなところにしまっておくの」と注意をされます。本人は洗濯に出すことを忘れてしまっていたり、下着を汚したことを恥ずかしく思って隠そうとしていることも多いのです。見つけた際には、できるだけ本人のプライドを傷つけないように話し掛けることが大事です。

6．徘徊をする場合

徘徊※という用語は「意味もなくあてもなく歩き回る」という意味ですが、認知症の人の立場になると、決して「意味もなくあてもなく歩き回っている」わけではありません。多くの場合、目的をもっています。例えば、仕事に行こうとして出かけたけれど、迷子になっているのです。ただ、家族からみると、もう定年退職していて仕事に行く必要がないのに出かけているので、「意味もなく出かけて迷子になっている」と考えるのです。何のために出かけようとしているかを考えて対応しないと、このやりとりがいつまでも続くことになります。夜間徘徊をする場合、深夜に目覚めてしまい、朝と間違えて出かけようとすることもよくあります。深夜に起きない

※徘徊

厚生労働省によると、使用制限などの明確な取り決めはないものの、「『徘徊』と言われている認知症の人の行動については、無目的に歩いているわけではないと理解している。当事者の意見をふまえ、新たな文書や行政説明などでは使わないようにしている」（認知症施策推進室）としている。例:大阪市では「徘徊」を「ひとり歩き」と表現している。

ようにすることが対策として重要です。昼間に活発に活動することなく寝てばかりいると、夜十分な睡眠がとれず深夜に目覚めてしまうことになります。昼間の過ごし方がとても大切なのです。また、寝る時間が早すぎると、どうしても深夜に目覚めてしまいます。夕食を摂ると眠くなり、何もすることがないので寝てしまいます。夕食後に声掛けや、すぐ寝ないように何かを一緒にすることなどが良い対策となります。ただ、認知症が進行すると日内リズムを整えるために外へ出ようと言っても、ベッドに寝てばかりという人も少なくありません。アロマセラピーにより日内リズムを整えるという方法もあります。昼間はローズマリー・カンファーとレモンの香りで神経細胞を活性化し、夜間は真正ラベンダーとスイートオレンジの香りで神経細胞を回復させるのです[3) 4)]。そうすると夜間の睡眠にも好影響を与えるケースもあります。

※神経因性膀胱

脳神経系の異常により膀胱の働きが障害され、排尿がうまくできなくなる病気。

頻尿があり眠れない場合、その原因が**神経因性膀胱**※であれば泌尿器科医を受診することをお勧めします。ただ、実際には認知症によるもの忘れによりトイレに行ったことを忘れてまた行ってしまうということがよくあります。家族からすると「トイレはさっき行ったばかりでしょう」と注意してしまいますが、本人からすると「トイレへ行こうとしたら注意される」と不愉快な感情をもつことになります。

7．性的関心、嫉妬妄想

認知症で判断力が低下すると、してはいけないこととしてもよいことの区別がつかなくなります。そのため、欲望にまかせて行動をしてしまうことになります。性的関心を示す場合、多くは寂しく不安な気持ちが根底にあることが多いのです。配偶者は厳しく叱責したり、強く拒絶してしまいがちですが、その結果本人が興奮して怒り出すことになります。その対応策としては、軽く手を握ってあげるなどのスキンシップをしたり、大きなぬいぐるみを持ってもらって気をそらせるなどがあります。

配偶者が浮気をしていると思い込む嫉妬妄想では、配偶者である主たる介護者が疑われます。嫉妬妄想には２つのタイプが考えられます。１つ目は、頼りがいのある夫を失うのではないかという心配から嫉妬妄想に発展するタイプです。夫が買いものなどの用事があって出かけていると不安になるのです。２つ目は実際に過去に浮気をされた経験をもつタイプです。ただ、この場合過去の出来事を言ったり責めたりするのではなく、息子の妻（嫁）や近所の奥さんなどが疑いの対象となっていることが多いです。妄想は、頻度の多いもの盗られ妄想でもそうですが、認知症の人の脳内では正しい事実と認識されています。そのため、頭ごなしに否定されると、自分自身の存在を否定されている気分になり興奮したり怒ったりすることにつながります。まずは、本人の話を真摯に傾聴することが重要ですが、嫉妬妄想の場合には対象とされている介護者が傾聴するのは難しいので、第三者（ほかの家族、ケアスタッフ、医療従事者、ほか）が対応する必要があります。症状がひどく対応が極めて難しい場合には、やむをえず薬を使い症状を軽減させてから、良いケアを試みるということになります。

8．帰宅願望

自分の家ではないと言い出し家に帰ろうとする症状は、帰宅願望です。帰宅願望は夕方起こることが多く、夕暮れ症候群と呼ばれることもあります。人間も動物の一種なので、陽が落ちて暗くなるとほかの動物と同様に巣に帰りたいという帰巣本能が起こるのです。では、自分の家にいるのに家に帰ると言い出すのはなぜでしょうか？　それは、現在の家が居心地がとても悪くて、家族からも大事にしてもらえないような状況にあるからです。具体的には、実家に帰りたいと言い出すことが多いのです。実際には、すでに実家はなくなっている場合でも言うので、家族は「もう実家はないのに、どこへ帰るつもりなの」と理解できず、叱責することになります。本人は、居心地の良い楽しかった家に帰りたいと思っているのです。そのような心境を正しく理解して接してあげることが、帰宅願望を少なくする最善の方法です。

9．配偶者や身近な家族を認識できなくなったとき

認知症では、まず新しい記憶が障害され、進行していくと古い記憶も障害されてきます。人がわからなくなるのは人の見当識障害であり、時間や場所の見当識障害より遅れて出現します。認知症の症状が進行すると、配偶者や身近の家族がわからなくなってきます。配偶者である夫がわからなくなってしまい、熱心に介護している夫ががっくりしていることがあります。でも、適切な介護をしていると、「この方はどなたですか？」と尋ねた際、名前や適切な関係は述べられなくても、「この人は、とてもやさしい良い人なんですよ」と答えられます。一方、適切な介護をしていないと、同様の質問をした際に、「この人は、怒ってばかりいて怖い人なんですよ」と答えます。名前や関係性を忘れられることは、忘れられた人にとっては悲しいことです。でも、本人から「この人は自分にとってとても良い人」と思ってもらえたら、信頼されている証拠なのでがっかりせず介護してあげてほしいと思います。

10. もの盗られ妄想

自分の物をどこかに置いてわからなくなったり、大切な物をしまい込んで、どこに片付けたかわからなくことがよくあります。認知症の人は自分がどこかに置いたり片付けたりしたことを忘れてしまいます。自分が失くしたのではないのに物が行方不明になっているということは、だれかが盗んだに違いないという発想になります。これを「もの盗られ妄想」といいます。アルツハイマー型認知症でよくみられる症状です。

もの盗られ妄想への対応は、頭ごなしに否定しないことが重要です。「自分で失くしておいて、人のせいにするのは何ごとですか！」と怒りたくなりますが、まずは本人の訴えを聞いてあげてください。本人は物がなくなって困り、不安になっていますので、その感情を共有してあげることが大事です。一緒に探してあげる場合は、気付いても「ここにあったよ」と言うことはしないようにしましょう。そうすると「あなたが犯人だから、やはりすぐ見つけられるのね」と思ってしまいます。そこで、できるだけ自分で見つけられるようにもっていくことがお勧めです。物を盗ったと犯人扱いされるのは、在宅であれば身近な家族で、施設に入所している場合には担当の介護スタッフになることが多くあります（図1-4-3）。犯人扱いされて嬉しいと思う人はいませんが、犯人扱いされるのは身近で熱心に介護している人です。視点を変えてみると犯人扱いされるのは、熱心に介護をしている証拠でもあるのです。私は早期に診断し、まだもの盗られ妄想が出現していない段階でも、早めにこの症状についてお伝えするようにしています。

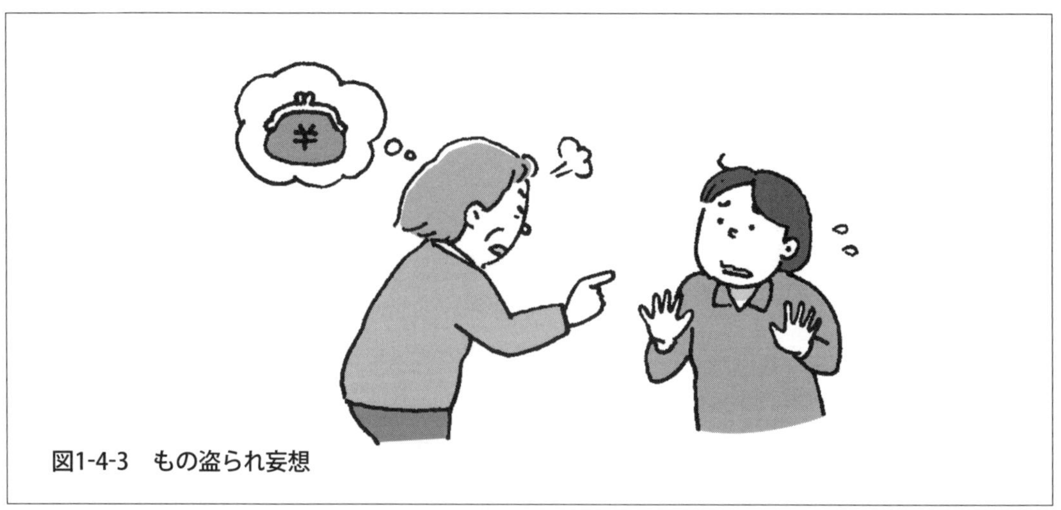

図1-4-3　もの盗られ妄想

11. 食事の問題

食べたことを忘れてまた食べるといった過食という症状があります。家族からすると、さっき食べたばかりなのに、「食事はまだか？」と本人が言うので、「何言っているの？　今食べたばかりでしょ」と言うことになります。最近の記憶障害によって、ついさっき食べたことを忘れてしまっているのです。進行した認知症の人の脳内では満腹中枢といわれる満腹感を察知するセンサーのような場所の機能が低下し、お腹がいっぱいになっていることがわからないのです。対応法としては、関心を別のことにそらして、食事のことを忘れてもらうことです。例えば、「もうすぐご飯ができますから、待っていてくださいね」などと言って、本人が好きなことがあれば、「一緒にやりましょう」と誘ってみるのも一つの方法です。口寂しさから言っている場合などには、嚥下障害がなければ飴やおやつ用の昆布など口の中に長時間停滞する物を食べさせることもあります。

逆に食べる量が減っている場合もあります。ご飯は食べるがおかずを食べない「ばっかり食べ」で困っていることもあります。「ばっかり食べ」の原因には、集中して注意が向けられる範囲が狭くなるといった精神的視野狭窄が考えられ、一定の部分しか見えず、見える部分の食べ物だけを食べているのです。対応法としては、家族がさりげなくお皿を入れ替えてあげて、ほかにも食べる物があることに気付かせることです。あるいは、視界に入りやすいように、あまり大きすぎない一枚のお皿に最初から盛り付けてあげる方法です。

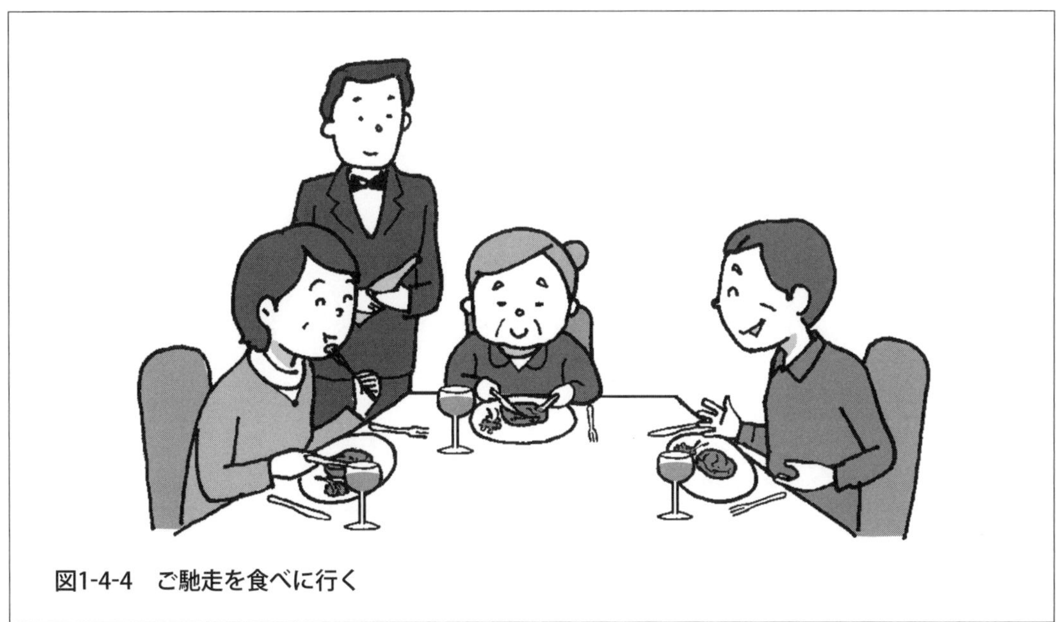

図1-4-4　ご馳走を食べに行く

ある患者が食欲がないと家族がとても心配して来院された事例があります。かかりつけ医に、がんなどがあるかもしれないからと、隅から隅まで検査をしてもらいましたが全く異常がみられなかったとのことで、相談を受けました。そこで、最近外食はしていないということだったので、「では、たまには外食をして、ご本人の大好物をご馳走してみてはいかがでしょうか」とお勧めしました（図1-4-4)。そこで外食に連れて行き、大好物の料理を食べさせてあげたら、よく食べたとのことでした。その理由は、日ごろ食べているお弁当が冷たくて、おいしくないので食べていなかっただけで、食欲がなかったわけではないのです。家族は、お弁当を食べずに残っていることが多いので勝手に食欲がないと判断していたのです。一般的に味覚は比較的末期まで保たれ、おいしい味はわかるので、おいしいものを食べさせてあげることが望まれます。そのためにも味覚検査を行い、味覚異常がないか、もしあればどのような味覚異常かをとらえることは重要です[5)]。

まとめ

認知症の人の症状には一見理解しがたいものが多くあります。しかし、なぜ、そのような症状を示しているのか深く考え観察してみると、理由が見つかることは多いのです。今回取り上げた症状はほんの一部ですが、これを参考に目の前の患者さんのさまざまな症状を理解し、また考察することで対応に生かしていただければと希望します。

引用文献

1) 浦上克哉『これでわかる認知症診療～改訂第3版～』2022年、南江堂
2) 浦上克哉『もしかして認知症？　軽度認知障害ならまだ引き返せる』2023年、PHP新書
3) Jinbo D, Kimura Y, Taniguchi M, Inoue M, Urakami K: Effect of aromatherapy on patients with Alzheimer' s disease. Psychogeriatrics 9 (4) : 173-179, 2009
4) Urakami K: Dementia prevention and aromatherapy in Japan. Yonago Acta Medica: 65 (3) :184-190, 2022
5) Kouzuki M, Suzuki T, Nagano M, Nakamura S, Katsumata Y, Takamura A, Urakami K. Comparison of olfactory and gustatory disorders in Alzheimer's disease. Neurol Sci 39 (2) : 321-328, 2018

第1章
(5)
認知症の危険因子と防御因子

キーワード ・危険因子 ・防御因子

はじめに

これまでの疫学研究の結果から認知症発症に対する危険因子と防御因子に関する情報が数多く得られてきています。本節では「あることを行う」、「ある因子を保有している」、または「ある状態になる」こととそうでない場合とを比較して、認知症発症割合を増加させる場合は危険因子とし、逆に認知症発症割合を低下させる場合は防御因子として整理しました。

主な危険因子としては加齢、遺伝的因子、生活習慣病、生活習慣関連因子、そのほかにもいくつかの関連する状態や疾患（難聴、外傷性脳損傷、肥満、抑うつなど）が報告されています。一方、主な防御因子としては、身体活動、知的活動、社会参加、食事因子（栄養素、食品群、食事パターン）があげられています。ただし、一部、危険因子にも防御因子にも当てはまるものがあります。

1．加齢

認知症は高齢者に多く発症する疾病であり、65歳以降も年齢が上がるにつれて発症率は上昇していきます[1)]。さらに、加齢とともに認知症発症を加速させる要因を有する可能性が高くなるため、加齢は認知症発症に最も影響を与える危険因子と考えられています。

2．遺伝的因子

アミロイド前駆体蛋白質（APP）遺伝子、プレセニリン１（*PSEN1*）遺伝子、プレセニリン２（*PSEN2*）遺伝子の変異が家族性アルツハイマー病の原因となります。これらの遺伝子がコードする蛋白はアミロイドβ（Aβ）の産生に関与していますので、特定の変異によりAβの産生量、産生分子種、凝集能に影響が生じることがアルツハイマー病理を促進させることにつながっています[2)]。また、アポリポ蛋白質 E（*APOE*）のアレルのうち ε 4が孤発性アルツハイマー病の最も強力な遺伝的危険因子であることが知られています。

一方で、APP の A673T 変異があると A β の産生や凝集性を低下させることが知られています[3)]。アルツハイマー型認知症の人よりも認知症ではない高齢者で頻度が高かったことも報告されており、発症に対して防御的に作用すると考えられています[4)]。ただし、この変異は主にアイスランドとスカンジナビアの人に限定されている可能性が示唆されています[5)]。ほかにも *APOE* ε 2を有しているとアルツハイマー型認知症を発症しにくいことが報告されています[6)]。つまり遺伝的因子は危険因子になるものもあれば、防御因子になるものもあるということになります。

アルツハイマー型認知症以外の認知症に関しては、タウ遺伝子、TARDBP（TAR DNA binding protein） 遺伝子、FUS（fused in sarcoma）遺伝子、プログラニュリン遺伝子などの変異が前頭側頭葉変性症の発症[7)]、NOTCH3遺伝子の変異が遺伝性の血管性認知症である CADASIL（Cerebral Autosomal Dominant Arteriopathy with Subcortical Infarct and Leukoencephalopathy）の発症、HTRA1遺伝子の変異が同じく遺伝性の血管性認知症である CARASIL（Cerebral Autosomal Recessive Arteriopathy with Subcortical Infarcts and Leukoencephalopathy）の発症に関与することが知られています[8)]。

3．生活習慣病

中年期の高血圧が高齢期における認知症発症リスクを増加させることが多くの研究から立証されています[9) 10)]。一方、高齢期の高血圧が認知症の発症リスクを増加させるかどうかについては一致した見解が得られていません。また、脂質異常症も中年期において認知症、特にアルツハイマー型認知症発症の危険因子であることが報告されています[11)]。WHO が発表した認知機能低下および認知症のリスク低減に関するガイドラインには「脂質異常症の管理は、脂質異常症のある中年期の成人において認知機能低下と認知症のリスクを低減するために行ってもよい」と記載されており[12)]、中年期における脂質異常症が認知症発症に関連していることを支持している結果だと考えられます。実際、イギリスの Clinical Practice Research Datalink の膨大なデータを用いて血中脂質と認知症発症との関連を調査した研究で、中年期かつ10年以上追跡できた人の分析においてLDL コレステロールの上昇が認知症発症リスクの増加と関連していたことが示されており、高齢期の人を対象に行った分析ではその関連が弱かったことも報告されています[13)]。

ほかには糖尿病も認知症と密接な関連があることが示されています。11の縦断研究のメタ解析の結果から糖尿病は認知症の発症リスクを増加させることが報告されています[14)]。また、糖尿病は中年期のみならず高齢期においても認知症の発症リスクを増加させることが示されており[15)]、中年期以降の生涯を通じた危険因子である可能性が示唆されています。

4．生活習慣関連因子

17の**前向きコホート研究**※を対象に行われたメタ解析の結果からは、喫煙したことがない人と比較して現在喫煙している人は認知症の発症リスクが高かったことが示されています[16)]。古くは喫煙が認知症発症リスクを低下させるという見解もあったようですが、現在は喫煙が認知症発症のリスクになると考えられています。

一方で18の前向きコホート研究のメタ解析の結果より、以前は喫煙していたが現在は禁煙している人は喫煙したことがない人と比較して認知症発症リスクの増加は認めなかったことも示されています[16)]。また、60歳以上の人を対象に行った研究で4年以上禁煙していた人は禁煙していない人よりも認知症を発症するリスクが低下していたという報告[17)]もありますので、年をとってからの禁煙でも決して遅くないと理解することができます。

過度の飲酒は脳への有害な影響が示唆されており、例えば飲酒量と海馬の萎縮度の関連を示した研究結果もあります[18)]。過度の飲酒は認知症の発症リスクを増加させる一方で、少量から中等量の飲酒は認知症の発症リスクにはならなかったとする研究結果も示されています[9)]。適度な飲酒量は人種差や個人差がありますので、一概に決めることはできませんが、1日のアルコール摂取量を12.5g以下とすることが認知症の発症リスクを低下させる範囲であると報告している研究もあります[19)]。これはアルコール度数が5%のビールであれば300ml強、アルコール度数が15%の日本酒であれば100ml強に相当します。つまり、ビールであれば350ml缶、日本酒であれば0.5合程度が目安になります。ただし、お酒を飲めない人に無理に飲酒を勧めることは何らかの有害事象を招く危険性がありますので、過度な飲酒をしている人に対して是正を促すという考え方が良いと思います。

※前向きコホート研究
検討すべき対象者を暴露要因の有る群と無い群に分けて将来に向かって追跡調査を行う研究方法。

5．その他の関連する状態や疾患

Lancet Commissionからの認知症予防等についてのレポート[9]では、中年期の難聴、外傷性脳損傷、肥満、高齢期のうつ病を修正可能な認知症発症の危険因子としてあげています。

難聴があるとコミュニケーションの減少による社会からの孤立や抑うつを介して間接的に認知機能低下に影響を及ぼす可能性がメカニズムの一つとして考えられています[20]。ただし難聴があっても補聴器を装用していた人は認知症発症リスクの増加を認めなかったという研究結果も示されています[21]。聴力の低下は社会的交流に影響を及ぼしますので、難聴がある人に対して補聴器の使用を検討することは重要であると考えられます。

外傷性脳損傷は、スウェーデンのコホート研究の分析より、外傷性脳損傷後１年間が最も認知症発症との関連が強かったが30年以上経っても有意な発症リスクとなっていたことや、国際疾病分類で定義されている脳挫傷、脳浮腫または脳出血などのような重度なものだけでなく、脳振盪のような軽度なものでも認知症の発症リスクになることが示されています[22]。

肥満に関しては中年期には認知症発症の危険因子になりますが、高齢期では逆にリスクを低減させるという結果が報告されています[23]。また、中年期から高齢期にかけてのBody Mass Index※の低下、つまり痩せていくことが認知症発症リスクを増加させると示している研究もあります[24]。年齢を考慮した体型の管理が必要となります。

※ Body Mass Index

BMIと呼ばれ、体重と身長から算出される肥満度を示す体格指数。

うつ病については、23の前向きコホート研究を対象に行われたメタ解析より、認知症発症のリスクを増加させることが示されており[25]、うつ病の影響によるアミロイド斑の沈着増加、炎症性変化、神経成長因子の減少などの生物学的メカニズムの視点からも認知症発症の危険因子になると考えられています[26]。しかし、共通する病因の存在やうつ症状自体が認知症の前駆症状である可能性も指摘されています[27]。したがって、うつ病は認知症発症を加速させる危険因子でもあり、認知症の初期に認めるものでもあるという両方の可能性が考えられています。

6．身体活動

前向きコホート研究あるいは症例対照研究を含む49の研究を対象に行われたメタ解析の結果[28]、低い身体活動度と比較して高い身体活動度を有することは認知症の発症リスクを低下させることが示されています。また、20年以上の長期的な追跡を行った16の研究や追跡開始時の年齢が70歳以上の29の研究に絞った分析において、どちらも同様に高い身体活動度と認知症発症リスクの低下との関連を認めています。つまり、身体活動は中年期でも高齢期でも認知症発症に対して防御的に働くと考えることができます。ただし、身体活動に関する介入研究の結果としては、認知機能を改善させたという報告は散見されますが、効果判定を認知症発症の有無として行った研究はほとんどないのが現状です。

認知症ではない60歳以上の人を対象に12ヵ月以上の運動介入を行った3つのランダム化比較試験（RCT）を分析したメタ解析からの検討では、介入による認知症発症リスク低下への効果は認めなかったと結論付けられています[29)]。ただし、研究数が少ないため、さらなるRCTの必要性、RCTの対照群に対しても何らかの介入をしていることによる認知機能への良い影響があった可能性、より長期的な介入の必要性などが考察されており、正確な結論を出すにはさらに研究が必要です。これまでの観察研究や介入研究の結果から、身体活動による認知症予防効果を得るには短期的な取り組みではなく習慣化することが重要であると考えることができます。

7．知的活動

知的活動とは知的刺激を伴う趣味や余暇活動を示し、具体的には新聞を読む、チェスなどのゲームをする、手紙を書く、楽器演奏などが含まれます[30)]。余暇活動と認知症発症の関連を調査した縦断研究のメタ解析において、8つの研究の分析より認知活動を伴う余暇活動への従事は認知症発症リスクの低下と関連があったことが示されています[31)]。ただし、テレビを観る、ラジオを聴くなどの受動的な活動は認知症の発症リスクを低下させなかったという研究結果も報告されていることより[32)]、能動的で刺激のある知的活動が重要になると考えられます。なお、知的活動の実施により認知予備能を強化することで脳の病理学的変化に対する抵抗性が高くなることなどが認知機能低下に防御的に作用するメカニズムと考えられています。これは教育期間の長さが認知症発症に対して防御的に働くことの理由としても適用される考え方になります[33)]。一方、認知的介入の効果については、6ヵ月以上介入を行ったRCTを対象としたシステマティックレビューより、刺激した認知領域に対する改善効果はあるけれど認知症発症を遅らせることができるかに関するエビデンスは十分ではないと報告されています[34)]。

以上のことを整理すると、さまざまな認知領域をまんべんなく刺激する能動的な知的活動を継続することが認知症予防には重要と考えることができます。

8．社会参加

社会から孤立してしまうことを防ぐために他者と関わり合う機会につながる社会参加は重要です。余暇活動と認知症発症の関連を調査した縦断研究のメタ解析において、４つの研究の分析より社会的活動を伴う余暇活動への従事は認知症の発症リスクを低下させることが示されています[31)]。ただし、社会参加が多い人ほど身体活動や知的活動などに従事する傾向があることが相乗的に作用している可能性もあり、純粋な社会参加のみの効果を検証することは難しいと述べられています。

一方で、社会参加や社会交流が少ないことは認知症発症リスクを高めると報告されています[35)]。認知機能が低下するほど社会的な交流に対して消極的になってしまう可能性が懸念されますので、悪循環を形成しないように対応していくことが重要となります。

9．食事因子

認知症と食事因子との関連については数多くの研究が行われていますが、特定の栄養素、食品群、食事パターンが認知症発症リスクを低下させるという確定的な見解は得られていません[36)]。しかし、果物と野菜や魚類の摂取は認知症の発症リスク低下との関連性において最も一貫性が高いと報告されています[12)]。

また、地中海食は認知症予防に効果的な食事パターンの候補として広く研究が行われています。地中海食の特徴は、果物、野菜、全粒穀物、オリーブオイルの摂取量が多く、魚介類も適度に摂取する一方で、赤身肉の摂取は控えめにするなどがあげられ[37)]、認知機能低下に保護的に作用する可能性が考えられている葉酸、フラボノイド、ビタミンD、n-3系脂肪酸を多く含んでいる食事となっています[38)]。６つのコホート研究を対象に行われたメタ解析では、地中海食の高いアドヒアランスは認知症発症リスクの低下と関連を認めませんでしたが、別の６つの研究のメタ解析によりアルツハイマー型認知症の発症リスクを低下させるという結果が示されています[39)]。

しかし、地中海食になじみが薄い日本人は多いと思います。日本人に最も親しまれているのは日本食ですが、宮城県大崎市の65歳以上の14,402人を対象に行われたコホート研究において、日本食パターンの度合いが高い人は低い人と比較して認知症の発症リスクが低かったことが示されています[40)]。日本食パターンには果物、野菜、魚などの地中海食と共通の食品群が含まれていることや、特有のものとして緑茶に含まれるカテキンのようなポリフェノールによる抗酸化作用などにより認知症発症リスクを低下させると考えられています[41]。ただし、日本食はナトリウム摂取量増加との関連が示唆されているため[42]、塩や醤油のような調味料の使用量を調整するなどして塩分量を控えめにすることがお勧めです。

最後に、サプリメントによりビタミンやミネラルを摂取することの介入効果についてですが、コクランレビューでは認知症発症リスクを低下させるという十分なエビデンスは得られていないと結論付けられています[43]。現時点では単一の栄養素の効果に頼るのではなく、毎日の食事から十分な栄養をバランスよく摂取することが重要になると考えます。

表1-5-1　認知症発症の危険因子・防御因子に関するメタ解析の結果

因子	引用文献番号	Relative risk (95% CI)	Risk ratio (95% CI)	Odds ratio (95% CI)
危険因子				
中年期の高血圧	9	1.6（1.2-2.2）		
糖尿病	14	1.51（1.31-1.74）		
喫煙				
現在喫煙している人	16		1.30（1.18-1.45）	
現在は禁煙している人	16		1.01（0.96-1.06）	
中年期の過度の飲酒（>21 units/週）	9	1.2（1.1-1.3）		
中年期の難聴	9	1.9（1.4-2.7）		
中年期の外傷性脳損傷	9	1.8（1.5-2.2）		
中年期の肥満（BMI≧30）	9	1.6（1.3-1.9）		
高齢期のうつ病	9	1.9（1.6-2.3）		
うつ病（50歳以上を対象）	25			1.85（1.67-2.04）
防御因子				
身体活動	28	0.80（0.77-0.84）		
知的活動	31	0.77（0.68-0.87）		
社会的活動	31	0.93（0.87-0.99）		
地中海食				
認知症発症	39		0.85（0.59-1.23）	
アルツハイマー型認知症発症	39		0.71（0.56-0.89）	

CI; Confidence interval,　BMI; Body mass index

※この表には詳細な内容を含んでいないため、引用文献を参照。

まとめ

本節で紹介したもの以外にも認知症の発症に関連する危険因子や防御因子はいくつも報告されています。認知症になるのを100%防ぐことはできませんが、修正可能な危険因子に対処するとともに防御因子を促進していくことで、認知症になるのを遅らせる、あるいは進行を緩やかにできる可能性があります。認知症予防を考えるうえでは危険因子と防御因子に関する知識は必要不可欠です。

引用文献

1) Wolters FJ, Chibnik LB, Waziry R, et al: Twenty-seven-year time trends in dementia incidence in Europe and the United States: The Alzheimer Cohorts Consortium. Neurology, 95(5), e519-e531, 2020
2) 中島健二、下濱俊、冨本秀和、三村將、新井哲明 編集『認知症ハンドブック　第2版』p.505-506、2020年、医学書院
3) Maloney JA, Bainbridge T, Gustafson A, et al: Molecular mechanisms of Alzheimer disease protection by the A673T allele of amyloid precursor protein. J Biol Chem, 289(45), 30990-1000, 2014
4) Jonsson T, Atwal JK, Steinberg S, et al. A mutation in APP protects against Alzheimer's disease and age-related cognitive decline. Nature, 488(7409), 96-9, 2012
5) ALZFORUM. MUTATIONS APP A673T (Icelandic). https://www.alzforum.org/mutations/app-a673t-icelandic (2023年5月10日アクセス)
6) Corder EH, Saunders AM, Risch NJ, et al: Protective effect of apolipoprotein E type 2 allele for late onset Alzheimer disease. Nat Genet, 7(2), 180-4, 1994
7) 日本神経学会 監修「認知症疾患診療ガイドライン」作成委員会 編集『認知症疾患診療ガイドライン2017』p.264-265、2017年、医学書院
8) 山田正仁 編著『認知症診療 実践ハンドブック 改訂2版』p.220、2021年、中外医学社
9) Livingston G, Huntley J, Sommerlad A, et al: Dementia prevention, intervention, and care: 2020 report of the Lancet Commission. Lancet, 396(10248), 413-446, 2020
10) 中島健二、下濱俊、冨本秀和、三村將、新井哲明 編集『認知症ハンドブック　第2版』p.188-189、2020年、医学書院
11) 日本神経学会 監修「認知症疾患診療ガイドライン」作成委員会 編集『認知症疾患診療ガイドライン2017』p.126-127、2017年、医学書院
12) WHO ガイドライン『認知機能低下および認知症のリスク低減』邦訳検討委員会:令和元年度 厚生労働省老人保健健康増進等事業 海外認知症予防ガイドラインの整理に関する調査研究事業「認知機能低下および認知症のリスク低減 WHOガイドライン」https://www.jri.co.jp/MediaLibrary/file/column/opinion/detail/20200410_theme_t22.pdf (2023年5月14日アクセス)
13) Iwagami M, Qizilbash N, Gregson J, et al: Blood cholesterol and risk of dementia in more than 1·8 million people over two decades: a retrospective cohort study. Lancet Healthy Longev, 2(8), e498-e506, 2021
14) Cheng G, Huang C, Deng H, et al: Diabetes as a risk factor for dementia and mild cognitive impairment: a meta-analysis of longitudinal studies. Intern Med J 42(5), 484-91, 2012
15) McGrath ER, Beiser AS, O'Donnell A, et al: Determining Vascular Risk Factors for Dementia and Dementia Risk Prediction Across Mid- to Later-Life: The Framingham Heart Study. Neurology, 99(2), e142–53, 2022
16) Zhong G, Wang Y, Zhang Y, et al: Smoking is associated with an increased risk of dementia: a meta-analysis of prospective cohort studies with investigation of potential effect modifiers. PLoS One, 10(3), e0118333, 2015
17) Choi D, Choi S, Park SM: Effect of smoking cessation on the risk of dementia: a longitudinal study. Ann Clin Transl Neurol, 5(10), 1192-1199, 2018
18) Topiwala A, Allan CL, Valkanova V, et al: Moderate alcohol consumption as risk factor for adverse brain outcomes and cognitive decline: longitudinal cohort study. BMJ, 357, j2353, 2017
19) Xu W, Wang H, Wan Y, et al: Alcohol consumption and dementia risk: a dose-response meta-analysis of prospective studies. Eur J Epidemiol, 32(1), 31-42, 2017
20) Uchida Y, Sugiura S, Nishita Y, et al: Age-related hearing loss and cognitive decline - The potential mechanisms linking the two. Auris Nasus Larynx, 46(1), 1-9, 2019
21) Amieva H, Ouvrard C, Meillon C, et al: Death, Depression, Disability, and Dementia Associated With Self-reported Hearing Problems: A 25-Year Study. J Gerontol A Biol Sci Med Sci, 73(10), 1383-1389, 2018
22) Nordström A, Nordström P: Traumatic brain injury and the risk of dementia diagnosis: A nationwide cohort study. PLoS Med, 15(1), e1002496, 2018

23) Loef M, Walach H: Midlife obesity and dementia: meta-analysis and adjusted forecast of dementia prevalence in the United States and China. Obesity (Silver Spring), 21(1), E51-5, 2013
24) Tolppanen AM, Ngandu T, Kåreholt I, et al: Midlife and late-life body mass index and late-life dementia: results from a prospective population-based cohort. J Alzheimers Dis, 38(1), 201-9, 2014
25) Diniz BS, Butters MA, Albert SM, et al: Late-life depression and risk of vascular dementia and Alzheimer's disease: systematic review and meta-analysis of community-based cohort studies. Br J Psychiatry, 202(5), 329-35, 2013
26) Byers AL, Yaffe K: Depression and risk of developing dementia. Nat Rev Neurol, 7(6), 323-31, 2011
27) Singh-Manoux A, Dugravot A, Fournier A, et al: Trajectories of Depressive Symptoms Before Diagnosis of Dementia: A 28-Year Follow-up Study. JAMA Psychiatry, 74(7), 712-718, 2017
28) Iso-Markku P, Kujala UM, Knittle K, et al: Physical activity as a protective factor for dementia and Alzheimer's disease: systematic review, meta-analysis and quality assessment of cohort and case-control studies. Br J Sports Med, 56(12), 701-709, 2022
29) de Souto Barreto P, Demougeot L, Vellas B, et al: Exercise Training for Preventing Dementia, Mild Cognitive Impairment, and Clinically Meaningful Cognitive Decline: A Systematic Review and Meta-analysis. J Gerontol A Biol Sci Med Sci, 73(11), 1504-1511, 2018
30) 山上徹也、山口晴保「知的活動による認知症の予防」老年精神医学雑誌 Vol.28 No.1、p.37-43、2017年
31) Su S, Shi L, Zheng Y, et al: Leisure Activities and the Risk of Dementia: A Systematic Review and Meta-Analysis. Neurology, 99(15), e1651–63, 2022
32) Akbaraly TN, Portet F, Fustinoni S, et al: Leisure activities and the risk of dementia in the elderly: results from the Three-City Study. Neurology, 73(11), 854-61, 2009
33) Mistridis P, Mata J, Neuner-Jehle S, et al: Use it or lose it! Cognitive activity as a protec-tive factor for cognitive decline associated with Alzheimer's disease. Swiss Med Wkly, 147, w14407, 2017
34) Butler M, McCreedy E, Nelson VA, et al: Does Cognitive Training Prevent Cognitive Decline?: A Systematic Review. Ann Intern Med, 168(1), 63-68, 2018
35) Kuiper JS, Zuidersma M, Oude Voshaar RC, et al: Social relationships and risk of dementia: A systematic review and meta-analysis of longitudinal cohort studies. Ageing Res Rev, 22, 39-57, 2015
36) 日本神経学会 監修「認知症疾患診療ガイドライン」作成委員会 編集『認知症疾患診療ガイドライン2017』p.137、2017年、医学書院
37) Bach-Faig A, Berry EM, Lairon D, et al: Mediterranean Diet Foundation Expert Group. Mediterranean diet pyramid today. Science and cultural updates. Public Health Nutr, 14(12A), 2274-84, 2011
38) Scarmeas N, Anastasiou CA, Yannakoulia M: Nutrition and prevention of cognitive impairment. Lancet Neurol, 17(11), 1006-1015, 2018
39) Fu J, Tan LJ, Lee JE, et al: Association between the mediterranean diet and cognitive health among healthy adults: A systematic review and meta-analysis. Front Nutr, 9, 946361, 2022
40) Tomata Y, Sugiyama K, Kaiho Y, et al: Dietary Patterns and Incident Dementia in Elderly Japanese: The Ohsaki Cohort 2006 Study. J Gerontol A Biol Sci Med Sci, 71(10), 1322-8, 2016
41) Lu Y, Matsuyama S, Sugawara Y, et al: Changes in a specific dietary pattern and incident dementia: A prospective cohort study. Clin Nutr, 40(5), 3495-3502, 2021
42) Tomata Y, Zhang S, Kaiho Y, et al: Nutritional characteristics of the Japanese diet: A cross-sectional study of the correlation between Japanese Diet Index and nutrient intake among community-based elderly Japanese. Nutrition, 57, 115-121, 2019
43) Rutjes AW, Denton DA, Di Nisio M, et al: Vitamin and mineral supplementation for maintaining cognitive function in cognitively healthy people in mid and late life. Cochrane Database Syst Rev, 12(12), CD011906, 2018

第2章 認知症の診断

⑴ 軽度認知障害

⑵ アルツハイマー型認知症

⑶ レビー小体型認知症

⑷ 前頭側頭型認知症（bvFTD／SD／PNFA）

⑸ 血管性認知症

⑹ 嗜銀顆粒性認知症

⑺ 神経原線維変化型老年期認知症

⑻ 進行性核上性麻痺・大脳皮質基底核変性症

⑼ 慢性硬膜下血腫・正常圧水頭症・その他

⑽ その他の認知症（ハンチントン病、クロイツフェルト･ヤコブ病、その他）

⑾ 認知症の認知機能障害と行動・心理症状

⑿ 認知症診断の流れ・手順

⒀ 認知症との鑑別

第2章
(1)
軽度認知障害

キーワード ・軽度認知障害　・日常生活動作

はじめに

認知症をきたす疾患は多岐にわたります。代表的なのは各種の神経変性性疾患によるもので、例えば、アルツハイマー病（AD：Alzheimer's Disease）やレビー小体病（LBD：Lewy Body Disease）などです。ほかにも、脳血管障害による血管性認知症（VD：Vascular Dementia）、感染性疾患による認知症、免疫炎症性疾患による認知症、遺伝性疾患による認知症、内部環境の異常による認知症など、比較的まれなものまで含めるとゆうに100種類以上になるでしょう（表2-1-1）。

この章では、その中のいくつかの代表的な疾患について、その特徴を解説します。

表2-1-1　認知症をきたす疾患の代表例

神経変性性疾患による認知症	アルツハイマー病（アルツハイマー型認知症）／レビー小体病（レビー小体型認知症）／ピック病（ピック小体を伴う前頭側頭型認知症）／その他の前頭側頭型認知症（TDP-43病理を主体とする前頭側頭型認知症）／進行性核上性麻痺／大脳皮質基底核変性症／嗜銀顆粒性認知症（嗜銀顆粒病）／神経原線維変化型老年期認知症（辺縁系神経原線維変化認知症）／石灰沈着を伴うびまん性神経原線維変化病（小阪・柴山病）
血管性認知症	（分類については血管性認知症の項を参照してください）
感染性疾患による認知症	神経梅毒（進行麻痺）／HIV脳症／クロイツフェルト・ヤコブ病
免疫炎症性疾患による認知症	神経ベーチェット病／全身性エリテマトーデス（CNSループス）
遺伝子異常による認知症	ハンチントン病／ミトコンドリア病（ミトコンドリア脳筋症）／CARASIL/CADASIL／神経核内封入体病／家族性大脳基底核石灰化症（原発性家族性脳石灰化症）
内部環境の異常による認知症	甲状腺機能低下症による認知症／電解質異常をきたす疾患による認知症／高アンモニア血症（肝不全・猪瀬型肝性脳症・薬剤性・成人発症Ⅱ型シトルリン血症）
そのほかの原因による認知症	正常圧水頭症／慢性硬膜下血腫／アルコール関連病態による認知症（ビタミンB1欠乏症を含む）／頭部外傷による認知障害／中枢神経系原発悪性リンパ腫・中枢神経系原発メラノーマなどによる認知障害

筆者作成

1．軽度認知障害とは

軽度認知障害（MCI：Mild Cognitive Impairment）とは、認知症のレベルにまでは至っていない認知障害の総称であって、ある特定の疾患（例えば、AD や LBD など）を意味するものではありません。認知症の「早期診断・早期治療」が重要視されるようになって、提出された概念です。したがって、「疾患」として取り上げることは、厳密にいえば正しくありませんが、「2次予防の重要性」という観点から、ほかの「認知症をきたす代表的疾患」と並列させるかたちで、ここに取り上げることとします。つまり、「認知症をきたす代表的疾患」のそれぞれが、MCI（早期の段階）の状態を経て、やがて認知症に至ると考えられるわけです。

では、どのくらいの時間を経て、それぞれの疾患は MCI から認知症の段階に至るのでしょう？　これは、原疾患によっても、個々人によっても、異なると思われ、詳細はわかっていません。しかし、AD やレビー小体型認知症（DLB：Dementia with Lewy Bodies）では、おおよその経過が推測されています。また、「高齢者タウオパチー」と呼ばれる嗜銀顆粒性（しぎんかりゅうせい）認知症や神経原線維変化型老年期認知症（辺縁系神経原線維変化認知症）は進行が遅いことが一般的で、長期にわたって MCI の状態に留まることが多いとされています。詳しくは、AD・DLB・嗜銀顆粒性認知症・神経原線維変化型老年期認知症の各項を参照してください。

①　MCIの定義と臨床診断基準

認知症の前駆期に該当するような病態については、多くの研究者らがそれぞれ個別に研究して、それを定義してきたという歴史があり、現在でも確立された唯一の定義があるわけではありません。また、「加齢による生理的な認知機能の低下」とはどう区別するのか、観念的にはともかく、臨床的に明確に答えられる臨床家や研究者は、おそらく一人もいないのではないでしょうか。

そもそも「認知症の前駆期」に該当する MCI という臨床的用語に拒否的・懐疑的な見解をもつ臨床家・研究者も、未だに少なくありません。さらに、最初は AD 中心だった MCI の研究が、DLB や前頭側頭葉変性症（FTLD：FrontoTemporal Lobar Degeneration）などのほかの疾患でも意識されるようになると、MCI の定義（というより、臨床診断基準）も複雑にならざるを得なくなりました。現在の一般的な MCI の臨床診断基準は、表2-1-2に代表されます[1)]。MCI は手段的日常生活動作（IADL：Instrumental Activity of Daily Living）が維持されるレベルの認知障害であり、認知症では IADL が維持できないほどの明白な認知障害がある（自立的日常生活に支障がある）点で、MCIと認知症は区別されています。

表2-1-3にある6つの認知領域についての詳細については成書を参照してほしいのですが[1)]、簡単に表2-1-3で説明します。

「①複雑性注意」は、DLBや前頭側頭型認知症（FTD：Frontotemporal Dementia）、特に行動障害型FTD（bvFTD：behavioral variant FTD）、症状性認知機能障害（「内科的疾患による認知障害」とおおむね同じ症状の障害）などで、早期から低下が目立ちます。

「②実行機能」は、DLBなどで早期から低下が目立ちます。

「③学習と記憶」はADで障害される中核的な機能で、ADでは特に近時記憶が早期から障害されます。

「④言語」はFTDで障害される中核的な機能で、特に意味性認知症（SD：Semantic Dementia）や進行性非流暢性失語（PNFA：Progressive Non-Fluent Aphasia）で特徴的に障害され、初発症状であることが多いです。

「⑤知覚と運動」はDLBで障害される中核的な機能で、DLBの初発症状であることが多いです。

「⑥社会的認知」はbvFTDで障害される中核的な機能で、bvFTDの初発症状であることが多いのですが、SDやPNFAでも進行すると認められるようになります。

なお、前頭側頭型認知症（FTD）と前頭側頭葉変性症（FTLD）の区別と連関は、「前頭側頭型認知症（bvFTD/SD/PNFA）」の項を参照してください。

表2-1-2　軽度認知障害の臨床診断基準の代表例（DSM-5[1)]から引用）

1. 1つ以上の認知領域（複雑性注意、実行機能、学習記憶、言語、知覚運動、社会的認知）において軽度の認知機能低下を認める
2. 手段的日常生活動作（IADL：instrumental activity of daily living）は維持されている
3. せん妄ではない
4. うつ病、統合失調症、その他の精神疾患によるものではない

表2-1-3　DSM-5[1)]での6つの認知領域

認知領域	内容
①複雑性注意	注意力を維持できる、複数の課題に対応できる、課題処理速度が速い
②実行機能	計画実行能力、意思決定力、記憶操作能力、問題解決能力、柔軟な対応力
③学習と記憶	即時記憶（記銘力）、近時記憶、長期記憶、手続き記憶
④言語	呼称、喚語、流暢性、文法、伝達能力
⑤知覚と運動	視空間認知機能、認知実行能力
⑥社会的認知の障害	社会的逸脱行為、脱抑制、常同行為、わが道を行く行為（going-my-way behavior）、無関心、共感力低下

② MCIの種類と神経病理

前記の6つの認知領域のうち、「③学習と記憶」（近時記憶）の障害があるMCIを「健忘型MCI（aMCI：amnestic MCI)」と呼んでいて、進行すると典型的なAD（近時記憶障害を主症状とするAD）になることが多いとされています。一方、「③学習と記憶」の能力は維持され、ほかの5つの領域のどれかに障害があるタイプを非健忘型MCI（naMCI：non-amnestic MCI）と呼んでいます。非健忘型MCIが進行すると、DLBやFTDなどの非AD型の認知症、あるいは非典型的なAD、例えば、PCA（Posterior Cortical Atrophy）やLPA（Logopenic Progressive Aphasia）などになることが多いようです。

さらに主に疫学的・神経病理学的な研究のために、6つの認知領域の障害が単一・1つの領域だけの場合をsingle domain、複数の場合をmultiple domainと区別をして、aMCIとnaMCIの区別と組み合わせて、合計4つのサブタイプに細分類しています（表2-1-4)。将来的には、これらの研究によって、各々のMCIの段階で、どの疾患に進行する可能性が高いのかもっとわかるようになり、効率的な検査や鑑別診断が可能になることが期待されます。

やや専門的なことですが、SD・PNFA・LPAの3つのタイプの失語症を「原発性進行性失語（PPA：Primary Progressive Aphasia)」と呼んでいます。LPAでは、左シルビウス裂の後部周辺（主に頭頂葉の領域）を主病巣とすることが多いため、SD/PNFAのようにFTD（またはFTLD）には分類されません。詳しくは「前頭側頭型認知症（bvFTD/SD/PNFA)」の項を参照してください。

表2-1-4　軽度認知障害（MCI）の細分類

	障害された認知領域の数	推測される代表的な神経病理
健忘型MCI （「学習と記憶」の認知領域が障害されているもの）	single domain （「学習と記憶」の認知領域のみが障害されている）	アルツハイマー型認知症
	multiple domain （障害されている認知領域が複数）	アルツハイマー型認知症 血管性認知症
非健忘型MCI （「学習と記憶」以外の認知領域が障害されているもの）	single domain （障害されている認知領域が1つのみ）	レビー小体病 前頭側頭型認知症
	multiple domain （障害されている認知領域が複数）	レビー小体病 前頭側頭型認知症 血管性認知症

③ MCIの有病率と臨床経過

有病率とは、ある時点での「対象疾患を有する人」の割合のことです。したがって、例えば、認知症の有病率を調べる場合、都市と田舎では人口の年齢構成が異なっていることが一般的ですので、その結果は調査対象の地域性を反映することになります。つまり、調査対象となる集団の性格・特徴によって有病率は異なってくるので、わが国全体のMCIの有病率を推定するためには、いろいろな工夫が必要となるわけです。

近年（2010年代）におけるわが国の65歳以上の高齢者でのMCIの有病率の調査はいくつかありますが、結果のばらつきが大きいようです[2-5)]。各々の調査集団の性格やMCIの診断基準が異なるためであろうと思われます。いろいろなデータからの筆者の総括的想像では、だいたい15%ぐらいかと思います[5)]。そのうちaMCIが10%ぐらいのようです[4)]（naMCIは約5%ということになる）。ちなみに、そのころの65歳以上の認知症の有病率も15%ぐらいと推定されていました[6)]。

ところが、現在（2023年ごろ）の65歳以上の高齢者の認知症の有病率は、高齢者の長寿化のために20%近くにまで増加していると推測されているようで[7)]、おそらくMCIも同様の傾向でしょう。ちなみに、現在のわが国の75歳以上の高齢者でのMCIの有病率は約25%と推測していいでしょう[5)]。75歳以上の高齢者でもMCIと認知症の有病率がほぼ同じだと仮定すると、75歳以上の高齢者の半分は「認知障害（正常とはいえない）」ということになるかと思われます。

「MCIは徐々に認知症に進行するのか」というと必ずしもそうではありません。健常の人と比較すると、認知症へ進展移行（progression, conversion）するリスクは高いようですが、MCIのレベルのまま維持される人もいれば、逆に改善して正常化（reversion）する人もいます。では、その割合はそれぞれどのくらいかというと、これまた調査によってばらつきが極めて大きいようです。

筆者が参照したわが国での調査では、4年間の一般的地域住民のMCIのprogression率（認知症に進展する率）は約5%であり、正常へのreversion率は約35%でした[8) 9)]（横ばいで維持される率は60%ということになる）。しかし、この調査は、経過観察期間が4年間であり、長期のデータとはいいがたいので注意が必要です。また、実際に医療機関を受診してMCIと診断された患者での調査では、progression率は上記よりもかなり高いようです[10)]（年間5～10%ぐらい）。一般的地域住民と医療機関を受診した人でのMCIから認知症へ進行する比率には、このようにかなり大きな差がありますが（約4～8倍）、対象の母集団の性質やMCIの診断基準が異なっているためでしょうか。

各種の調査での MCI から正常に reversion する因子の検討からは、社会活動への参加、余暇活動の積極化、身体活動など、主体的なライフスタイルへの変容の重要性が示唆されています[9]。またエビデンスレベルとして高くはないですが、筆者の随筆的論文も参考になるかと思います[11]。

まとめ

MCI の概念・定義・臨床診断基準・分類の説明をしました。MCI は「認知症の前駆期」を意味する臨床用語です。神経変性性認知症性疾患の疾患修飾薬の臨床使用がついに現実化されようとする現在、MCI にはあいまいな定義と未確立の臨床診断基準という問題はあるものの、その認識の重要性は増しています。

また、認知症の２次予防という観点、すなわち、認知症は「進行性で不治の病などではなく、維持・回復・正常化もあり得る」という視点でも、MCI の概念は重要です。

さらに、症状性の認知症性疾患は、MCI の状態で見つかることが多いので、治療可能性を追求する臨床上の観点からも（治療可能な認知症）、MCI はさらに注目されるべき重要な病態になっているといえるでしょう。この詳細は、「治療可能な認知症」の項を参照してください。

引用文献

1) DSM-5. American Psychiatric Association. 2013
2) Meguro K, Ishii H, Yamaguchi S, et al. Prevalence and cognitive performances of clinical dementia rating 0.5 and mild cognitive impairment in Japan; The Tajiri project. Alzheimer Dis Assoc Disord; 18：3-10, 2004
3) Noguchi-Shinohara M, Yuki S, Dohmoto C, et al. Differences in the prevalence of dementia and mild cognitive impairment and cognitive function between early and delayed responders in a community-based study of the elderly. J Alzheimers Dis; 37：691-698, 2013
4) Ohara T, Hata J, Yoshida D, et al. Trends in dementia prevalence, incidence, and survival rate in Japanese community. Neurology; 88：1925-1932, 2017
5) Ninomiya T, Nakaji S, Maeda T, et al. Study design and baseline characteristics of a population-based prospective cohort study of dementia in Japan. Environ Health Prev Med; 25：64, 2020
6) 内閣府「平成29年版高齢社会白書」
7) 厚生労働省HP：https://www.mhlw.go.jp/content/001014566.pdf
8) Shimada H, Makizako H, Doi T, et al. Conversion and reversion rates in Japanese older people with mild cognitive impairment. J Am Med Dir Assoc; 18：808e1-808e6, 2017
9) Shimada H, Doi T, Makizako H. Reversible predictors of reversion from mild cognitive impairment to normal cognition; 4-year longitudinal study. Alzheimers Res Ther; 11：24, 2019
10) Bruscoli M, Lovestone S. Is mild cognitive impairment really just early dementia? A systematic review of conversion studies. Int Psychogeriatr; 16：129-140, 2004
11) 鵜飼克行、松井千恵、加藤貴代ほか「生活改善療法とは何か？ー多職種協働の重要性と臨床実践例の提示ー」日本認知症予防学会誌 11 ： 35-48、2021年

第2章
(2)

アルツハイマー型認知症

キーワード　・認知機能　・生活機能　・介護保険導入　・バイオマーカー

はじめに

認知症の診断には、せん妄、うつ（病）、てんかんの除外に基づき、認知機能という第1の軸と日常生活機能という第2の軸の両面からの総合的な判断が重要です。ADは極めて経過の長い慢性疾患であり、①発症前AD、② ADによるMCI、③認知症レベルのADの各ステージに分けられます。②や③では介護予防や介護サービス導入を積極的に勧めます。

1．認知症の概念と診断的アプローチ

図2-2-1に認知症鑑別診断のアルゴリズム（作業手順）の概要を示しました。認知機能低下が疑われる患者の診察にあたっては、第1ステップとして、認知機能低下を呈し得る「認知障害以外の病態」としての「せん妄、うつ（病)、てんかん」を除外することが求められます。せん妄、うつ（病）やてんかんの詳細については、この章の後半の各論の解説に譲りますが、これらの疾患は使用される治療薬も認知症とは大きく異なるので、その鑑別は重要になります。

せん妄、うつ（病）やてんかんを除外できたら、第2ステップとして「治療可能性を有する認知症」が隠れていないかの発見に努めます。治療可能性を有する認知症としては、甲状腺疾患、正常圧水頭症、慢性硬膜下血種、ビタミンB12欠乏、薬剤誘起性認知障害などがあげられます。特に、正常圧水頭症や慢性硬膜下血腫などの脳外科疾患を除外するため、CTやMRIによる脳画像評価は必須になります。また、高齢者は多病であり、さまざまな薬剤の多剤併用となっていることが多いため、高齢者で薬物有害事象を引き起こすリスクが指摘されている「高齢者で特に慎重な投与を要する薬物」による薬剤誘起性認知障害には注意を要します。

処方根拠の明確でない抗精神病薬、三環系抗うつ薬、ベンゾジアゼピン

系睡眠薬、頻尿治療薬、H2ブロッカーなどは減量または中止を検討することが望ましいため、「お薬手帳」のチェックを忘れてはなりません。潜在的に不適切な薬剤のリストの詳細は『高齢者の安全な薬物療法ガイドライン2015』[1)]を参照してください。

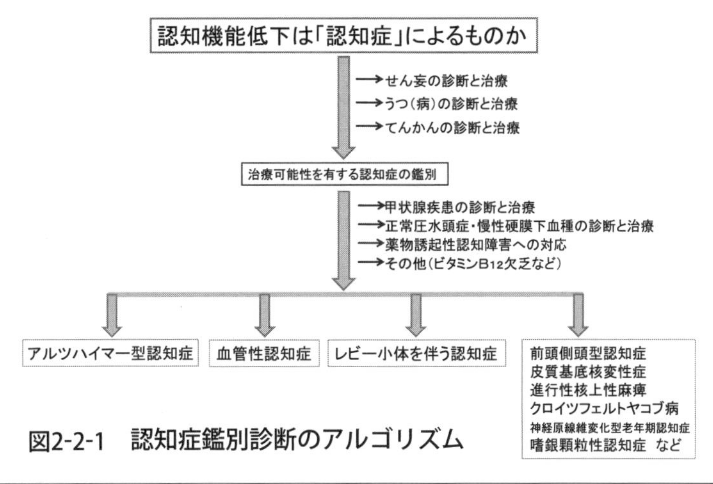

図2-2-1　認知症鑑別診断のアルゴリズム

第3ステップは、認知症の背景となっている基礎疾患の鑑別です。ここで参考となるのが2011（平成23）～2012（平成24）年度に行われた厚生労働科研認知症対策総合研究事業の報告書[2)]になります。この調査で、認知症の背景となる基礎疾患としてADが約70%、VDが約20%、レビー小体を伴う認知症が約5%、少ないながらその他の認知症として、前頭側頭型認知症、皮質基底核変性症、進行性核上性麻痺、クロイツフェルトヤコブ病、神経原線維変化型老年認知症や嗜銀顆粒性認知症などがありますが、詳細はそれぞれの項目を参照ください。ADでは、海馬、扁桃体、海馬傍回の神経細胞脱落を反映してMRIで内側側頭葉構造の萎縮が病初期から目立ち、MRI診断を補助するツールとしてVSRAD®（Voxel-based Specific Regional analysis system for Alzheimer's Disease）が開発され、50歳以上の患者で活用されます。認知症医療の現場では、平均寿命の延伸や高齢化率（65歳以上の高齢者が全人口に占める割合）の上昇を反映して認知症有病率は今後も右肩上がりに増加すると考えられ、中でも加齢を強いリスクとするADが第1位になると予想されています。

認知症とは、「正常に発達した認知機能が何らかの原因によって低下することで、自立した生活機能の維持が持続的に困難となった状態」を指します。したがって、図2-2-2に示すように認知症の診断は、認知機能という「第1の軸」と生活機能という「第2の軸」の両面からの総合的な評価が求められます。プレクリニカル期ADは認知機能と生活機能ともに正常（図2-2-2では○と○）と判断され、ADを背景としたMCIは、認知機能にやや困難な面はあるが生活機能はまだ自立できている状態（図2-2-2では△と○）とされ、認知症レベルのADは、認知機能は明らかに低下しかつ生活機能にもその影響が及んでいる状態（図2-2-2では×と×）として区分されます。ここでいう認知機能とは、

① 記憶機能：新しく学習し、学習で獲得した内容を保持し、必要に応じて取り出す機能
② 言語機能：言葉を発する、理解する、作成する、あるいは文字を読んだり書いたりする機能
③ 見当識機能：時間・場所・人物を定位する機能
④ 視空間認知機能：図形を認識したり道具を扱ったりするなどの機能
⑤ 実行（遂行）機能：注意を向け判断し、段取りよく遂行する機能

などを指します。認知症診療の現場では、これらを組み合わせた対面式のMMSE（Mini-Mental State Examination）や改訂長谷川式簡易認知症評価スケール（HDS-R：Hasegawa's Dementia Scale Revised）が汎用されています（詳細は「認知機能障害と心理・行動障害」の項を参照）。

一方、生活機能とは、電話対応をする、服薬・金銭管理を行う、必要なものを購入する・利用するなど、やや複雑な日常生活状況を介護者（家族）から聴取し評価します。今日、ADの標準的治療薬として用いられているコリンエステラーゼ阻害薬やメマンチンは、認知機能も生活機能もともに低下が明らかとなった認知症治療レベルのADにおいてのみ保険適応とされています。ADの自然歴としてMCIレベルから認知症レベルへ進行することをコンバージョン（Conversion）と呼びます。プレクリニカル期ADやADを背景としたMCIのステージには保険適応薬はないため、これらのステージのADに有効性と安全性を有し、認知症の2次予防を見据えた医薬の開発と実用化が切に期待されています。

ステージ分類	認知機能	日常生活機能	認知症治療薬の適応
プレクリニカル期AD	○	○	なし
MCI due to AD	△	○	なし
↓ Conversion			
AD Dementia	×	×	あり

2011年、米国National Institute on Agingとアルツハイマー病協会から提案されたADの新たな診断カテゴリーを示す。ADは、認知機能と生活機能の2つの独立した診断軸により、①発症前（プレクリニカル期）AD、②ADによる軽度認知障害期（MCI due to AD）および③認知症レベルに至ったステージ（AD Dementia）にカテゴリー分けされる。ADの進行は連続的であるため、各ステージ間に明瞭な境界線を引くことは難しいが、MCIからDementiaへと進行することを一般にConversionと呼んでいる。

図2-2-2　ADの進行に伴う認知機能や生活機能の連続的変化

2．アルツハイマー型認知症とはどのような病気なのか

アルツハイマー病発見の歴史について簡単に触れておきます。アルツハイマー病を見出し、最初の症例を報告したのは、ドイツの精神科医であったアロイス・アルツハイマー医師です。アルツハイマー医師は1901年、ドイツのフランクフルト市立精神病院でアウグステ・ディーターという51歳の女性患者を担当しました。彼女は夫に対して嫉妬深くなるとともに記憶があやふやとなり、家事全般ができなくなっていきました。1906年、褥そうによる敗血症のため55歳で没しました。死後に行われた病理解剖では、アウグステ・ディーターの脳は萎縮し、顕微鏡下に２つの特異な病変が観察されました。１つは大脳皮質全体に広がる顆粒状の沈着物が見られたこと、もう１つは神経細胞内に線維状の緻密な束が存在していたのです。今日、顆粒状の蓄積物は「老人斑」であり、神経細胞内の線維状の緻密な束は「神経原線維変化」と呼ばれています。アルツハイマー医師はこの病気を老人斑と神経原線維変化という２つの病理像によって特徴づけられる新たな精神神経疾患として、ドイツのテュービンゲンで開かれた学会で発表し、その後1910年になってアルツハイマー医師の師匠であったエミール・クレペリンが同様症例を含めて「アルツハイマー病」と命名しました[3)]。その後の研究により、65歳以降に発症する「アルツハイマー型老年期認知症」も老人斑と神経原線維変化という２つの病理像によって特徴づけられることが明らかとなり、アルツハイマー病とアルツハイマー型老年期認知症には本質的な相違は認められないと考えられるようになったのです。欧米の研究者の間では、65歳未満で発症するADを「早期発症AD」、65歳以降に発症するADを「晩期発症AD」と称するのが一般的です。その後1980年代に至ってから、老人斑はアミロイド前駆体蛋白から切り出されたアミロイドβ（Aβ）蛋白の凝集によって細胞間隙に形成されること、一方の神経原線維変化は微小管関連蛋白であるタウの異常なリン酸化によって神経細胞内に形成・蓄積することが明らかとなりました[4) 5)]。

では、ADはどのように始まり、どのように進行するのでしょうか。今日ADは極めて経過の長い慢性疾患と考えられています。図2-2-3はADの脳内病変と臨床症状の時系列変化を図示したものです。一例として70歳ごろからもの忘れが始まり、MCIを経て緩徐に認知症ステージに進行した患者を想定してみましょう。この患者は、もの忘れが始まる約20年前の50歳前後から大脳皮質に老人斑アミロイドの蓄積が始まっています。アミロイドの蓄積量は徐々に増加し、プラトーに達しますが、アミロイド蓄積のみでは神経細胞死は生じないか軽度に留まるため、認知機能への影響は小さいのです。このアミロイド蓄積を伴っても認知機能が正常のステー

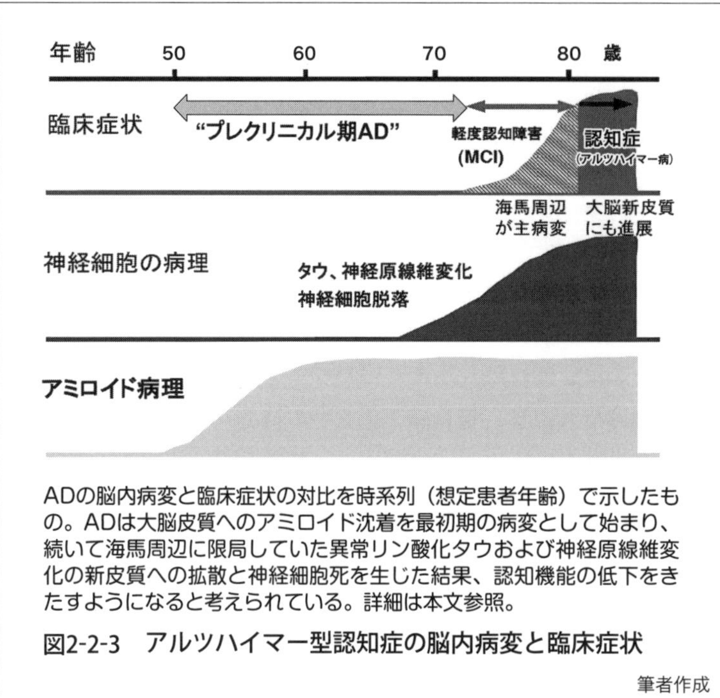

ADの脳内病変と臨床症状の対比を時系列（想定患者年齢）で示したもの。ADは大脳皮質へのアミロイド沈着を最初期の病変として始まり、続いて海馬周辺に限局していた異常リン酸化タウおよび神経原線維変化の新皮質への拡散と神経細胞死を生じた結果、認知機能の低下をきたすようになると考えられている。詳細は本文参照。

図2-2-3　アルツハイマー型認知症の脳内病変と臨床症状

筆者作成

ジを近年になって「プレクリニカル期AD」と呼んで最初期のADと位置付けています[6)]。しかるに、アミロイドの蓄積開始から15年程度経過すると、側頭葉内側の海馬・嗅内皮質に限局していた神経原線維変化が高度となり、側副溝を越えて側頭葉外側から頭頂葉皮質へと広がり、それに伴って神経細胞脱落も始まり、「MCI due to AD」のステージを迎えます。さらに80歳以降、神経原線維変化と神経細胞脱落がさらに顕著となると認知機能障害は一層高度となり、MCIから「AD Dementia」へのコンバージョンと判断され、図2-2-2で解説したように、コリンエステラーゼ阻害薬やメマンチンの投与が検討されます。AD Dementiaはさらに、FAST分類に示されているように、軽症ADから中等症ADへ、そして重症ADへと進行し、やがて終末期ADを迎えます[7)]。このように、ADは全経過約30～40年の極めて罹病期間の長い慢性疾患として、アミロイド蓄積を起点とし、神経原線維変化形成を経てAD Dementiaへと続く「AD連続体」と捉えられ、プレクリニカル期ADからの先制医療構想を模索する先駆的研究がわが国でも始まりました[8)]。

この先制医療構想の実現に重要な役割を果たすのが「バイオマーカー」と呼ばれるツールです。バイオマーカーは「認知症診断を補助するツールであり、認知症で生じる生物学的変化を定量的・客観的に判断するための生体情報およびその技術」と定義されています。大別して、アミロイド関連バイオマーカー（Amyloid の A）、タウ関連バイオマーカー（Tau の T）および神経変性関連バイオマーカー（Neurodegeneration の N）に分けられ、この A/T/N システムで連続性をもって進行する AD の病態を正しく理解し、適切な治療に結びつけようとするものです[9)]。具体的には、脳脊髄液 Aβ、タウ、リン酸化タウなどの脳脊髄液バイオマーカー、MRI やアミロイド PET、タウ PET などの画像バイオマーカー、血漿 Aβ やリン酸化タウ、ニューロフィラメント－L などの血液バイオマーカーが開発され、次々に実用化されようとしています。特に、血液バイオマーカーは低侵襲性でありコストの面からも最も実用性の高い次世代体外診断薬として期待されています。

前述したように、発症前ADやADを背景としたMCIのステージには保険適応薬はありませんが、アミロイドの蓄積は多くの場合、中年期から始まるため、中年期からの運動習慣、生活習慣病対策、禁煙などさまざまな面からの予防介入が試みられています[10]。一方で、抗アミロイド抗体薬などの新薬の治験も進められています[11]。認知症レベルに達したADと診断したら、可及的速やかにAD治療薬として保険収載されている症状改善薬投与（わが国ではドネペジル、ガランタミン、リバスチグミンパッチ、メマンチンの４剤）や介護保険制度利用へとつなげることを検討します。

まとめ

ADの予防には、生活習慣病の是正や運動習慣の導入とともに、早期診断を支援するツールとしてのバイオマーカーや先制医療の開発が期待されています。

引用文献

1) 日本医療研究開発機構研究班編集『高齢者の安全な薬物療法ガイドライン2015』日本老年医学会、2015年 https://www.jpn-geriat-soc.or.jp/info/topics/pdf/20161117_01_01.pdf
2) 朝田隆「都市部における認知症有病率と認知症の生活機能障害への対応」 https://www.tsukuba-psychiatry.com/wp-content/uploads/2013/06/H24Report_Part1.pdf
3) Maurer K, Volk S, Gerbaldo H. Auguste D and Alzheimer' s disease. Lancet;349;1546-1549, 1997
4) 井原康夫、荒井啓行『アルツハイマー病にならない』2007年 朝日選書 - 朝日新聞社
5) Arai H, Okamura N, Furukawa K, Kudo Y. Review:Geriatric Medicine, Japanese Alzheimer's Disease Neuroimaging Initiative and Biomarker Development. Tohoku J. Exp. Med.;221:87-95, 2010
6) Sperling RA, Aisen PS, Beckett LA, Bennett DA, Craft S, Fagan AM, Iwatsubo T, Jack CR Jr, Kaye J, Montine TJ, Park DC, Reiman EM, Rowe CC, Siemers E, Stern Y, Yaffe K, Carrillo MC, Thies B, Morrison-Bogorad M, Wagster MV, Phelps CH. Toward defining the preclinical stages of Alzheimer's disease:recommendations from the National Institute on Aging-Alzheimer's Association workgroups on diagnostic guidelines for Alzheimer's disease. Alzheimers Dement. 2011 May;7 (3) :280-92. doi: 10.1016/j.jalz.2011.03.003. Epub 2011 Apr 21
7) Reisberg B, Ferris SH, Anand R et al: Functional staging of dementia of the Alzheimer's type. Ann. N.Y. Scad. Sci. 485: 481-483, 1984
8) Iwatsubo T, Iwata A, Suzuki K, Ihara R, Arai H, Ishii K, Senda M, Ito K, Ikeuchi T, Kuwano R, Matsuda H; Japanese Alzheimer's Disease Neuroimaging Initiative; Sun CK, Beckett LA, Petersen RC, Weiner MW, Aisen PS, Donohue MC; Alzheimer's Disease Neuroimaging Initiative Japanese and North American Alzheimer's Disease Neuroimaging Initiative studies: Harmonization for international trials. Alzheimers Dement. ;14 (8) :1077-1087, 2018
9) Jack CR Jr, Bennett DA, Blennow K, Carrillo MC, Dunn B, Haeberlein SB, Holtzman DM, Jagust W, Jessen F, Karlawish J, Liu E, Molinuevo JL, Montine T, Phelps C, Rankin KP, Rowe CC, Scheltens P, Siemers E, Snyder HM, Sperling R; Contributors. NIA-AA Research Framework: Toward a biological definition of Alzheimer's disease. Alzheimers Dement. 2018 Apr;14 (4) :535-562. doi: 10.1016/j.jalz.2018.02.018
10) Tiia Ngandu, Jenni Lehtisalo, Alina Solomon, Esko Levälahti, Satu Ahtiluoto, Riitta Antikainen, Lars Bäckman, Tuomo Hänninen, Antti Jula, Tiina Laatikainen, Jaana Lindström, Francesca Mangialasche, Teemu Paajanen, Satu Pajala, Markku Peltonen, Rainer Rauramaa, Anna Stigsdotter-Neely, Timo Strandberg, Jaakko Tuomilehto, Hilkka Soininen, Miia Kivipelto.A 2 year multidomain intervention of diet, exercise, cognitive training, and vascular risk monitoring versus control to prevent cognitive decline in at-risk elderly people (FINGER) : a randomised controlled trial Lancet 2015 Jun 6;385 (9984) :2255-63. doi: 10.1016/S0140-6736 (15) 60461-5. Epub 2015 Mar 12
11) van Dyck CH, Swanson CJ, Aisen P, Bateman RJ, Chen C, Gee M, Kanekiyo M, Li D, Reyderman L, Cohen S, Froelich L, Katayama S, Sabbagh M, Vellas B, Watson D, Dhadda S, Irizarry M, Kramer LD, Iwatsubo T. Lecanemab in Early Alzheimer's Disease. N Engl J Med. 2023 Jan 5;388 (1) :9-21. doi: 10.1056/NEJMoa2212948. Epub 2022 Nov 29

第2章
(3)

レビー小体型認知症

キーワード
・認知機能の変動　・幻視　・パーキンソン症状　・画像診断
・ドネペジル

はじめに

1976（昭和51）年以降、小阪憲司博士が大脳皮質に広範なレビー小体の出現と進行性認知症を特徴とする一連の症例を報告し、びまん性レビー小体病の概念を提唱しました。その後、国際ワークショップを通して1996（平成8）年に臨床診断基準が作成され[1]、これ以降臨床診断が可能となりました。現在レビー小体型認知症（DLB：Dementia with Lewy bodies）はAD、VDに次いで多い認知症疾患とされています。神経病理診断の結果ではDLBの頻度は15～20%と報告されていますが、全国調査でDLBの割合は4.3%と報告されています[2]。このことは臨床診断されないDLB例が少なからず存在することを示しています。DLBは認知障害に加えて、行動・心理症状（BPSD:Behavioral and Psychological Symptoms of Dementia)、パーキンソン症状、自律神経症状など多彩な症状が早期からみられます。

本節では、DLBの臨床症状、検査所見と診断、治療、予後について概説します。

1．DLBの臨床症状

DLBの症状を、認知障害、BPSD、身体症状に分けて説明します。

①　認知障害

DLBの初期には記憶障害が目立たないことが多く、注意障害や実行機能障害がしばしば前景にみられます。注意障害があると、ぼーっとしていて話しかけられても注意を向けられなくなったり、不注意によるうっかりミスが多くなったります[3]。計画を立てて目的に沿って行動する機能を実行機能または遂行機能といいますが、実行機能障害が現れると段取りが困難となり、作業の遂行能力が低下します[3]。注意障害や実行機能障害のために、日常生活に支障がみられますが、記憶が比較的良好のため認知症と気付かれにくいのです。このほか距離感や方向感覚の低下や図形の模写が拙劣になる視空間認知障害が早期から目立つことがあります。認知機能が変動することも特徴の一つです。日によって、あるいは1日のうちでもぼーっとして了解が悪いときと正常にみえるときがあります。また、家族や自宅が認識できたりできなかったりなどの変動がみられることがあります。

② BPSD

DLBではBPSDが高率にみられます。特に幻視は診断基準の中核的特徴であり、DLBのBPSDの中でも代表的な症状です。ただし、早期には3割程度しか認められないため[4]、幻視がないからといってDLBを否定できるわけではありません。幻視は夜間や暗い場所でしばしば悪化します。夜間「トイレや風呂に人がたくさんいて使えない」と訴えたり、配偶者の布団に幻視を見て、嫉妬妄想に発展したりすることがあります。人物のほかに小さな虫、お面、タオルのような物体が見えることもあります。また、ハンガーにかかった背広が人の姿に見えたり、道路標識が人の顔に見えたりすることがあり、これを錯視といいます。「実際に人の姿は見えないが、この部屋にだれかいるのがわかる、気配でわかる」と訴えることを実体的意識性といいます。幻視以外に幻聴や、「おなかに穴があいた」「身体に電気をびりびりあてられる」といった体感幻覚を認めることがあります。

DLBの妄想としては被害妄想と誤認妄想が代表的です。ADのような家族に対するもの盗られ妄想は比較的少なく、「他人が家の中に入ってきてものを盗っていく」という他人に侵入されるという被害妄想がみられます。また誤認妄想として「家に知らない人が住みついた」などの幻の同居人を訴えることが特徴的です。家族を他人と認識する人物誤認症候群や、テレビの内容が現実に起きていると信じ込む「テレビ現象」などがみられます。「同じ家がもう一つ別なところにある」と訴えることを重複記憶錯誤といい、これも誤認妄想の一種です。幻覚や妄想で初発した場合、遅発性パラフレニーや統合失調症と診断されることもあります。

睡眠障害は認知症疾患の中でDLBに最も高頻度にみられます[5]。中でもレム睡眠行動障害（RBD:REM Sleep Behavior Disorder）は特徴的な症状です。睡眠中に大きな声で寝言を言ったり叫んだり、手足を動かしたりします。DLBが発症する数年から十数年前からRBDが先行してみられることがありますので、DLBの診断にはRBDの既往を確認することが重要です。不眠もしばしばみられ、中途覚醒時に徘徊、家探しなどを伴うことがあります。日中の過度の眠気も目立ちます。

DLB の半数にうつがみられ、不安、焦燥、身体愁訴がしばしば目立ちます。うつは早期あるいは認知症症状が現れる前駆期からしばしばみられます。私たちの検討では DLB のおよそ半数が初期にうつ病と診断されていました[6)]。一方、初めから DLB と診断された例は22%にすぎませんでした[6)]。

③ 身体症状

DLB はおよそ7割の例でパーキンソン症状がみられます。通常のパーキンソン病と異なり、パーキンソン症状に左右の非対称性が目立ちません。また振戦も目立ちません。パーキンソン症状の中では、寡動や筋固縮が主症状で歩行や動作が緩慢となります。歩行時にふらつきや転倒がしばしばみられます。進行に伴い嚥下障害がみられるようになるため、食事の誤嚥に注意が必要です。

自律神経症状も高率にみられます。DLB のおよそ6割に起立性低血圧がみられます[7)]。座位の血圧が正常であっても、起立直後の血圧低下の有無を確認する必要があります。時に食事性低血圧がみられ、食事を終えて立った瞬間、立ちくらみやめまいを起こし失神することがあります。このほか高度の便秘、排尿調節障害、発汗異常などがみられます。健康な人では、血液中の二酸化炭素濃度が上昇すると換気量を増やして二酸化炭素濃度を下げる高炭酸ガス換気応答という生体反応がみられますが、私たちは DLB ではこの反応が障害されていることを報告しました[8)]。このため、二酸化炭素の上昇を伴うような肺炎などの身体疾患や呼吸抑制をきたす薬剤に注意が必要です。

認知障害出現以前から、しばしば嗅覚障害がみられます。Fujishiro ら[9)]によれば、DLB 患者の44%にみられ、記憶障害発症のおよそ9年前から出現したことを報告しています。一過性の意識障害がみられることがあり、意識障害時は、呼びかけてもゆすってもなかなか覚醒しません。2～3時間すると自然に回復します。このようなことから、てんかんとの鑑別も大切です。焦点意識減損発作（複雑部分発作)、一過性てんかん性健忘、後頭葉てんかんなど DLB の症状と類似したてんかん発作があり、DLB ではてんかんとの鑑別や併存に注意すべきことを鵜飼ら[10)]が指摘しています。

2．レビー小体型認知症の検査所見と診断

DLBの臨床診断は、診断基準に基づいて行われます。現在の診断基準(表2-3-1)は、2017(平成29)年6月に策定されました[11]。中核的特徴として、従来の変動する認知障害、パーキンソニズム、幻視、RBDの4つがあげられており、このうち2つ以上認められれば臨床的にDLBと診断されます。1つしか認められない場合は、以下の3つの指標的バイオマーカーのうち1つ以上満たすことでやはりDLBと診断できることになりました。

3つの指標的バイオマーカーとは、SPECTまたはPETなどの核医学検査で大脳基底核においてドパミントランスポーターの取り込みが低下していること（図2-3-1)、MIBG心筋シンチグラフィーで心筋の取り込みが低下していること（図2-3-2)、睡眠ポリグラフ検査で筋緊張低下のないレム睡眠を確認することです。

より一般的な検査としてCTやMRIなどがありますが、DLBではADと比べて海馬の萎縮が軽いことのほか特徴的な所見がみられません。またSPECTで脳の血流をみる核医学検査では、後頭葉領域の血流低下がおよそ7割程度のDLB患者にみられます（図2-3-3)。

これらの検査はあくまで補助診断です。DLBの診断には何より、患者の問診と、日常生活の状況をよく知っている人からの情報収集が大切です。それまで問題なくできていたことで困難になったことはないか尋ね、認知症を確認します。そのうえで、DLBでみられる症状についてもれなく確認することが大切です。ただしRBDを除くと早期における出現頻度はそれほど高くないので、その時点で診断基準を満たさなくても可能性を念頭に置くことが大切です。病初期や前駆期からみられるRBD、便秘、嗅覚障害、うつ、起立性めまいなどの存在にも注意を払うことが診断の助けになります。

なおパーキンソン病発症後1年以上経てから認知症症状が現れた場合、認知症を伴うパーキンソン病（PDD：Parkinson' s Disease with Dementia）と呼ぶ“1年ルール”が提唱されています[1]。しかしこれはあくまで研究用の操作的診断基準であり、神経病理学的にはDLBもPDDも同一の疾患と考えられています。

3．レビー小体型認知症の治療

① 認知障害の治療

DLBは脳内のアセチルコリン濃度が低下していることから、AD治療薬であるコリンエステラーゼ阻害薬の効果が期待できます。現在、DLBの

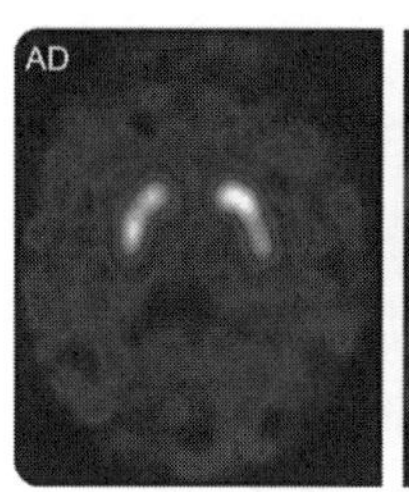

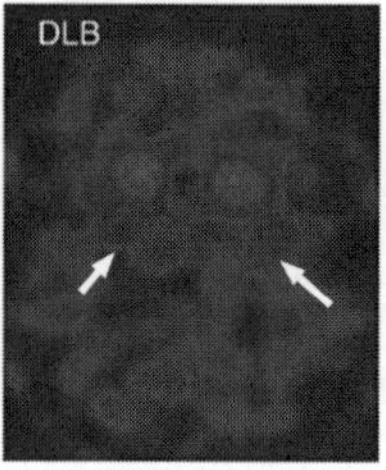

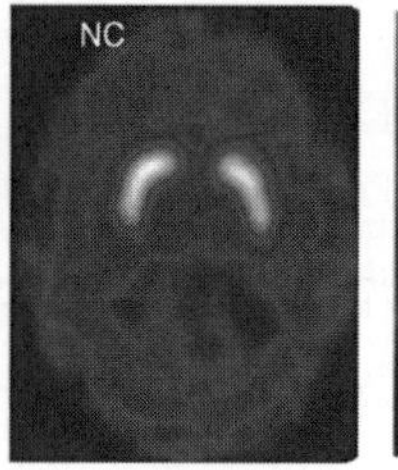

AD例や認知症がない対照例(NC)と比較して、DLB例では基底核におけるドパミントランスポーターの取り込み低下が低下している(白矢印)。

図2-3-1　ドパミントランスポーターシンチグラフィー検査

文献11：McKeith IG, Boeve BF, Dickson DW et al. Neurology 89: 1-13, 2017より改変引用

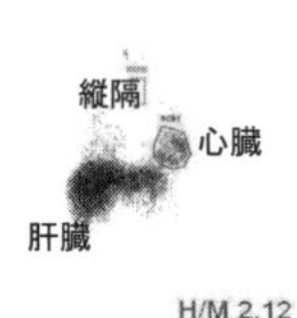

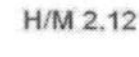
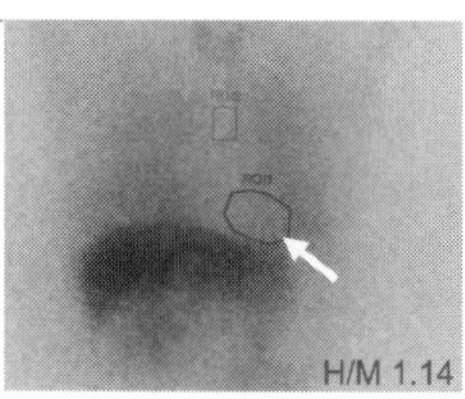

健常者のMIBG　DLBのMIBG

DLB例では心臓の取り込み低下を認める(白矢印)

図2-3-2　DLBのMIBG心筋シンチグラフィによる心臓の取込低下

文献3：水上勝義「年齢による物忘れと認知症」介護予防のためのベストケアリング（松田ひとみ・水上勝義・柳久子・岡本紀子編）メジカルビュー、東京、2016年9月、p.79−92から引用

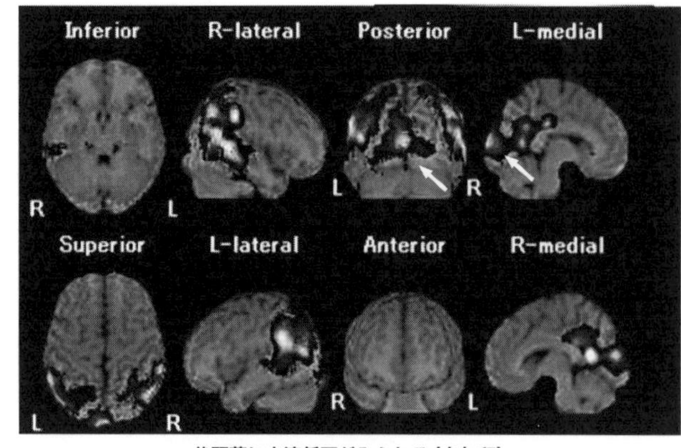

後頭葉に血流低下がみられる(白矢印)

図2-3-3　レビー小体型認知症の脳SPECT

文献3：水上勝義「年齢による物忘れと認知症」介護予防のためのベストケアリング．（松田ひとみ、水上勝義、柳久子、岡本紀子編）メジカルビュー、東京、2016年9月、p.79−92から引用

認知症症状の進行抑制治療薬としてドネペジルが承認されています。この薬剤は3mgから開始して10mgまで増量して使用します。このほかリバスチグミンやガランタミンについても海外で効果を示す報告があります。

② BPSDの治療

BPSDには心理面や環境面の誘因を検索し、それへの対応を行います。これらの非薬物的対応やケアの工夫をまず行い、これらで改善がみられない場合、薬物療法が行われます。薬物療法では抗コリン作用や鎮静作用、錐体外路系の副作用に注意が必要です。常に副作用の出現やQOLの低下に留意します。

幻視、妄想、易怒性、興奮

ドネペジルは幻視や妄想に効果がみられることがあります。抑肝散も幻視、妄想、易怒性、興奮に効果がみられます。抑肝散は時に消化器症状や生薬の甘草による低カリウム血症がみられることがあります。高齢者では1日5gなど低用量から開始するのがよいでしょう。また、より体力が低下した例や食欲不振がみられる例では抑肝散加陳皮半夏が有用とされます。これらの治療薬が無効の場合、非定型抗精神病薬が検討されますが、少量でも重篤な錐体外路症状が現れることがあります。ハロペリドールなど定型抗精神病薬の多くは錐体外路系の副作用が出現しやすいためDLBに禁忌となっています。やむをえず抗精神病薬を用いる場合、非定型抗精神病薬を少量から慎重に用いることになります。

睡眠障害

RBDには、クロナゼパムが効果的ですが、DLBではふらつきや日中の眠気に注意が必要です。抑肝散の効果がみられることがあります。不眠に対しては、日中の活動性を高め、午前中に日光浴するなど睡眠衛生指導が基本ですが、補助的に睡眠薬を用いる場合、ふらつき、転倒に注意が必要です。

うつ症状

ドネペジルはDLBのうつに対する効果も認めますが、強い症状に対して抗うつ薬が用いられることがあります。ただし三環系抗うつ薬は抗コリン作用が強く認知機能の悪化やせん妄のリスクがあり、使用を控えるべきです。食欲不振のうつに用いられるスルピリドも錐体外路系の副作用があるため控えたほうがよいでしょう。選択的セロトニン再取り込み阻害薬(SSRI)、セロトニン・ノルアドレナリン再取り込み阻害薬（SNRI)、ミルタザピンなどを最低使用量から慎重に使用しますが、これらの抗うつ薬も転倒のリスクに注意する必要があります。抗うつ薬治療の難治性うつに対して修正型通電療法（mECT）が有効な場合があります[12]。

③　身体症状に対する治療

パーキンソン症状

パーキンソン病と同じくL-ドパが用いられますが、パーキンソン病ほど治療効果は良くありません。またパーキンソン治療薬によって幻覚などの精神症状が出現することがあります。トリヘキシフェニジルなどの抗コリン性薬は認知機能の悪化やせん妄のリスクがあり、DLBには原則使用しません。2018(平成30)年に抗てんかん薬のゾニサミド(トレリーフ®)がパーキンソン症状の治療薬として保険適用になっています。

自律神経症状

便秘に対しては食物繊維が多い食事の摂取や十分な水分摂取を行い、さらに下剤を使用することがあります。また起立性低血圧に対しては、塩分摂取、臥床中の頭部挙上、弾性ストッキングの装着などのほか、ドロキシドパやミドドリンなどの薬物療法を行うことがあります。ただし、臥位高血圧の出現に注意が必要です。

4．レビー小体型認知症の予後

DLBは徐々に進行します。歩行障害や嚥下障害の悪化などが目立つようになります。初診から入所、入院、死亡などのエンドポイントまでの期間は、ADよりDLBのほうが短いことが報告されています[13]。死因としては肺炎が多く、突然死も時にみられます。筆者らはDLB患者が肺炎を合併したときに、脳血管障害の存在や下肢筋力低下が予後を悪化するリスク要因になることを報告しました[14]。

まとめ

DLBの症状、経過、検査所見と診断、治療、予後などについて概説しました。いまだにDLBに気付かないケースが少なくありません。しかしDLBは治療やケアにおける注意点が多いことから、早期に正しく診断し、適切な治療やケアを行っていくことが大切です。

表2-3-1 DLBの診断基準[11)]

DLBの診断には、社会的あるいは職業的機能や、通常の日常活動に支障を来す程度の進行性の認知機能低下を意味する認知症であることが必須である。初期には持続的で著明な記憶障害は認めなくてもよいが、通常進行とともに明らかになる。注意、遂行機能、視空間認知のテストによって著明な障害がしばしばみられる。

1．中核的特徴（最初の3つは典型的には、早期から出現し、臨床経過を通して持続的する）
・注意や明晰さの著明な変化を伴う認知の変動
・繰り返し出現する具体的な幻視
・認知機能の低下に先行することもあるレム期睡眠行動異常症
・特発性のパーキンソニズム

2．支持的特徴
抗精神病薬に対する重篤な過敏性；姿勢の不安定性；繰り返す転倒；失神または一過性の無反応状態のエピソード；高度の自律機能障害（便秘、起立性低血圧、尿失禁など）;過眠;嗅覚鈍麻；幻視以外の幻覚；体系化された妄想；アパシー、不安、うつ

3．指標的バイオマーカー
・SPECTまたはPETで示される基底核におけるドパミントランスポーターの取り込み低下
・MIBG心筋シンチグラフィでの取り込み低下
・睡眠ポリグラフ検査による筋緊張低下を伴わないレム睡眠（REM sleep without atonia;RWA）の確認

4．支持的バイオマーカー
・CTやMRIで側頭葉内側部が比較的保たれる
・SPECT、PETによる後頭葉の活性低下を伴う全般性の取り込み低下（FDG-PETによりcingulate island signを認めることあり）
・脳波上後頭部の著明な徐波活動

Probable DLBは、以下により診断される
a. 2つ以上の中核的特徴が存在する
または
b.1つの中核的特徴が存在し、1つ以上の指標的バイオマーカーが存在する
Possible DLBは、以下により診断される
a. 1つの中核的臨床的特徴が存在するが、示唆的バイオマーカーの証拠を伴わない
または
b. 1つ以上の示唆的バイオマーカーが存在するが、中核的臨床的特徴が存在しない

参考文献

1） McKeith IG, Galasko D, Kosaka K, et al. Consensus guidelines for the clinical and pathologic diagnosis of dementia with Lewy bodies (DLB) : report of the consortium on DLB international workshop. Neurology. 47:1113-1124,1996
2） 朝田隆「都市部における認知症有病率と認知症の生活機能障害への対応」厚生労働科学研究費補助金（認知症対策総合研究事業）平成23年度～24年度総合研究報告書
3） 水上勝義「年齢による物忘れと認知症」介護予防のためのベストケアリング（松田ひとみ、水上勝義、柳久子、岡本紀子編）メジカルビュー、東京、p.79－92、2016年9月
4） Borroni B, Agosti C, Padovani A. Behavioral and psychological symptoms in dementia with Lewy-bodies (DLB) : Frequency and relationship with disease severity and motor impairment. Arch Gerontol Geriatr 46: 101-106, 2008
5） Guarnieri B, Adorni F, Musicco M, et al. Prevalence of sleep disturbances in mild cognitive impairment and dementing disorders: a multicenter Italian clinical cross-sectional study on 431 patients. Dement Geriatr Cogn Disord 33: 50-58, 2012
6） 高橋 晶、水上勝義、朝田 隆「レビー小体型認知症（DLB）の前駆症状、初期症状」老年精神医学雑誌22（増刊）p.60-64、2011年
7） 水上勝義「DLBとうつ状態」精神神経誌114:289-296、2012年
8） Mizukami K, Homma T, Aonuma K, et al. Decreased ventilatory response to hypercapnia in dementia with Lewy bodies. Ann Neurol 65: 614-617, 2009
9） Fujishiro H, Iseki E, Nakamura S, et al. Dementia with Lewy bodies: early diagnostic challenges. Psychogeriatrics 13: 128–138, 2013
10） Ukai K, Fujishiro H, Watanabe M et al. Similarity of symptoms between transient epileptic amnesia and Lewy body disease. Psychogeriatrics 17 (2) :120-125, 2017
11） McKeith IG, Boeve BF, Dickson DW et al. Diagnosis and management of dementia with Lewy bodies: Fourth consensus report of the DLB Consortium. Neurology 89: 1–13, 2017
12） Takahashi S, Mizukami K, Yasuno F, et al. Depression associated with dementia with Lewy bodies (DLB) and the effect of somatotherapy. Psychogeriatrics. 9:56-61, 2009
13） Hanyu,H Sato T, Hirao K, et al. Differences in clinical course between dementia with Lewy bodies and Alzheimer's disease. European Journal of Neurology16: 212–217, 2009
14） Manabe T, Mizukami K, Akatsu H, Hashizume Y, Teramoto S, Nakamura S, Kudo K, Hizawa N. Prognostic factors of dementia with Lewy bodies complicated with pneumonia: An autopsy study. Intern Med.;55 (19) :2771-2776, 2016

第2章

(4)

前頭側頭型認知症(bvFTD/SD/PNFA)

キーワード ・行動障害型前頭側頭型認知症　・意味性認知症　・進行性非流暢性失語

はじめに

第2章で取り上げられる病名のほとんどは、病態機序ないしは蓄積蛋白に基づいた分類であり、「疾患」と見なすことが可能な病態です。しかし、本節で解説する「前頭側頭型認知症、意味性認知症、進行性非流暢性失語」は、臨床症状にのみ基づいて命名されています。つまり、「疾患」ではなく「症候群」であり、ほかとは診断のレベルが異なります。そのため、比較的まれではありますが、「前頭側頭型認知症を呈したアルツハイマー病（AD）」といった病態が起こり得ます。まずは、このことを知っておいてください。

1. 歴史的経緯、複雑な用語

1980年代後半に、ルンド大学とマンチェスター大学のグループがそれぞれ独立して、アルツハイマー病理を欠き、大脳の前方優位に萎縮を呈し、人格変化や行動異常を主症状とする一群について新たな名称を提唱しました。その後、1994年に両グループは共同で、前頭・側頭葉の萎縮により性格変化や行動異常を主に呈する臨床病型を、前頭側頭型認知症（FTD）として報告しました[1)]。さらに、1998年にマンチェスター大学のグループは、病変の局在（topography）に基づく上位概念として前頭側頭葉変性症（FTLD：FrontoTemporal Lobar Degeneration）を提唱し、そこに含まれる臨床病型としてFTD・意味性認知症（SD：Semantic Dementia）・進行性非流暢性失語（PNFA：Progressive Non-Fluent Aphasia）の3型をあげました[2)]。FTLDでは、前頭葉and/or側頭葉の変性が必要十分条件であり、蓄積蛋白の種類は問われません。

一方、上記の流れとは別に、Mesulamの論文「Slowly progressive aphasia without generalized dementia」（1982年）以降、（変性疾患による）失語のみが主症状となる病態が国際的に注目されるように

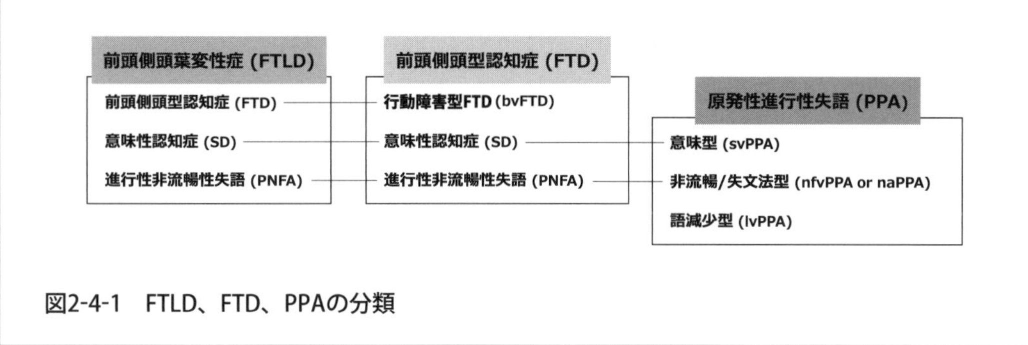

図2-4-1　FTLD、FTD、PPAの分類

なりました[3)]。その後、さまざまな変遷を経て現在では、こうした病態は「原発性進行性失語（PPA：Primary Progressive Aphasia)」と称されます[4)]。2011年には、Gorno-Tempiniらにより PPAの診断基準が提唱され、３つの亜型に分類されています[5)]。1）非流暢 / 失文法型 PPA（nfvPPA:non-fluent variant PPA)、2）意味型 PPA（svPPA:semantic variant PPA)、3）語減少型 PPA（lvPPA:logopenic variant PPA）の３亜型であり、nfvPPA は PNFA に、svPPA は SD にほぼ相当します。

さらに、細かい点になりますが、最近では、FTLD は病理あるいは遺伝子により確定診断された場合にのみ使用され、臨床診断レベルでは、FTLD の代わりに FTD という名称が用いられることが増えています（図2-4-1）[6)]。その場合、以前の FTD（性格変化や行動異常が目立つ例）は bvFTD（behavioral variant FTD）と記載されます。つまり、bvFTD（以前の FTD）・nfvPPA（PNFA）・svPPA（SD）という３つを全て包含する臨床概念として、FTD が使用される場合も少なくないのです。そのため FTD という名称を見たときには、どちらの意味で使われているのかに注意する必要があります。なお、本節では誤解を招かないよう、統括的な用語としては FTLD を、性格変化や行動異常が目立つ例の診断名としては bvFTD（行動障害型 FTD または行動異常型 FTD）を用います。

2. 病理

FTLD の病理学的分類は、特異な封入体とそこに蓄積する異常蛋白の種類に基づいて分子病理学的に規定されます。FTLD の大部分は３つの主要なグループ、すなわち FTLD-tau、FTLD-TDP、FTLD-FUS のいずれかに分けることができます[7)]。

FTLD-tau は蓄積する**タウ蛋白**※**アイソフォーム**※により３群に分類されます。3リピートタウが蓄積する、4リピートタウが蓄積する、両者が蓄積する、という３つです。孤発例についていえば、3リピートタウが蓄

※タウ蛋白

神経細胞で発現している分子量約5万の微小管結合蛋白である。微小管の安定化に働いており、6つのアイソフォームを有する。微小管結合部位の繰り返し配列が3つあるものが3リピートタウ、4つあるものが4リピートタウと呼ばれる。

※アイソフォーム

基本的な機能に関連するアミノ酸配列は共通しており、機能はほぼ同一であるが、ほかの部分のアミノ酸配列が異なるタンパク質分子。

積する疾患はピック病であり、4リピートタウが蓄積する疾患は、皮質基底核変性症（CBD）・進行性核上性麻痺（PSP）・嗜銀顆粒病・Globular glial tauopathy などです[6) 7)]。つまり、FTLD-tau 自体も多数の疾患を包含した概念です。

TDP-43（TAR DNA-binding protein of 43 kDa）は、2006年にFTLD の一群で異常蓄積していることが報告された蛋白質です。TDP-43 が異常蓄積している FTLD は、FTLD-TDP と呼ばれ、運動ニューロン疾患（筋萎縮性側索硬化症）を合併する場合も少なくありません。FTLD-TDP は、病理所見の特徴から typeA ～ typeD の4群に主に分けられています[6) 7)]。

さらに、2009年には上記2群に属さない FTLD の多くで、**FUS**※（fused in sarcoma）が脳内神経細胞に異常蓄積していることが報告され、FTLD-FUS と分類されています。BIBD（basophilic inclusion body disease）や NIFID（neuronal intermediate filament inclusion disease）も FTLD-FUS に属します[7)]。なお、本グループは最近 FTLD-FET と呼ばれることもあります[7)]。

※ FUS

2009年に家族性ALSの遺伝子異常の一つとして同定された。FUSはTDP-43と同じくDNA/RNA binding proteinである。神経細胞では、細胞質よりも核に、より局在する傾向がある。

なお、以上の3グループに属さない FTLD もわずかに残されており、今後の課題となっています。

3. 頻度、背景病理、予後

認知症全体に占める FTLD の頻度は、認知症専門病院の連続例では65歳未満発症例のうち 14.7%、65歳以上発症例では 1.6%、全体では 2.6% との報告があります[8)]。地域住民を対象とした研究では、65歳以上高齢者は認知症全体の 1.0%[9)]、若年性は以前の報告では 3.7%[10)]、最近の報告では 9.4%[11)] となっています。各病型別の頻度は、bvFTD 54-69%、nfvPPA 14-35%、svPPA 15-22% とされています[12)]。

背景病理に関しては、bvFTD では、FTLD-tau 約30%、FTLD-TDP が約50%、FTLD-FUS 7%、AD 13% と報告されています[13)]。なお、運動ニューロン疾患を合併した場合は FTD-MND と呼ばれますが、背景病理は FTLD-TDP type B がほとんどを占めます。svPPA では、FTLD-TDP、中でも typeC が大多数を占めますが、ピック病や AD も認めます[14)]。nfvPPA は背景病理が特に多様ですが、FTLD-tau（CBD、PSP、Pick 病）が2/3程度を占め、FTLD-TDP（大部分は type A）や AD も認めています[14)]。

発症から死亡までと診断から死亡までの平均をみると、bvFTD では9.1年 /5.5年、svPPA では 11.0年 /8.0年、nfvPPA では7.9年 /5.5年との報告があります[15]。FTD-MNDは進行が早く、それぞれ4.0年/1.8年とされています[16]。

4. 臨床症状、検査所見、診断：bvFTD

社会的対人行動の障害としては、脱抑制的な言動が目立ちます。社会通念や礼節に欠け、自分本位な行動が目立ち、盗食や万引きなどの反社会的行動がみられることもあります。共感性は顕著に低下し、他人の感情に対する無関心さが目立ちます。また、自発性が低下し、不活発で意欲低下が目立つことも少なくありません。常同的な行動についても、叩く・こする・摘むといった単純な動作（**常同行動**※）から、溜め込む・物を並べる・決まったルートを歩く（**周徊**※）などの複雑な行動、単語・フレーズ・同じ内容の話を繰り返すなど、さまざまなパターンがみられます。これらの症候が発症から早い時期（3年以内）に認められる場合、診断的な価値が高くなります。

食べものの嗜好が変わり甘いものを食べたがり、大食になります。そのほか、特定のことに強くこだわり、**時刻表的な生活**※が目立つ例もあります。身だしなみや清潔には無頓着で、注意の転導性が目立ち、**利用行動や模倣行動**※など被影響性の亢進も特徴的です。初期から病識が欠如することも重要な所見です。進行すると、言語面ではおうむ返しや**保続**※がみられ、次第に発語量が減少し、無言となります。

神経学的には、運動ニューロン疾患の有無を確認することが必要です。舌の萎縮や嚥下障害、四肢の筋萎縮・筋線維束性攣縮、筋力低下などの有無を確認します。前頭葉障害のため**把握反射**※などの原始反射も出現します。

認知機能検査では、遂行機能障害が目立つ一方、初期には、記銘力障害や空間認知障害は目立ちません。画像検査では、MRIで前頭葉の萎縮が目立ち、側頭葉の前方部にまで萎縮が拡がります。萎縮を認めた場合、診断の特異度が高くなりますが、初期の段階では萎縮は目立たないことが少なくありません[17]。脳代謝PETが正常ならbvFTDの可能性は低くなります。逆に、原発性精神障害でも40%でPETでの代謝低下を認めるとの報告があり、非特異的な領域の異常所見を過剰に解釈しないことが大切です[17]。脳波は正常です。

実際の診断にあたっては、代表的な診断基準に則って判断します。bvFTDを疑う病像を呈している場合に、最も大切なことは、FTLD以外の治療可能な病態を鑑別診断することです。以前の病歴が不明な場合には、統合失調症の慢性期や広汎性発達障害との鑑別が問題になる場合も少なく

※周徊／常同行動

周徊は常同的周遊ともいわれる。天候状態などに関わらず、毎日同じコースを同じように歩く。ADの徘徊とは異なり、迷子になることはない。常同行動とは、同じ動作や行為を反復して繰り返すことをいう。

※時刻表的な生活

時刻表的な生活とは、毎日、決まった時刻に同じ行動をすることをいう。時間がずれることに耐えられず、少しでも予定の時間から遅れると興奮する場合も少なくない。

※利用行動／模倣行動

利用行動とは、物品を提示すると、ただ掴むだけでなくその用途に応じて使用してしまう現象である。模倣行動は、検者のジェスチャーを模倣する現象である。

※保続／把握反射

保続とは、前に行った反応を場面や状況が変わっても続けることをいう。把握反射とは、手に物を触れさせると握ろうとする反射である。

ありません。

bvFTDは、中核群こそ明確なものの、その周りにbvFTDと診断できるのかどうか微妙な辺縁群が拡がっています。その中に、症状からはpossible bvFTDと診断可能ですが、萎縮や代謝の低下がみられず、経過を追跡しても、認知機能・日常生活・画像所見の悪化が認められないbvFTD phenocopy syndromeと呼ばれる一群（男性に多い）が知られています。

表2-4-1 International consensus criteria for behavioural variant FTD（FTDC）[6)] [7)] [18)]

Ⅰ. Neurodegenerative disease
bvFTDの基準を満たすためには以下の症候が存在しなければならない.
A. 観察もしくは病歴（患者のことをよく知っている情報提供者から与えられた）により、行動 および/または 認知の進行性の増悪を示す.

Ⅱ. Possible bvFTD
基準を満たすためには、以下の行動/認知症状（A-F）のうち3つが存在しなければならない. 症状が一回だけ或いは稀なものではなく、持続する或いは反復するものであるとの確認が必要である.
A. 早期からの*行動上の脱抑制（以下の内1つは存在しなければならない）
  1. 社会的に不適切な行動
  2. マナーや礼儀正しさの喪失
  3. 衝動的、軽率な、または不注意な行為
B. 早期からのアパシーまたは不活発さ（以下の内1つは存在しなければいけない）
  1. アパシー
  2. 不活発さ
C. 早期からの思いやりまたは共感の喪失（以下の内1つは存在しなければいけない）
  1. ほかの人々の欲求や感情に対する反応性の減少
  2. 社会的な関心、他者との交流、または人間的な温かさの減少
D. 早期からの保続的、常同的、強迫的/儀式的行動（以下の内1つは存在しなければいけない）
  1. 単純な反復動作
  2. 複雑な強迫的または儀式的行動
  3. 発話の常同性
E. 口唇傾向および食事の変化（以下の内1つは存在しなければいけない）
  1. 食物の好みの変化
  2. 過食、アルコールやタバコの消費の増加
  3. 口を使った探索または食べられない物の摂取
F. 神経心理学的プロフィール:遂行機能障害を認めるが、記憶および視空間機能は比較的保たれている（以下の全てが存在しなければならない）
  1. 遂行課題での障害
  2. エピソード記憶は比較的保たれる
  3. 視空間技能は比較的保たれる

Ⅲ. Probable bvFTD
基準を満たすためには、以下（A-C）の全てが存在しなければいけない。
A. possible bvFTDの基準を満たす
B. 有意な機能低下を示す（介護者の報告による、または、CDRやFAQで示される）
C. bvFTDに一致する画像所見（以下の内1つが存在しなければいけない）
  1. MRIまたはCTでの、前頭葉 and/or 側頭葉前方部の萎縮
  2. PETまたはSPECTでの、前頭葉 and/or 側頭葉前方部の低代謝あるいは低灌流

*一般的な指針として,「早期」とは最初の3年以内における症状発現を指す.

Rascovsky K, et al. Sensitivity of revised diagnostic criteria for the behavioural variant of frontotemporal dementia. Brain. 134: 2456-77, 2011.

5. 臨床症状、検査所見、診断：svPPA（SD）、nfvPPA（PNFA）

PPA および、svPPA（SD）、nfvPPA（PNFA）の診断基準を掲載しています。最初に PPA であることを診断し、その後に、どのタイプになるかを診断する、という手順を踏みます。FTD とは異なり、両者では言語障害が前景に立ち、それ以外の認知機能は初期には比較的保たれます。

svPPA（SD）では、呼称障害（語頭音効果に乏しい）と単語理解が初期から目立つ所見であり、意味（語義）の喪失が中核症状です。不規則な読みをする単語を規則的に読み誤る表層失読や書き損じる表層失書を認め、物品に関する知識が障害されます。その一方で、内容は乏しいですが発話は流暢であり、短文の復唱は保たれます。諺の補完課題における補完現象の消失もみられます。単語理解の障害としては、「大根、とって」と言われ「大根って何？」と問い返す反問性反響言語が特徴的です。なお、

表2-4-2　PPA診断における包含基準と除外基準

包含基準：下記1～3を満たす
1．最も目立つ臨床的特徴は，言語の障害である
2．これらの症状が，日常生活活動の障害の主な原因である
3．失語が，発症時および病初期において最も目立つ症状である

除外基準：下記1～4は否定されなければならない
1．症状のパターンは，ほかの非変性性神経疾患または身体疾患により，より適切に説明される
2．認知障害は，精神疾患により，より適切に説明される
3．病初期に，エピソード記憶・視覚性記憶・視知覚の障害が目立つ
4．病初期に，行動障害が目立つ

Gorno-Tempini ML, et al: Classification of primary progressive aphasia and its variants. Neurology 76: 1006-14, 2011.

表2-4-3　「非流暢/失文法型」と「意味型」の臨床診断

[非流暢/失文法型]
- 以下の中核的特徴のうち少なくとも1つが存在していなければならない
  1．言語産出における失文法
  2．一貫性のない語音の誤りと歪みを伴う，努力性で滞りがちの発話
- 以下の特徴のうち少なくとも2つが存在していなければならない
  1．構文的に複雑な文章の理解の障害
  2．単語の理解は保たれる
  3．対象の知識は保たれる

[意味型]
- 以下の中核的特徴は2つとも存在していなければならない
  1．呼称の障害
  2．単語の理解の障害
- 以下の特徴のうち少なくとも3つが存在していなければならない
  1．対象の知識の障害，特に，あまり使わなかったり・慣れ親しんでいない物
  2．表層失読・失書
  3．復唱は保たれる
  4．発話は保たれる（文法面と運動面）

Gorno-Tempini ML, et al: Classification of primary progressive aphasia and its variants. Neurology 76: 1006-14, 2011.

典型的なSD例では進行とともに、bvFTDと同様の性格変化や行動障害が出現します。神経画像では、SDは左側頭葉前方部の萎縮や血流・代謝の低下を認めます。なお、右側頭葉型SDと呼ばれる病型も存在しており、相貌認知の障害が前景に立ちます。

nfvPPA（PNFA）では、失文法的な言語算出、つまり文の産生障害か、一貫性のない語音の誤りを伴う努力様で滞る発話（発語失行）のどちらかを満たします。文の産生障害は、日本語では助詞の欠落として現れることが多く、電文体発話とも称されます。発語失行は、一音あるいは一語のレベルで問題が起こり、具体的には「構音の歪み」「音の連結障害」「抑揚・アクセントの障害」などを含みます。PNFAと診断するには、さらに「複雑な文の理解障害」「単語理解の保存」「対象知識の保存」のうち２つを満たすことが必要です、nfvPPAのうち、発語失行のみを呈する群は最近では、原発性進行性発語失行（PPAOS:primary progressive apraxia of speech）と呼ばれ、PSPやCBDとの強い関連が示されています[19]。nfvPPAでは、左下前頭回から中心前回が機能低下を起こし症状が出現するため、当該領域の萎縮や血流・代謝の低下が神経画像での特徴となります。

PPAについては、３つの下位分類のいずれにも含まれないタイプがかなり存在することや、nfvPPAやlvPPAが均一なまとまりを成していないことが指摘されており、今後の課題となっています（図2-4-1、表2-4-1、表2-4-2）。[4) 20) 21)]

6. 治療[7)]

根本的な治療法は現時点ではありません。手続き記憶が保持され、常同性や被影響性が亢進することを利用して、カラオケや編み物など本人が没頭できる適応的な行動を日課に組み入れることで、社会的に不適応な行動を減らそうとする「ルーティン化療法」が提唱されています。言語障害に関しては、言語療法の実施も選択肢となります。

薬剤としては、SSRIが脱抑制・常同・焦燥・食行動異常などに有効であったとする報告もありますが、効果を否定する研究や認知機能の増悪を示した報告もあります。トラゾドンが易怒性や食行動異常に有効とする二重盲検試験もありますが、わが国では許容されていない量（300mg/日）を使用していることに注意が必要です。激しい行動異常などに対しては、抗精神病薬を使わざるを得ないことも多いですが、なるべく少量に留めるように努めます。

FTLDは、ADなどと比較しても介護者の負担はより大きいことが知られています。福祉制度の活用など、介護者への支援を最初から考えておきます。bvFTD と svPPA (SD) に関しては、基準を満たした場合には特定疾患の認定を受けることが可能です。さらに、介護保険の利用だけでなく、障害年金の受給なども早い段階から念頭に置きます。家族支援が特に重要な疾患群です。

まとめ

bvFTD、SD、PNFA について概説しました。これらのうちでも bvFTD では初期から人格変化や行動異常が目立つため、AD と比較して介護負担が大きいことが知られています。bvFTD という病気の特徴を理解して、本人に残された能力を活かした形で介護や看護を行えば、行動異常が目立たなくなり、患者の生活の質が向上します。介護者・看護者や施設の力量が問われる疾患です。

引用文献

1) The Lund and Manchester Groups. Clinical and neuropathological criteria for frontotemporal dementia. J Neurol Neurosurg Psychiatry. 57: 416-8, 1994
2) Neary D, et al. Frontotemporal lobar degeneration: a consensus on clinical diagnostic criteria. Neurology. 51: 1546-54, 1998
3) Mesulam MM. Slowly progressive aphasia without generalized dementia. Ann Neurol. 11: 592-8, 1982
4) 大槻美佳「進行性非流暢性失語：今日の視点から」神経心理学37 p.171-180、2021年
5) Gorno-Tempini ML, et al. Classification of primary progressive aphasia and its variants. Neurology. 76: 1006-14, 2011
6) 日本神経学会 監修、「認知症疾患治療ガイドライン」作成委員会 編集『認知症疾患治療ガイドライン2017』p.263-80（前頭側頭葉変性症）2017年、医学書院
7) 中島健二、下濱 俊、冨本秀和、三村 將、新井哲明 編集『認知症ハンドブック第2版』p.622-70（前頭側頭葉変性症）2020年、医学書院
8) Yokota O, et al. Frequency of early and late-onset dementias in a Japanese memory disorders clinic. Eur J Neurol. 12: 782-90, 2005
9) 厚生労働科学研究費補助金認知症対策総合研究事業「都市部における認知症有病率と認知症の生活機能障害への対応」平成23年度～平成24年度総合研究報告書、2013年
10) Ikejima C, et al. Prevalence and causes of early-onset dementia in Japan: a population-based study. Stroke. 40: 2709-14, 2009
11) Awata S, et al. Prevalence and subtype distribution of early-onset dementia in Japan. Psychogeriatrics. 20: 817-23, 2020
12) Karageorgiou E, Miller BL. Frontotemporal lobar degeneration: a clinical approach. Semin Neurol. 34: 189-201, 2014
13) Perry DC, et al. Clinicopathological correlations in behavioural variant frontotemporal dementia. Brain. 140: 3329-45, 2017
14) Bergeron D, et al. Prevalence of amyloid-β pathology in distinct variants of primary progressive aphasia. Ann Neurol. 84: 729-40, 2018
15) Murley AG, et al. Predicting loss of independence and mortality in frontotemporal lobar degeneration syndromes. J Neurol Neurosurg Psychiatry. 92: 737-44, 2021
16) Coon EA, et al. Predicting survival in frontotemporal dementia with motor neuron disease. Neurology. 76: 1886-93, 2011
17) 寺田整司「うつ病・双極性障害と認知症の鑑別と併存」Dementia Japan36、p.295-308、2022年
18) Rascovsky K, et al. Sensitivity of revised diagnostic criteria for the behavioural variant of frontotemporal dementia. Brain. 134(Pt 9): 2456-2477, 2011
19) Josephs KA, et al. The evolution of primary progressive apraxia of speech. Brain. 137: 2783-95, 2014
20) 小川七世、鈴木匡子「原発性進行性失語：診断基準（2011）から10年の変化」神経心理学、p.37: 238-50、2021年
21) 小森憲治郎「意味性認知症の言語症状としての語義失語」神経心理学37p.164-170、2021年

第2章
(5)

血管性認知症

キーワード ・血管性認知症 ・アルツハイマー型認知症 ・血管性危険因子

はじめに

認知症は大きく分けて、血管性（VD）と変性性（DD）、二次性（SD）の3つに分類されます（表2-5-1）。図2-5-1にあるように1980年代では血管性が多く、名称も多発梗塞性痴呆（MID）と呼ばれていましたが（図2-5-1上段）、日本社会が高齢化に突入した2000（平成12）年ごろから代わりにアルツハイマー型認知症（AD）を中心とした変性性が多くなり、またそれまでは血管と脳細胞それぞれの全く別の病態と考えられてきた両者が、実はオーバーラップしていることが指摘され始め、このころより血管性認知症（VD）と呼ばれるようになりました（図2-5-1中段）。しかし、その後15年以上を経た2015年以降は、超高齢社会に突入し、ADの頻

表2-5-1　認知症の原因による分類

分類名	原因病態	病　名
血管性認知症（VD）	1）多発梗塞性認知症	皮質性、皮質下性の完全梗塞
	2）小血管病性認知症	amyloid angiopathy、多発ラクナ梗塞、Binswanger病
	3）戦略部位の単一梗塞	角回梗塞、thalamic dementia、basal forebrain dementia
	4）慢性低還流性認知症	大血管狭窄閉塞、心不全
	5）出血性認知症	ICH後、クモ膜下出血後など
	6）その他	CADASIL、CARASIL、Fabry、RVCLなど
変性性認知症（DD）	1）アミロイドパチー	アルツハイマー病
	2）タウオパチー	前頭側頭型認知症（FTD）、Pick病、CBD、PSP、FTD-ALS、AGDなど
	3）シヌクレイノパチー	パーキンソン病、びまん性レビー小体病（DLB）
	4）トリプレットリピート病	ハンチントン病、脊髄小脳変性症、筋強直性ジストロフィ
	5）プリオン病	クロイツフェルドヤコブ病（CJD）
二次性認知症（SD）	1）器質性頭蓋内病変	慢性硬膜下血腫、脳腫瘍、iNPH、脳梅毒、AIDS脳症
	2）精神科疾患	抑うつ（仮性認知症）、統合失調症
	3）代謝内分泌性疾患	肝不全、電解質異常、低酸素、ビタミン欠乏症、内分泌異常、糖尿病、腎不全
	4）中毒性疾患	薬物、金属

度がますます多くなり、血管性認知症は名称がVCI（血管性認知機能低下）と変わり、両者のオーバーラップもますます増大してきています。

1. 血管性認知症の最新状況

2016（平成28）年に発表された認知症専門外来での病型頻度では、全認知症患者1,554例中ADが62%と圧倒的な1位であり、次いでMCI 12%、VD 9%、パーキンソン認知症（PDD）とDLB、FTDが各3%となっており、超高齢化に伴って認知症全体に占めるAD患者の割合も急増していることがわかります（図2-5-2左）[1)]。この1,554例中の後期高齢者（≧75歳）は全体の72.5%を占め、この中ではADが69%、次いでMCIが11%、VDが8%と、ADおよびその予備軍で全体の実に80%を占めています。一方、65～74歳の前期高齢者では、ADが51%、MCIが13%、VDが9%とAD比率が少し低下し、さらに64歳以下のいわゆる若年性認知症ではADが30%、MCIが19%、VDが16%とここでVDの頻度が高くなっていることがわかります（図2-5-2右）。これは主に、この世代を襲う脳卒中後の認知症が多いためです。

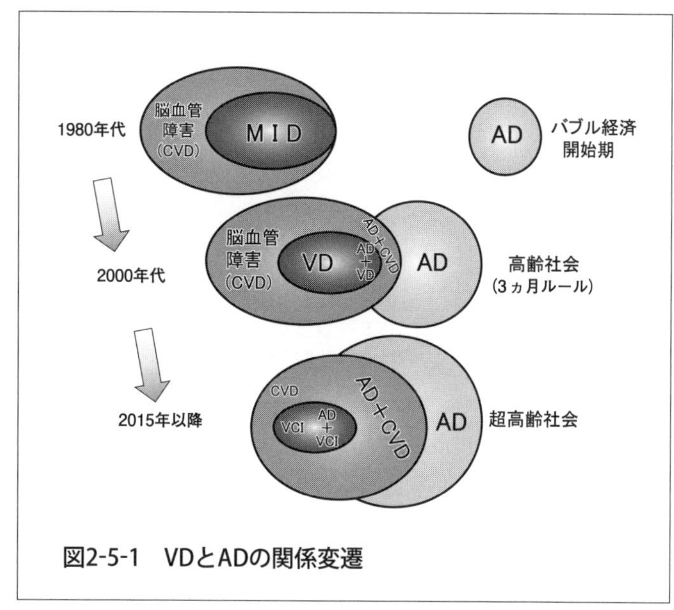

図2-5-1　VDとADの関係変遷

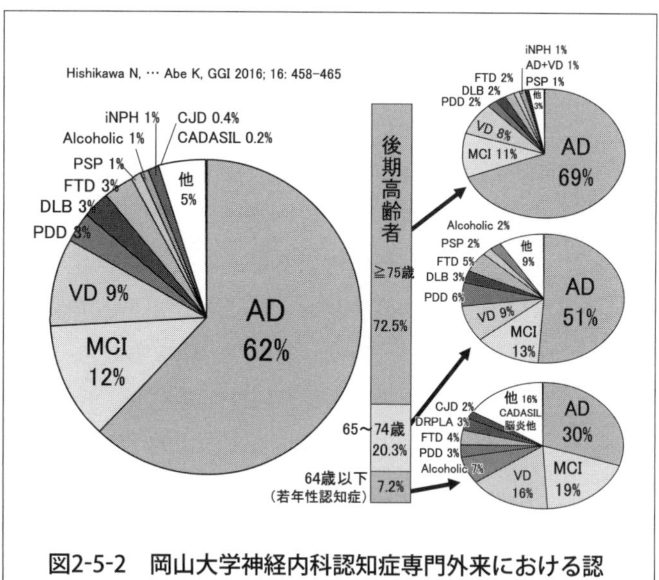

図2-5-2　岡山大学神経内科認知症専門外来における認知症患者の内訳（全1,554患者）

一方、後期高齢者に多いAD患者において、パーキンソン病（PD）患者と脳MRI上の深部白質病変（PVH：PeriVentricular Hyperintensity）を国際的に有名なFazekasらの分類に基づいて比較してみると、実にAD患者の90%以上に、ま

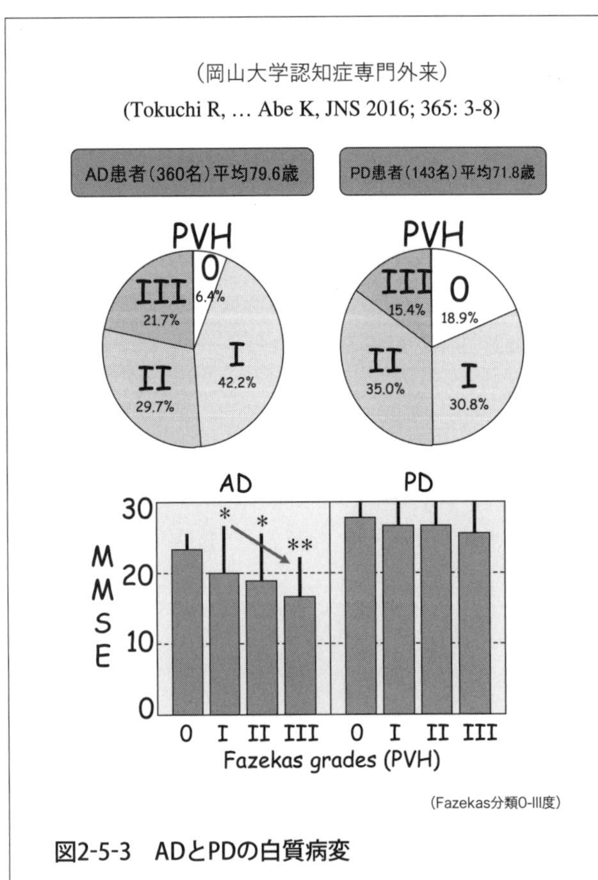

図2-5-3　ADとPDの白質病変

たPD患者においても80%以上にPVHが認められました（図2-5-3上）。これら患者の認知機能をMMSEで評価すると、PDと異なりADにおいては白質病変の程度が進行するに従って直線的に認知機能が低下することも明らかとなりました（図2-5-3下）。すなわちADにおいてはPDよりも一層大脳白質の血管性病変の影響を受けやすいことが示されたのです[2)]。

2. 血管性認知症の病理学的特徴と臨床的特徴

表2-5-2に示すように、VDの病理学的特徴と関与病態については7つに分類されており、中でも後期高齢者においては特に大脳白質病変が重要です。またADと比較してのVDの特徴は、①早期から歩行障害や錐体路症状（痙性、反射亢進）やパーキンソニズムをきたしやすい、②仮性球麻痺症状として、構音障害や嚥下障害、強制泣き笑いが多い、③病識は保持され、思考緩慢だが疎通性も保持されている、④記銘力障害は軽いが実行障害はある、⑤大脳皮質症状として失語、失行、失認等の高次脳機能障害が起きることがある、⑥意欲低下、自発性低下、アパシー、抑うつ、不安、焦燥などの情動変容（BPSD）が多い、⑦多発梗塞性認知症は脳実質病変が新規に発生し、小血管病性認知症は長期無症候のあとに発症する、⑧軽症はVCIと呼ばれ、無症候はVCI-ND（Vascular Cognitive Impairment-no Dementia）と呼ばれる、⑨ビンスワンガー病は初期高血圧だが認知症発症時正血圧が多く、**non-dipper**※が多い、⑩白質コリン神経系障害があり、コリンエステラーゼ阻害薬やNMDA拮抗薬が有効であることです。

※ non-dipper
本来夜間に適度な降圧すべき所を余り降圧しない状態を差すもので、適度に夜間降圧するdipperと較べて、脳卒中や心筋梗塞などの心血管障害発生リスクが高くなる。

表2-5-2　血管性認知症の病理学的特徴と関与病態

血管病変	病理学的特徴	関与病態
アテローム硬化症	大血管アテローム硬化 プラーク破綻 コレステリン栓子	急性脳梗塞 慢性白質病変 Watershed infarction
高血圧性小血管病変	灰白質細動脈病変 　ラクナ梗塞、微小梗塞出血、脳出血 白質髄質動脈病変 　中膜変性、外膜膠原線維増生	Angionecrosis Lipohyalinosis Fibrohyalinosis、平滑筋壊死、血管反応性低下
ラクナ梗塞	完全梗塞 不完全梗塞 　灰白質、深部白質	血管周囲空拡大、BBB障害、T1 = LIA 　灰白質etat lacunaire、深部白質etat crible
白質病変	脱髄、oligodendroglia減少、軸索障害あり グリオーシス（microgliosis、astrogliosis） 高度障害ではclasmatodendrosis （astroglia減少、変性astroglia）	血管周囲空拡大、BBB障害、T1 = isoDA 認知症は脳室周囲病変＞深部白質が関連 病変程度：前頭葉＞頭頂＞後頂＞側頂 外包経由コリン投射路障害（Bins、CDSIL）
海馬硬化	神経細胞脱落、グリオーシス 萎縮程度　AD＞VD鑑別に有用	慢性低還流、反復性低還流脳虚血 萎縮程度　AD＞VD鑑別に有用
出血性病変	ICH後、SAH後、CSH後	ICH後、SAH後、CSH後
アミロイド血管症	後頭葉皮質主にアミロイド沈着、白質少ない 皮質と皮髄境界直下に多い 必ずしも老人班伴わず 皮質下出血、白質病変、微小出血	ADの40-90%でAA随伴 小・細動脈でAb40、毛細血管でAb42沈着が主 ApoE4陽性者はCAA-related inflammation ApoE4陰性者は皮質下出血での発症多い

一般に認知症の症状は、知的低下と情動の変容（陽性症状と陰性症状）、日常生活動作（ADL：Activities of Daily Living）の低下の３点です。このうち知的機能の簡易なチェックは、MMSE や HDS-R が頻用されています。しかし介護家族として最も困っている BPSD については、これまで MMSE や HDS-R に対応するような簡易スケールが少なかったのが実状でした。そこで筆者らは、2011（平成23）年に介護者向けの自己記入式簡易 BPSD スコアを開発しました（図2-5-4）。このスコアは認知症患者にみられる BPSD10項目について、頻度と重症度によってあらかじめ0～9点を配点しておき、その合計点で BPSD 度を判定し、44点が最高度の BPSD になります。この阿部式 BPSD スコア（略称 ABS）は世界的にスタンダードな BPSD スコアとされている NPI（Neuropsychiatry Inventory）ともよく相関しており、NPI スコア記入に要する平均時間（132.7秒）に対して極めて短時間（平均56.8秒）で

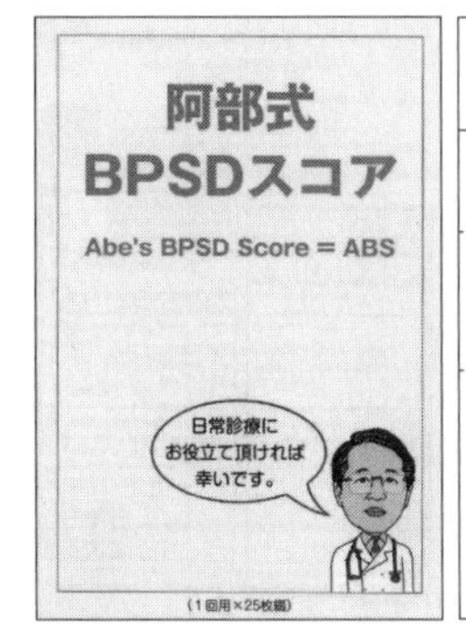

質問項目	殆どない	たまにある	時々ある	しょっちゅうある
1）家内外を徘徊して困る	0	3	6	9
2）食事やトイレの異常行動	0	3	6	9
3）幻覚や妄想がある	0	2	4	6
4）攻撃的で暴言を吐く	0	2	4	6
5）昼夜逆転して困る	0	2	4	6
6）興奮して大声でわめく	0	1	2	3
7）やる気が無く何もしない	0	0	1	2
8）落ち込んで雰囲気が暗い	0	0	0	1
9）暴力を振るう	0	0	0	1
10）いつもイライラしている	0	0	0	1

44点満点

図2-5-4　阿部式BPSDスコアのパッド表紙（左）と中身の表（右）

記入でき、また上述したようなVDに認められる意欲低下、自発性低下、アパシー、抑うつ、不安、焦燥などの症状評価もしやすいので、多忙な日常業務においても簡易BPSDスコアとして活用できます[3)]。

3. 超高齢社会におけるVDとADの新しい関係

近年の疫学研究によって、高血圧や高脂血症（脂質異常症）、糖尿病などの生活習慣病は、VDに加えて、ADの重要な危険因子でもあることが解明されてきました。特に超高齢者においては脳血管病変とADの病理が共存することが普遍的でさえあることが明らかにされたのです（図2-5-1)。またADでは血管病理が普遍的であり（図2-5-5）[4)]、認知症に限らず正常者においても脳内のAβ沈着も普遍的であることが解明されてきました（図2-5-6）[5)]。つまり、超高齢社会に突入した現代日本における認知症にとって、Aβ沈着とともに血管病理の重要性がますます高まってきています。この極めて重要な「血管と認知症の関係」について、従来分類のような単なるVDという観点を超えた新しい幅広い視点から臨床的・基礎的研究を進めることが求められるため、2014（平成26）年10月に日本脳血管・認知症学会が設立され、年々発展しています[6)]。

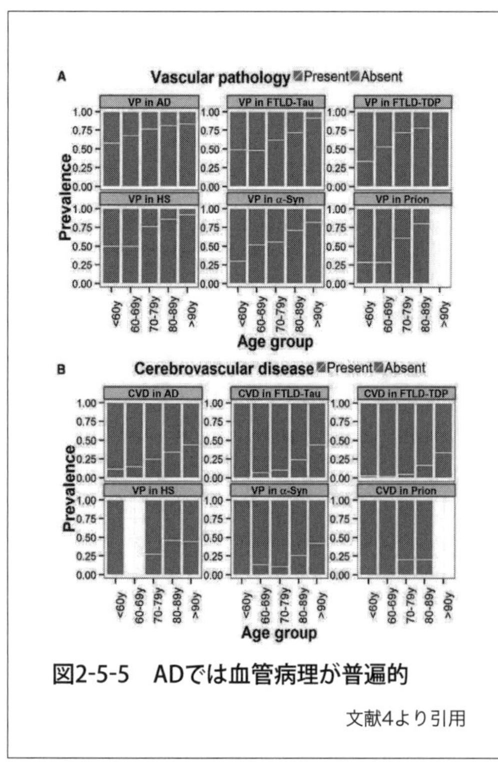

図2-5-5　ADでは血管病理が普遍的

文献4より引用

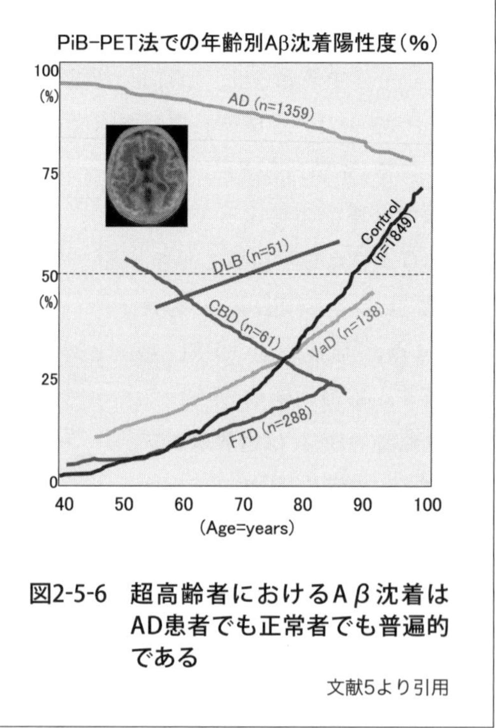

図2-5-6　超高齢者におけるAβ沈着はAD患者でも正常者でも普遍的である

文献5より引用

まとめ

日本社会の超高齢化に伴って、純粋に脳血管のみの障害から来る古典的なVDは減少し、逆に脳細胞の障害であるADにおける脳血管性変化の混在は急増しました。一方、脳アミロイド沈着は、超高齢脳ではADに限らず普遍的に併存するようになってきました。すなわちアミロイド沈着はADの必要条件ですが、十分条件とはなっていないということです。この問題の解決は今後ますます重要となり、日本脳血管・認知症学会はこのような問題を研究するために設立されたものです。

引用文献

1） Hishikawa N, Fukui Y, Sato K, Kono S, Yamashita T, Ohta Y, Deguchi K, Abe K. Characteristic features of cognitive, affective and daily living functions of late-elderly dementia. Geriatr Gerontol Int. 16：458-465, 2016
2） Tokuchi R, Hishikawa N, Sato K, Hatanaka N, Fukui Y, Takemoto M, Ohta Y, Yamashita T, Abe K. Age-dependent cognitive and affective differences in Alzheimer's and Parkinson's diseases in relation to MRI findings. J Neurol Sci. 365：3-8, 2016
3） Abe K, Yamashita T, Hishikawa N, Ohta Y, Deguchi K, Sato K, Matsuzono K, Nakano Y, Ikeda Y, Wakutani Y, Takao Y. A new simple score (ABS) for assessing behavioral and psychological symptoms of dementia. J Neurol Sci. 350：14-17, 2015
4） Toledo JB, Arnold SE, Raible K,… Trojanowski JQ, Contribution of cerebrovascular disease in autopsy confirmed neurodegenerative disease cases in the National Alzheimer's Coordinating Centre. Brain 136：2697-2706, 2013
5） Ossenkoppele R, Jansen WJ, Rabinovici GD, …, Brooks DJ, Prevalence of amyloid PET positivity in dementia syndromes ： a meta-analysis. JAMA 313：1939-1949, 2015
6） 阿部康二「日本脳血管・認知症学会（Vas-Cog Japan）発足のご挨拶」日本脳血管・認知症学会 Vas-Cog Journal 1：1、2014年

第2章
(6)

嗜銀顆粒性認知症

キーワード
・AGD　・嗜銀顆粒病　・病理学的診断　・4リピートタウ
・人格変化

はじめに

嗜銀顆粒性（しぎんかりゅうせい）認知症は日本中で広く使われている認知機能の検査であるHDS-Rを開発した長谷川和夫先生が自ら公表した疾患であることもあり、最近よく耳にする認知症の一つとなりましたが、いまだ診断基準が明確でなく、実臨床ではなかなか診断される機会が少ない比較的新しい疾患概念です。

嗜銀顆粒（AG：Argyrophilic Grain）は1987年にブラーク夫妻が初めて記載した脳内の異常構造物であり、ADの病理所見を欠く認知症患者の剖検脳に、ガリアス・ブラーク銀染色で染めて観察するとこの特徴的な構造物が存在したことからADとは異なる新たな疾患概念であると報告しました[1)]。

近年は、AGは加齢とともに増加し認知症のない患者にもみられることが判明したため、認知症の有無にかかわらず嗜銀顆粒病（AGD：Argyrophilic Grain Disease）と呼び、このうち認知症を呈する例を嗜銀顆粒性認知症（DG:Dementia with Grains）と呼ぶこととしています。最近では嗜銀顆粒性認知症のことを、AGD（Argyrophilic Grain Dementia）と表記することもあります。

1. 嗜銀顆粒性認知症の位置付け

神経変性疾患の原因疾患には頻度の高いAD、DLBやFTDなどが知られていますが、これら神経変性疾患は基本的には病理学的診断を行うものです。患者の脳内には変性した神経細胞やグリア細胞が存在し、そこにAβ蛋白やタウ蛋白などが異常に沈着していることがわかっています。近年ではタウ蛋白の沈着がAβ蛋白より優位に沈着している、いわゆる“高齢者タウオパチー”の存在が指摘されています。

タウオパチーとは、脳の細胞内においてタウ蛋白が過剰に蓄積することから定義されている疾患群です。タウ蛋白は微小管結合蛋白の１つであり17番染色体上に存在するMAPT遺伝子によってコードされます。ヒトのタウ蛋白には図2-6-1に示したように６つのアイソフォームが存在していますが、この微小管結合部位の繰り返し配列が３つのものを３リピートタウ、４つのものを４リピートタウと呼び、３リピートタウが主に溜まる疾患（3Rタウオパチー）、４リピートタウが主に溜まる疾患（4Rタウオパチー）、その両者が溜まる疾患に分類されています。AGDは進行性核上性麻痺（PSP）や大脳皮質基底核変性症（CBD）などと並んで４リピートタウオパチーとして分類されています[2)]。

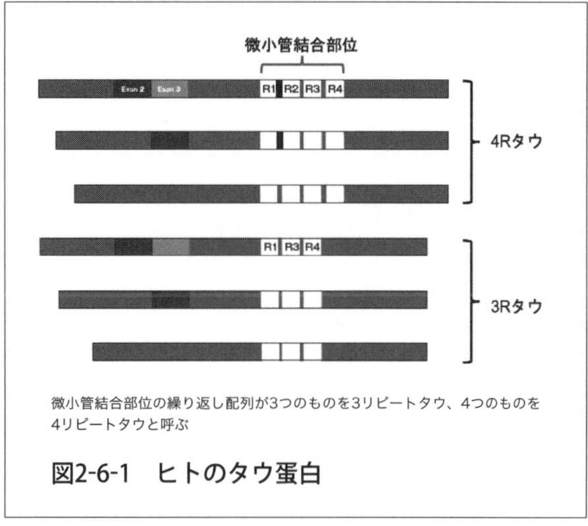

微小管結合部位の繰り返し配列が3つのものを3リピートタウ、4つのものを4リピートタウと呼ぶ

図2-6-1　ヒトのタウ蛋白

2. 嗜銀顆粒性認知症の出現頻度

AGDは高齢者では特に頻度の高い孤発性認知症の一つで、認知症の有無を問わない連続剖検例における頻度は５～9%、AGがある場合の認知症の頻度は18～50%、認知症に占めるAGDの割合は３～12.5%と報告されており、決してまれな疾患ではないとされています[3)]。

3. 嗜銀顆粒性認知症の病理学的特徴

AGはガリアス・ブラーク銀染色で紡錘状やコンマ状に見え、神経細胞の樹状突起に蓄積します[4)5)]。AGの脳内分布と進展は齋藤らによって３段階のステージに分けられ、側頭葉内側面の最も吻側（前側）に位置する迂回回、扁桃体から始まり（Stage Ⅰ）、側頭葉（Stage Ⅱ）、前頭葉（Stage Ⅲ）へと進展します（図2-6-2）。加齢とともにステージは進み、ステージが進むほどMCIや認知症の有病率が上がります[6)]。また扁桃体を中心に神経細胞の変化（ballooned neuron）やアストロサイトの変化（bush like astrocyte）やグリア細胞内封入体（oligodendroglial coiled body）が出現することも明らかとなりました[5) 6) 7)]。

近年、クライオ電子顕微鏡による解析でAGの構造解析が行われ、ほかのタウオパチーとの違いが明らかにされてきました[8)]。

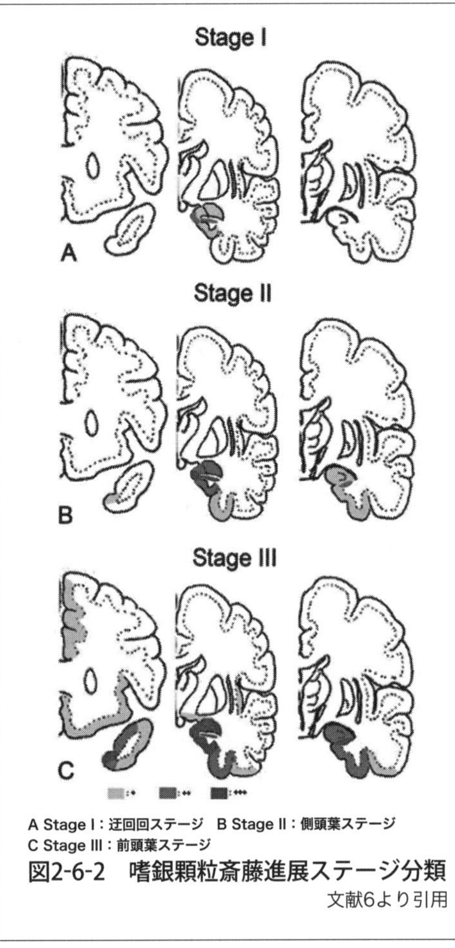

図2-6-2　嗜銀顆粒斎藤進展ステージ分類

文献6より引用

4. 嗜銀顆粒性認知症の臨床的特徴

AGD は病理学的な概念であるため、その臨床症状については剖検後の後方視的な検討が主であり、臨床症状と病理所見の検討には時間差があることに留意する必要があることと、他疾患と合併して存在する病気であることから、詳細な症候学的検討には限界があります。AGD の臨床的特徴には以下があります。

（1）高齢発症である。

（2）典型的な AD と同様にもの忘れで発症する。

（3）怒りっぽく頑固になり、妄想、暴言暴力が増えるなどの前頭側頭型認知症と類似の性格変化がみられる。

これらの症状は AD をはじめとするほかの認知症でもみられる症状ですが、AD と異なり進行は緩徐で認知症に進展せず、MCI に比較的長期間とどまり、ADL も保たれる傾向にあります。しかし、上記の性格変化のため介護負担が高いことがあげられています。

（4）画像所見では、認知機能低下は軽度であるにもかかわらず、左右差を伴う迂回回を中心とする側頭葉内側面前方の萎縮が強いことが特徴。

これは SPECT や PET といった脳機能画像でも左右差のある機能低下が認められます。

（5）Aβ 42、タウ（T-tau）やリン酸化タウ（p-tau）などの脳脊髄液バイオマーカーは大部分が正常である。

（6）AD と異なりコリンエステラーゼ阻害薬の効果は限定的で、いわゆるノンレスポンダーであることが多い[3)]。

AG の広がりと認知機能との関連では、Stage Ⅰ～Ⅱではあまり認知機能障害を認めないとされていますが、Stage Ⅲに至ると高率に認知機能障害を伴うとされています[6)]。また、その症状も、頑固や易怒性などの症状が前景に出る認知症[9) 10)]と健忘型 MCI から初期 AD 類似の症状を呈する例[11) 12)]の２群に大別されます。さらに､老年期発症の統合失調症や妄想性障害などの精神疾患とも関連している可能性が指摘されています[13)-16)]。

AGD は加齢とともに増加するため、AD や DLB、PSP、CBD などのほかの疾患に合併することで臨床像を修飾する可能性のあることが問題視されています[17]。特にCBDでは高頻度の合併が報告されています[2) 18)]。

5. 嗜銀顆粒性認知症の治療

AGDは前記のように、もの忘れが主体で日常臨床の現場ではADと区別が困難であること、他疾患と合併して存在する病気であることなどの理由から、実臨床ではおそらくほとんどがADと暫定診断され、コリンエステラーゼ阻害薬を試されていると考えられます。

しかし、コリンエステラーゼ阻害薬の効果は限定的でいわゆるノンレスポンダーであることが多くあります[3]。AGDは進行が緩徐で比較的長期間MCIの段階にとどまり、ADLも保たれる傾向にありますが、頑固、易怒性、妄想、性格変化、暴力行為などのBPSDがみられるため、介護負担の原因となりやすいです。

しかし、AGDに特化した治療法は確立されていません。治療の基本は高血圧や糖尿病、脂質異常症などの生活習慣病の管理、適度な運動、生活環境の調整など、一般的に認知症予防として推奨されている生活支援に加え、家族として対応できる個別の認知症ケア（パーソン・センタード・ケア）やリハビリテーションを行うことで、認知症の進行を遅らせ、日常生活に支障をきたさない時間をできるだけ長く保つことを心がけることとされています。特に高齢者では認知症というよりも頑固・易怒性が強い性格と認識されることが多いのですが、年齢によるものではなく基質的疾患であるという「気付き」により本人・介護者の精神的な負担の改善が見込まれます。BPSDが目立ち、薬物療法がどうしても必要な場合は、少量の向精神薬や漢方薬を組み合わせて用いますが、保険適応外使用であることに留意する必要があります[19]。進行が比較的緩徐であり長期にわたる療養、介護を余儀なくされることが多いため、患者本人や介護者が安心して無理のない生活を継続できるようにすることが重要です。

まとめ

AGDは病理学的な概念ですが高齢者では特に頻度の高い認知症の一つであるため、その臨床的特徴を知っておく必要があります。 もの忘れが目立ってもADにしては認知症の進行がゆっくりで、頑固で怒りっぽさが目立ち、家族が対応に困っていたらまず疑うべき病気です。本人や介護者が安心して無理のない生活を継続できるようにすることが重要です。

引用文献

1) Braak H, Braak E ： Argyrophilic grains; Characteristic pathology of cerebral cortex in cases of adult onset dementia without Alzheimer changes. Neurosci Lett. 76 (1) ： 124-127, 1987
2) Togo T, Sahara N, Yen SH, et al. ： Argyrophilic grain disease is a sporadic 4-repeat tauopathy. J Neuropathol Exp Neurol 61 ： 547-556, 2002
3) 日本神経学会監修「認知症疾患診療ガイドライン」作成委員会編集：第11章「嗜銀顆粒性認知症」認知症疾患診療ガイドライン2017、p.295-299. 2017年、医学書院
4) Braak H, Del redici K, Bohl J, et al. ： Pathological changes in the parahippocampal region in select non Alzheimer' s dementias. Ann N Y Acad Sci. 911 ： 221-239, 2000
5) Ferrer I, Santpere G, van Leeuwen FW ： Argyrophilic grain disease. Brain 131 (Pt6) ： 1416-1432, 2008
6) Saito Y, Ruberu NN, Sawabe M, et al.：Staging of argyrophilic grains; An age-associated tauopathy. J Neuropathol Exp Neurol, 63(0)：911-918, 2004
7) Ikeda C, Yokota O, Miki T, et al. ： Astrocytic Tau Pathologies in Argyrophilic Grain Disease and Related Four-repeat Tauopathies. Acta Med Okayama 72 (3) :211-221,2018
8) Shi Y, Zhang W, Yang Y, et al. ： Structure-based classification of tauopathies. Nature, 598 (7880) ： 359-363, 2021
9) Ikeda K, Akiyama H, Arai T, et al. ： Clinical aspects of argyrophilic grain disease. Clin Neuropathol, 19 (6) ： 278-284, 2000
10) Togo T, Isojima D, Akatsu H, et al. ： Clinical features of argyrophilic grain disease; A retrospective survey of cases with neuropsychiatric symptoms. Am J Geriatr Psychiatry, 13 (12) ： 1083-1091, 2005
11) Saito Y, Murayama S ： Neuropathology of mild cognitive impairment. Neuropathology, 27 (6) ： 578-584, 2007
12) 斎藤祐子、足立正、村山繁雄「その他の孤発性タウオパチー 嗜銀顆粒性認知症」Clinical Neuroscience, 27、p.325-327、2009年
13) Tsuchiya K, Mitani K, Arai T, et al. ： Argyrophilic grain disease mimicking temporal Pick' s disease ： a clinical, radiological, and pathological study of an autopsy case with a clinical course of 15 years. Acta Neuropathol 102:195-199, 2001
14) Ishihara K, Araki S, Ihori N, et al. ： Argyrophilic grain disease presenting with frontotemporal dementia ： a neuropsychological and pathological study of and autopsied case with presenile onset. Neuropathology 25:165-170, 2005
15) Nagao S, Yokota O, Ikeda C, et al. ： Argyrophilic grain disease as a neurodegenerative substrate in late-onset schizophrenia and delusional disorders. Eur Arch Psychiatry Clin Neurosci. 264 (4) ： 317-331, 2014
16) Yokota O, Miki T, Ishizu H, et al. ： Four-repeat tauopathies and late-onset psychiatric disorders; Etiological relevance or incidental findings? Neuropathology. 43, 51-71, 2023
17) Yokota O, Miki T, Ikeda C, et al.：Neuropathological comorbidity associated with argynophilic grain disease. Neuropahtology, 38(1)：82-97, 2018
18) Tatsumi S, Mimuro M, Iwasaki Y, et al. ： Argyrophilic grains are reliable disease-specific features of corticobasal degeneration. J Neuropathol Exp Neurol 73 (1) ： 30-38, 2014
19) https://www.mhlw.go.jp/file/06-Seisakujouhou-12300000-Roukenkyoku/0000140619.pdf

第2章
(7)

神経原線維変化型老年期認知症

キーワード ・辺縁系 ・高齢発症 ・タウオパチー

はじめに

ADの疾患修飾薬の上市により、認知症の日常診療においても脳内病理を考慮したより正確な診断が求められる時代となりました。従来ADと診断されていた患者の中には本疾患が、特に高齢患者において高率に含まれていたと推測されます。老人斑を伴わず、辺縁系領域にタウ病理のみを認める本疾患とADとの異同を意識しながら本節を読んでいただくと、より理解が深まります。

1. 概念

神経原線維変化型老年期認知症（SD-NFT：Senile Dementia of the NeuroFbrillary Tangle type）とは海馬を中心に多数の神経原線維変化（NFT）が認められるものの老人斑を伴わない、あるいはごく少量のみ呈することからADとは異なる老年期認知症として1996（平成8）年Yamadaらにより提唱された疾患概念です[1)]。この名称以外にも辺縁系神経原線維変化認知症（limbic NFT dementia)、神経原線維変化優位型老年期認知症（NFT - predominant form of senile dementia)、神経原線維変化を伴う老年期認知症（senile dementia with tangles,tangle only dementia)、神経原線維変化優位型認知症（NFT - predominant dementia）などの呼称でも知られている疾患です。本症は高齢発症のタウオパチーの一つと位置付けられています。

2. 疫学

発症は加齢とともに増加し、高齢者認知症剖検例の1.7～5.6%と報告[1) 2) 3)]されており、90歳以上の認知症発症例の20%を占めるとされて

※久山町研究

福岡県糟屋郡久山町の住民を対象に行われている生活習慣病の疫学調査。1961（昭和36）年の脳卒中の調査から始まり、現在では生活習慣病全般について研究が行われている。

います[1)]。地域住民を高率に剖検まで検討している**久山町研究**※において、1985（昭和60）～2002（平成14）年の275認知症例（164剖検例、11剖検未実施死亡例、100生存例）中2.9%がSD-NFTと分類（すべて剖検にて病理診断）され、剖検例に限ればSD-NFTは4.9%を占めていました[4)]。

3. 病理・病態

海馬傍回（entorhinal/transentorhinal領域）、海馬（CA1>CA2）を含む側頭葉の内側領域に大量のNFTがneuropil threadsとともに蓄積し、神経細胞脱落、グリオーシスを伴います[1) 5) 6) 7)]。マイネルト核、扁桃核、中脳水道周囲灰白質、青斑核、上中心核等にもNFTは散在しますが、新皮質にはNFTはまれにしか認められません。NFTの超微形態（PHF:paired helical filament）や構成成分のタウ蛋白のアイソフォーム（3R+4R）、タウ蛋白のリン酸化・アセチル化などの翻訳後修飾にはADとの違いは見出されていません。一方、Aβが主要構成蛋白である老人斑の沈着はほとんどみられず、脳アミロイドアンギオパチーも軽微とされています。

NFTは剖検例の慎重な解析により嗅内野（entorhinal）領域より正常加齢現象として蓄積し始めることが知られています[8)]。また、明らかな認知症のない百寿者脳にみられるNFTの分布パターンは、SD-NFTのそれに類似しているとの報告もあり[4) 7) 9)]、これらを総合的に考慮すれば、SD-NFTは脳の老化過程が通常に比して加速された病態と考えられます。

4. 臨床的特徴と検査所見

主に後期高齢者に孤発性に発症し、緩徐進行性の認知症を主徴とします。NFTの分布を反映するように、高度の記憶障害を有するものの、認知症の程度としては比較的軽いです[1)-3) 7) 10)]。通常、初発症状は記憶障害です。初期には記憶障害が主体であり、ほかの認知機能や人格は比較的保たれます（MCI段階）。記憶障害が緩徐に進行したあと、失見当識やほかの認知機能障害が現れます（認知症段階）。MCI段階、認知症段階を通じて、進行は非常に緩徐です（患者や介護者からはもの忘れがひどくなったという訴えが繰り返し聞かれ、決して緩徐という認識にはない点は病状説明時などには配慮する必要があります）。失語、失行、失認などの明瞭な皮質巣症状に乏しい点は、病理学的に皮質にNFTが広がらないことから説明可能です。CTやMRIでは海馬領域の萎縮がみられますが、大脳皮質の萎縮は比較的軽度の場合が多いです。SPECTやPETでは、病理学的な裏付けのある症例のデータは未だ十分蓄積されていませんが、臨床的には後部帯状回の血流低下／代謝異常はパペッツの回路の機能低下を反映しているものの、それよりも外側、あるいは頭頂葉外側の血流低下に乏しいというのが個人的な見解です。

アミロイドイメージングはADとSD-NFTなどの高齢発症タウオパチーとの鑑別に有用なツールであり、アミロイドイメージング陰性例の中に本症は含まれます[11)]。さらに、現在開発中のタウイメージングの実用化により、同じ海馬を主体とするほかの疾患との鑑別（例えば、TDP-43蓄積病理が主体となる疾患）も可能となることが期待されます。

5. 診断と鑑別診断

SD-NFTの診断基準を表2-7-1に示します。

鑑別対象として、根本治療薬の上市が目前に迫るADの鑑別が、従前と異なり臨床的に極めて重要な意義をもつようになります。もちろん正確で安価で侵襲性の低い、どの臨床現場においても利用可能なバイオマーカーの確立が進めば、スクリーニングによりまずはふるい分けをするといった医療に変わる可能性がありますが、現時点ではいずれも満たすものはなく、よって臨床的な鑑別、すなわちADの可能性が高いかそうでないかの鑑別が必要です。

高齢で発症するADは、症候的にも記憶障害を主体として進行して明瞭な皮質巣症状を欠き、病変も側頭葉内側部に限局性に神経変性が強調されるタイプが多く、SD-NFTと共通点が多くあります[1)]。そのため、健忘型MCIで発症してくる高齢発症例では、SD-NFTとADの鑑別が問題になります。記憶障害の特徴からは両者の鑑別は困難であり、記憶以外のドメインの症状の有無が一つの鑑別のポイントになるでしょう。

画像による鑑別については、MRIなどの形態画像では、ADもSD-NFTも内側側頭葉萎縮を呈する点で共通しています。SPECTやPETなどの機

表2-7-1　SD-NFT臨床診断ガイドライン[15)]

1. 発症	老年期（特に後期老年期）に記憶障害で発症
2. 臨床症状と経過	初期は記憶障害を主体とし他の認知機能や人格は比較的保たれる（軽度認知障害段階）．非常に緩徐に進行し，見当識や他の認知機能も障害されてくる（認知症段階）．
3. 頭部画像（CT/MRI）	海馬領域の萎縮と側脳室下角の拡大:
4. 鑑別診断	Alzheimer病および他の非Alzheimer型変性認知症を鑑別*

＊ Alzheimer病との鑑別にアミロイドイメージングが有用

能画像については、ADでは後部帯状回〜楔前部、頭頂側頭葉に低下がみられますが、SD-NFTとの比較については未だ十分なデータが集積されていません。ADにおいても内側側頭葉に限局した血流低下を示す例があるなど、代謝血流低下の病態は多様と考えられ、両者の詳細な比較検討がまだまだ必要であると考えられます。

脳内アミロイドの存在を反映するアミロイドPET、髄液マーカー、あるいは今後日常臨床の場での実用化が期待される血漿バイオマーカーではADは定義上アミロイド陽性であり、SD-NFTを含むアミロイド陰性の非AD型認知症との鑑別に有用です。報告では臨床的にほぼ確実なAD（clinically probable AD）と臨床診断される例の16〜39%がアミロイドイメージング陰性であり[12)-14)]、ADと臨床診断をされている例の中には、SD-NFTほかの非AD型の症例が多数含まれていることが示唆されています。このことは今後ADの根本治療薬が上市された際に、従来のAD診断例の中に少なからず治療適応外の症例があることを意味しており、このような患者やその家族への適切な対応が求められます。

CSFマーカーについてはタウあるいはリン酸化タウ蛋白は病変が限局していることを反映してか、ADほど上昇しておらず、正常範囲内に入っていることも少なくなく、現時点ではADの否定、というところまでにとどまっています。

6. 治療と予後

現在までにSD-NFTに対し有効性が証明されている治療法はありません。多くの例はADとの臨床診断のもとに各種コリンエステラーゼ阻害薬やメマンチンが投与されているものと考えられますが、その効果や反応性のADとの違いは検証されていません。

大脳皮質への病変の広がりが少ないことから、海馬機能以外の病変が軽微である場合に、ADLへの影響が少なく比較的緩徐な進行が期待されますが、高齢であるために血管障害などの併発リスクもあり、このようなイベント発生によりADLが予想以上に悪化する可能性が少なくありません。

最近では、ADを含めたタウオパチーに対するタウ分子を標的とした疾患修飾療法の開発が進んでおり[16)]、その成功が待たれるところです。

まとめ

神経原線維変化型老年期認知症は高齢者に多く、海馬を中心とした側頭葉内側部にリン酸化タウからなるNFTやneuropil threadsが大量に蓄積する一方で、老人斑病理および大脳新皮質にタウ病理を欠く疾患です。発症年齢が高齢であること、記銘想起障害はみられるものの、それ以外の皮質症状を欠く場合には、ADよりも本疾患の可能性がより高くなります。ADと比較して皮質症状が出現しない点で予後は異なっており、それゆえ患者とその家族への説明や支援のあり方も変わってきますので、本疾患を正しく診断することは意義深いことだと考えます。

引用文献

1) Yamada M, Itoh Y, Otomo E, Suematsu N, Matsushita M. Dementia of the Alzheimer type and relat ed dementias in the aged :DAT subgroups and senile dementia of the neurofibrillary tangle type. Neuropathology 16, 89 - 98, 1996
2) Bancher C, Egensperger R, Kösel S, Jellinger K, Graeber MB.Low prevalence of apolipoprotein E e4 allele in the neurofibrillary tangle predominant form of senile dementia. Acta Neuropathol 94, 403 - 409, 1997
3) Jellinger KA, Bancher C. Senile dementia with tangles (tangle predominant form of senile dementia) . Brain Pathol 8, 367 - 376, 1998
4) Matsui Y, Tanizaki Y, Arima H, Yonemoto K, Doi Y, Ninomiya T, Sasaki K, Iida M, Iwaki T, Kanba S, et al. Incidence and survival of dementia in a general population of Japanese elderly :the Hisayama study. J Neurol Neurosurg Psychiatry 80, 366 - 370, 2009
5) Jellinger KA, Attems J. Neurofibrillary tangle - predominant dementia :comparison with classical Alzheimer disease. Acta Neuropathol 113, 107 - 117, 2007
6) Janocko NJ, Brodersen KA, Soto - Ortolaza AI, Ross OA, Liesinger AM, Duara R, Graff - Radford NR, Dickson DW, Murray ME. Neuropathologically defined subtypes of Alzheimer' s disease differ significantly from neurofibrillary tangle - predominant dementia. Acta Neuropathol 124, 681 - 692, 2012
7) Yamada M, Itoh Y, Sodeyama N, Suematsu N, Otomo E, Matsushita M, Mizusawa H. Senile dementia of the neurofibrillary tangle type :a comparison with Alzheimer' s disease. Dement Geriat Cog Disord 12, 117 - 125, 2001
8) Gómez-Isla T, Price JL, McKeel DW Jr, Morris JC, Growdon JH, Hyman BT. Profound loss of layer II entorhinal cortex neurons occurs in very mild Alzheimer's disease. J Neurosci. 16 (14) :4491-4500, 1996
9) Yamada M, Itoh Y, Sodeyama N, Suematsu N, Otomo E, Matsushita M, Mizusawa H. Aging of the human limbic system :Observations of centenarian brains and analyses of genetic risk factors for senile changes. Neuropathology 18, 228 - 234, 1998
10) Ikeda K, Akiyama H, Arai T, Oda T, Kato M, Iseki E, Kosaka K, Wakabayashi K, Takahashi H. Clinical aspects of "senile dementia of the tangle type" — a subset of dementia in the senium separable from late - onset Alzheimer' s disease. Dement Geriat Cogn Disord 10, 6 - 11, 1999
11) Takeuchi J, Shimada H, Ataka S, Kawabe J, Mori H, Mizuno K, Wada Y, Shiomi S, Watanabe Y, Miki T. Clinical features of Pittsburgh compound - B negative dementia. Dement Geriatr Cogn Disord 34, 112 - 120, 2012
12) Ossenkoppele R, Prins ND, Pijnenburg YA, Lemstra AW, van der Flier WM, Adriaanse SF, Windhorst AD, Handels RL, Wolfs CA, Aalten P, et al. Impact of molecular imaging on the diagnostic process in a memory clinic. Alzheimers Dement 9, 414 - 421, 2013
13) Sánchez - Juan P, Ghosh PM, Hagen J, Gesierich B, Henry M, Grinberg LT, O' Neil JP, Janabi M, Huang EJ, Trojanowski JQ, et al. Practical utility of amyloid and FDG - PET in an academic dementia center. Neurology 82, 230 - 238, 2014
14) Salloway S, Sperling R, Fox NC, Blennow K, Klunk W, Raskind M, Sabbagh M, Honig LS, Porsteinsson AP, Ferris S, et al. Two phase 3 trials of bapineuzumab in mild - to - moderate Alzheimer' s disease. N Engl J Med 370, 322 - 333, 2014
15) Yamada M. Senile dementia of the neurofibrillary tangle type (tangle only dementia) :the neuropathological criteria and clinical guidelines for the diagnosis. Neuropathology 23, 311 - 317, 2003
16) Panza F, Imbimbo BP, Lozupone M, et al. Disease-modifying therapies for tauopathies:agents in the pipeline. Expert Rev Neurother. 19 (5) :397-408, 2019

第2章
(8)

進行性核上性麻痺・大脳皮質基底核変性症

キーワード
・進行性核上性麻痺　・大脳皮質基底核変性症
・パーキンソン症候群　・眼球運動障害　・球麻痺　・ジストニア
・失行　・皮膚性感覚障害　・他人の手徴候　・ミオクローヌス

はじめに

進行性核上性麻痺（PSP：Progressive Supranuclear Palsy）および大脳皮質基底核変性症（CBD：Cortico-Basal Degeneration）は、認知機能低下に加え、運動症状として運動緩慢・筋強剛・振戦・姿勢保持障害などを呈するパーキンソン症候群の一型でもあります。すなわち認知症を伴うパーキンソン症候群という位置付けです。パーキンソン病と関連の深い認知症にレビー小体型認知症（DLB）がありますが、PSPとCBDの運動障害はパーキンソン病のそれとは異なり、認知症の症状もDLBのそれとは異なることを強調しておきます。また、PSPとCBDは厚生労働省の指定難病であるとともに、介護保険の特定疾病です。そのため介護保険によるサービスを40歳から受けることが可能です。

1. 疾患概念と用語の整理

PSPは、1964年にSteele、Richardson、Olszewskiら[1)]により、頸部や体幹にパーキンソン病の筋強剛とは異なる筋緊張の異常に加え、眼球運動障害、球麻痺（構音障害、嚥下障害）、認知症を呈する疾患として報告されました。CBDは、1968年のRebeizら[2)]の報告を嚆矢とし、1989年にGibbら[3)]により命名され、その後、左右非対称な筋強剛と運動緩慢、ジストニア、失行、皮質性感覚障害、他人の手徴候、ミオクローヌスを主徴とする疾患概念として定着しました。

その後の症例蓄積とその解析により、PSP、CBDともに、当初報告された古典的な臨床像以外に、さまざまな臨床病型を呈することが明らかになりました。一方で、後述するPSPとCBDの特徴的な病理所見以外にも、さまざまな病理学的異常によってPSPやCBD類似の臨床像を呈し得ることもわかってきました。特に、CBDと臨床診断された症例でその

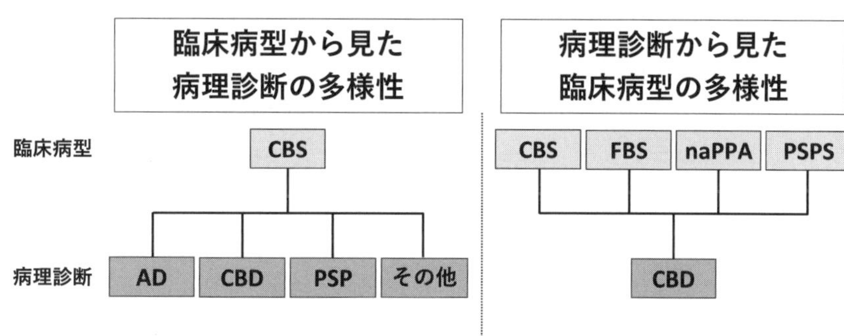

AD: アルツハイマー病 Alzheimer disease,CBD: 大脳皮質基底核変性症（病理診断名） corticobasal degeneration (CBD) (pathological diagnosis), CBS: 大脳皮質基底核症候群 corticobasal syndrome, FBS:前頭葉性行動空間症候群frontal behavioral-spatial
syndrome, naPPA: 原発性進行性失語非流暢性/失文法型 non-fluent/agrammatic variant of primary progressive aphasia, PSP: 進行性核上性麻痺(病理診断名) progressive supranuclear palsy (pathological diagnosis), PSPS:進行性核上性麻痺症候群 progressive supranuclear palsy syndrome

図2-8-1　臨床病型と病理診断の多様性

傾向は顕著でした。そのため、現在では、背景病理にかかわらず、古典的なCBD類似の臨床像を、大脳皮質基底核症候群（CBS：CorticoBasal Syndrome）と表現するようになっています[4)]。すなわち、病理学的診断名としてのみCBDという用語を使い、病理学的裏付けのない生前のCBD類似の臨床像を呈する症例の臨床診断名はCBSと表現します。したがって、CBSの背景病理は必ずしもCBDとは限らないということになります(図2-8-1)。

以下には、PSPとCBDについて、臨床的および病理学的側面からその特徴を解説します。

2. 進行性核上性麻痺・大脳皮質基底核変性症の疫学と病因

近年発表されたシステマティックレビューでは、有病率として、PSP（臨床診断）が7.1/100,000、CBSが2.3/100,000と報告されています[5)]。わが国からのデータとして、2016年に報告された認知症専門外来での病型頻度調査では、全認知症患者のうち1%をPSP（臨床診断）が占めていました[6)]。また、CBSの有病率はPSP（臨床診断）の1/3～1/2と報告されています[6)-9)]。なお、同一地域で2回以上の調査を行った鳥取県米子市からの報告では、PSP（臨床診断）の有病率は経年的に増加していることが示唆されています[10) 11)]。PSP、CBDともに男女差についてはさまざまな報告があり、一定した見解はありません。

PSP・CBDの発症には、遺伝的因子と環境要因を含む後天的因子が関与していることが想定されています[12) 13)]。PSP・CBDは大多数が孤発例ですが、少数ながら家族性に発症することが報告されており、家族性の原因として両疾患ともにMAPT（Microtubule-Associated Protein Tau）遺伝子の変異が報告されています。孤発性においてはPSP・CBDともにMAPT遺伝子のH1ハプロタイプが危険因子と報告されています[14)]。後天的因子として、PSPでは短い教育年数や低所得[15)-17)]、長期の井戸水の摂取[16)]、熱帯性果実やハーブ茶に含まれるイソキノリン[18)]や金属への暴露歴[19)]、高度のストレス経験[20)]との関連性が報告されています。CBDではリスク要因に関する報告は少なく、不明な点が多いです。

メイヨークリニックの大規模剖検（病理解剖）シリーズに含まれている症例データによれば、発症から死亡までの期間（罹病期間）は、PSPでは約7年、CBDでは約6～7年でした[21) 22)]。また、PSPの予後不良因子として、臨床病型がRichardson症候群（後述）であること、早期の嚥下障害、早期の認知機能障害が指摘されています[23)]。

3. 進行性核上性麻痺・大脳皮質基底核変性症の臨床的特徴

PSPおよびCBDは多彩な臨床病型を呈します。PSPでは、眼球運動障害、早期からの著明な姿勢保持障害と転倒、体軸性筋強剛、Richardson症候群（PSP-RS：PSP-Richardson Syndrome）と呼ばれる認知症を主徴とする古典的な臨床病型、そのほかに、パーキンソン症状を主徴とするPSP-P（PSP with predominant parkinsonism）、すくみ足を主徴とするPSP-PGF（PSP-progressive gait freezing）、前頭葉徴候を主徴とするPSP-F（PSP with frontal presentation）、眼球運動機能異常を主徴とするPSP-OM（PSP with predominant ocular motor dysfunction）、発語・言語障害を主徴とするPSP-SL（PSP with predominant speech/language disorder）、CBSに似た症状を主徴とするPSP-CBS（PSP with predominant corticobasal syndrome）、姿勢反射障害を主徴とするPSP-PI（PSP with predominant postural instability）が主要な病型とされています[24)]。これら以外にも、小脳性運動失調を主徴とするPSP-C（PSP with cerebellar ataxia）[25) 26)]、痙性や腱反射亢進といった上位運動ニューロン徴候を主徴とするPSP-PLS（PSP-primary lateral sclerosis）[27) 28)]などの非典型例も報告されています。

PSPでは一般に、認知症の症状は運動症状のあとにみられますが、認知症から発症する場合もあります。PSPにおける認知症の特徴として、健忘（十分時間をかければ思い出す）、思考の緩慢、人格や気分の変化（無気力・無関心、抑うつや易刺激性）、獲得した知識を操作する能力の障害

（計算や抽象化能力の低下）があげられます。一般に見当識障害や記銘力障害は軽度で、エピソード記憶も保たれる一方で、聴覚的言語性記憶や言語性意味記憶の障害が目立ちます[29]。また、前頭葉徴候として把握反射、模倣行動、指示なく目の前の道具を使う使用行動、視覚性探索反応が出現します。このほかにも、自発語に乏しく、失文法や音韻性錯語、失名辞などをきたしますが、ほかの認知機能の障害は比較的軽度な場合もあります[30]。

PSPの脳画像の特徴として、中脳被蓋の萎縮、第三脳室の拡大などがみられます。特に、MRIの正中矢状断像では、中脳の最上部がハチドリの嘴状に萎縮し、「ハミングバードサイン（hummingbird sign）」と呼ばれます（図2-8-2）。

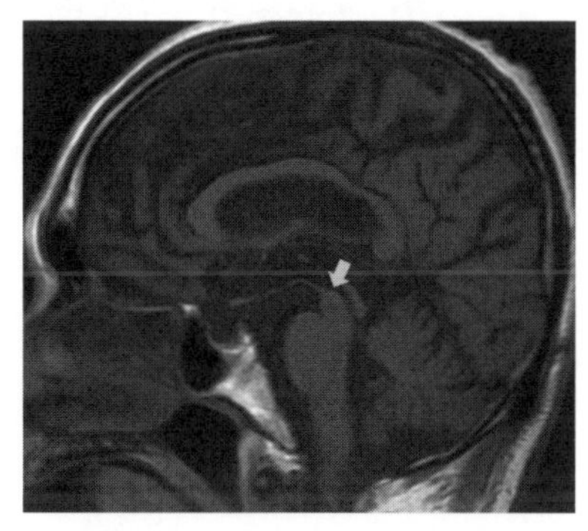

図2-8-2　進行性核上性麻痺における中脳被蓋の萎縮（矢印）

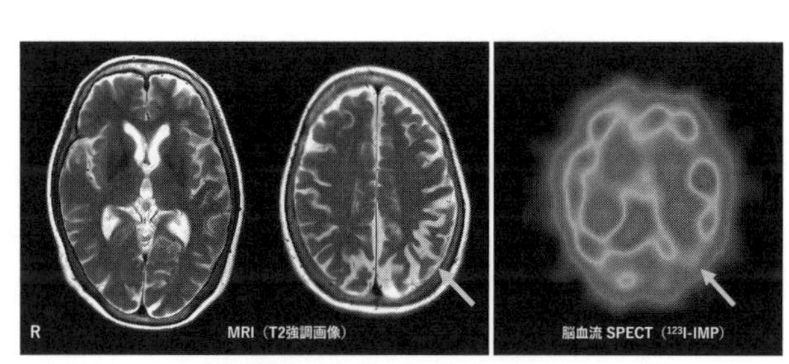

図2-8-3　大脳皮質基底核変性症における左右差のある大脳皮質萎縮・脳血流低下（矢印）

CBDは四肢の筋強剛や運動緩慢、ジストニア、失行、皮質性感覚障害、他人の手徴候、ミオクローヌスなどを呈するのが典型的とされていますが、そのほかに、前頭葉性行動空間症候群（FBS：Frontal Behavioral-spatial Syndrome）、原発性進行性失語非流暢性/失文法型（naPPA：non-fluent/agrammatic variant of Primary Progressive Aphasia）、進行性核上性麻痺症候群（PSPS：Progressive Supranuclear Palsy Syndrome）といった臨床像を呈することがあります（図2-8-1）[31]。これら以外にAD類似の臨床像をとる例も報告されています。

CBDでは、全般性認知障害が最も頻度の高い徴候とされています[31]。認知機能低下はその病型によってさまざまで、FBSでは遂行機能障害や脱抑制などの行動・人格変化、視空間障害を呈し、naPPAでは努力性の非流暢な発話で、発音のゆがみや失文法を伴う失語を呈します[31]。

CBDの脳画像の特徴として、大脳皮質における、MRIでの非対称的な萎縮やSPECTでの非対称的な脳血流低下が重要です（図2-8-3）。

4. 進行性核上性麻痺・大脳皮質基底核変性症の病理学的特徴

前述のとおり、PSPとCBDは多彩な症状を示し、症状が類似し得るため、生前診断が難しい症例も多く存在します。実際に、臨床診断であるCBSの背景病理は、CBDが約30%、PSPが約20-30%、ADが約20%、そのほかの疾患が約20%と多様です（図2-8-1）[32]。また、臨床的なRichardson症候群の背景病理は、PSPが約80%程度を占め、CBDなどの他疾患が約20%を占めています[33]。これらのデータから、PSPやCBDを臨床的に想定した場合には慎重に背景病理を検討する必要があり、確定診断のためには剖検（病理解剖）による確認が重要となります。以下に、PSPとCBDの病理学的特徴を解説します。

PSPとCBDはいずれも、タウ蛋白がグリア細胞や神経細胞に蓄積するタウオパチーです。タウ蛋白は選択的スプライシングにより6つのアイソフォームとして発現していますが、微小管結合部位の繰り返し配列の数に応じて、3リピートタウと4リピートタウに大きく分けられます。このうち、PSPとCBDでは4リピートタウが蓄積します。グリア細胞や神経細胞内の封入体をGallyas-Braak染色やリン酸化タウ免疫染色、4リピートタウ免疫染色を用いて病理学的に証明することで、PSPやCBDの確定診断がなされます。特に、PSPに特異的な構造物としてtufted astrocyte（アストロサイトの突起の近位部および細胞体にタウの蓄積が生じたもの）、CBDに特異的な構造物としてastrocytic plaque（アストロサイトの突起の遠位部にタウの蓄積が生じたもの）があります（図2-8-4）。そのほか、神経原線維変化、coiled body（オリゴデンドロサイトの細胞体内にタウの蓄積が生じ、核に巻き付いているように見えるもの）、argyrophilic thread（グリアの突起内にタウの蓄積が生じたもの）などもみられますが、疾患特異性はありません。

典型的には、PSPは脳幹と基底核を主体として、CBDは大脳皮質と基底核を主体としてこれらの封入体を認めます。ただし、PSPもCBDも病変分布にバリエーションがあり、PSPとCBDで病変分布がオーバーラップすることがあります[34]。臨床表現型は病理分布に対応しており、両疾患の臨床像が酷似し得るのはこのためと考えられ

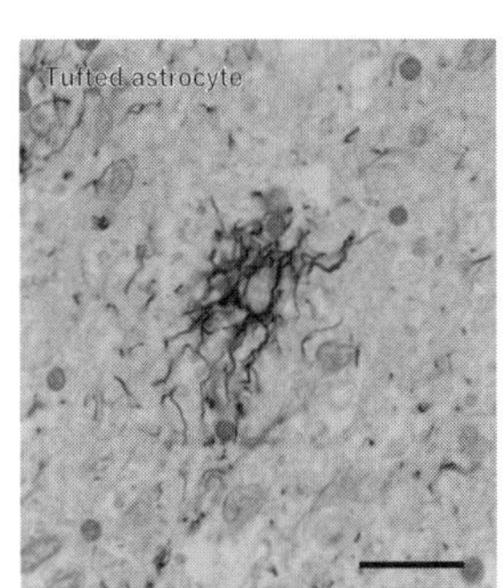

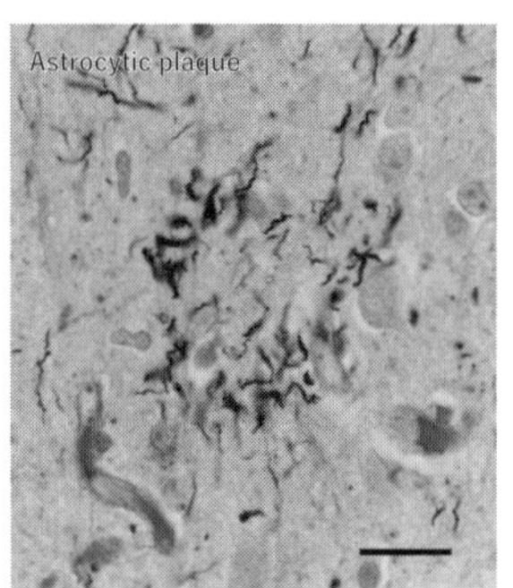

Gallyas-Braak染色。Scale bar：20μm。

図2-8-4　tufted astrocyteとastrocytic plaque

ます。

タウオパチーにはほかに、AD（3リピートタウと4リピートタウが蓄積）、ピック病（3リピートタウが蓄積）、嗜銀顆粒性認知症（4リピートタウが蓄積）などといった認知症を呈する疾患があります。つまり、タウが蓄積する疾患でもその種類や蓄積する部位の違いによって著しく症状が異なるのです。

まとめ

PSPおよびCBDの疫学、臨床的・病理学的特徴について概説しました。PSPとCBDは病変分布にバリエーションがあるため、臨床像も多様となり、時として非常に類似することがあります。そのため、背景病理の推測には単独の臨床所見だけでなく、経過や画像所見なども参考にし、総合的に判断することが重要です。臨床診断後はフォローアップからできれば剖検まで行い、確定診断をつけることが、個々人の臨床診断精度の向上や、ひいては診断バイオマーカーや治療法の確立に向けた臨床的・基礎的研究に結びつくと考えられます。

引用文献

1) Steele JC, Richardson JC, Olszewski J. Progressive Supranuclear Palsy. A Heterogeneous Degeneration Involving the Brain Stem, Basal Ganglia and Cerebellum with Vertical Gaze and Pseudobulbar Palsy, Nuchal Dystonia and Dementia. Arch Neurol 1964; 10 : 333–59. PMID : 14107684
2) Rebeiz JJ, Kolodny EH, Richardson EP, Jr. Corticodentatonigral degeneration with neuronal achromasia. Arch Neurol 1968; 18 : 20-33. PMID : 5634369
3) Gibb WR, Luthert PJ, Marsden CD. Corticobasal degeneration. Brain 1989; 112 (Pt 5) : 1171-92. PMID : 2478251
4) Boeve BF, Lang AE, Litvan I. Corticobasal degeneration and its relationship to progressive supranuclear palsy and frontotemporal dementia. Ann Neurol 2003; 54 Suppl 5 : S15-9. PMID : 12833363
5) Swallow DMA, Zheng CS, Counsell CE. Systematic Review of Prevalence Studies of Progressive Supranuclear Palsy and Corticobasal Syndrome. Mov Disord Clin Pract 2022; 9 : 604-13. PMID : 35844273
6) Hishikawa N, Fukui Y, Sato K, et al. Characteristic features of cognitive, affective and daily living functions of late-elderly dementia. Geriatr Gerontol Int 2016; 16 : 458-65. PMID : 25952646
7) Morimatsu M, Negoro K. [Provisional diagnostic criteria of corticobasal degeneration (CBD) and the survey of patients with CBD in Japan] . Rinsho Shinkeigaku 2002; 42 : 1150-3. PMID : 12784691
8) Osaki Y, Morita Y, Kuwahara T, et al. Prevalence of Parkinson's disease and atypical parkinsonian syndromes in a rural Japanese district. Acta Neurol Scand 2011; 124 : 182–7. PMID : 20880268
9) 谷口 彰、成田 有吾、内藤 寛ほか「厚生労働省特定疾患治療研究事業臨床調査個人票の集計結果からみたパーキンソン病患者の現況」臨神経 48、p.106-13、2008年
10) Kawashima M, Miyake M, Kusumi M, et al. Prevalence of progressive supranuclear palsy in Yonago, Japan. Mov Disord 2004; 19 : 1239–40. PMID : 15390010
11) Takigawa H, Kitayama M, Wada-Isoe K, et al. Prevalence of progressive supranuclear palsy in Yonago : change throughout a decade. Brain Behav 2016; 6 : e00557. PMID : 28031995
12) Litvan I. Update on epidemiological aspects of progressive supranuclear palsy. Mov Disord 2003; 18 Suppl 6 : S43-50. PMID : 14502655
13) Mahapatra RK, Edwards MJ, Schott JM, et al. Corticobasal degeneration. Lancet Neurol 2004; 3 : 736-43. PMID : 15556806
14) Baker M, Litvan I, Houlden H, et al. Association of an extended haplotype in the tau gene with progressive supranuclear palsy. Hum Mol Genet 1999; 8 : 711-5. PMID : 10072441
15) Golbe LI, Rubin RS, Cody RP, et al. Follow-up study of risk factors in progressive supranuclear palsy. Neurology 1996; 47 : 148-54. PMID : 8710069
16) Litvan I, Lees PS, Cunningham CR, et al. Environmental and occupational risk factors for progressive supranuclear palsy : Case-control study. Mov Disord 2016; 31 : 644-52. PMID : 26854325

17) Vidal JS, Vidailhet M, Derkinderen P, et al. Risk factors for progressive supranuclear palsy : a case-control study in France. J Neurol Neurosurg Psychiatry; 80 : 1271-4. PMID : 19864660, 2009
18) Caparros-Lefebvre D, Elbaz A. Possible relation of atypical parkinsonism in the French West Indies with consumption of tropical plants : a case-control study. Caribbean Parkinsonism Study Group. Lancet; 354 : 281-6. PMID : 10440304, 1999
19) Caparros-Lefebvre D, Golbe LI, Deramecourt V, et al. A geographical cluster of progressive supranuclear palsy in northern France. Neurology; 85 : 1293-300. PMID : 26354981, 2015
20) Kelley KD, Peavy G, Edland S, et al. The Role of Stress as a Risk Factor for Progressive Supranuclear Palsy. J Parkinsons Dis; 7 : 377-83. PMID : 28409749, 2017
21) Koga S, Sanchez-Contreras M, Josephs KA, et al. Distribution and characteristics of transactive response DNA binding protein 43 kDa pathology in progressive supranuclear palsy. Mov Disord; 32 : 246–55. PMID : 28009087, 2017
22) Koga S, Kouri N, Walton RL, et al. Corticobasal degeneration with TDP-43 pathology presenting with progressive supranuclear palsy syndrome : a distinct clinicopathologic subtype. Acta Neuropathol; 136 : 389–404. PMID : 29926172, 2018
23) Glasmacher SA, Leigh PN, Saha RA. Predictors of survival in progressive supranuclear palsy and multiple system atrophy : a systematic review and meta-analysis. J Neurol Neurosurg Psychiatry; 88 : 402-11. PMID : 28250027, 2017
24) Hoglinger GU, Respondek G, Stamelou M, et al. Clinical diagnosis of progressive supranuclear palsy : The movement disorder society criteria. Mov Disord; 32 : 853–64. PMID : 28467028, 2017
25) Kanazawa M, Shimohata T, Toyoshima Y, et al. Cerebellar involvement in progressive supranuclear palsy : A clinicopathological study. Mov Disord; 24 : 1312-8. PMID : 19412943, 2009
26) Shimohata T, Kanazawa M, Yoshida M, et al. Clinical and imaging findings of progressive supranuclear palsy with predominant cerebellar ataxia. Mov Disord; 31 : 760-2. PMID : 27030358, 2016
27) Josephs KA, Katsuse O, Beccano-Kelly DA, et al. Atypical progressive supranuclear palsy with corticospinal tract degeneration. J Neuropathol Exp Neurol; 65 : 396–405. PMID : 16691120, 2006
28) Nagao S, Yokota O, Nanba R, et al. Progressive supranuclear palsy presenting as primary lateral sclerosis but lacking parkinsonism, gaze palsy, aphasia, or dementia. J Neurol Sci; 323 : 147–53. PMID : 23026537, 2012
29) Albert ML, Feldman RG, Willis AL. The 'subcortical dementia' of progressive supranuclear palsy. J Neurol Neurosurg Psychiatry; 37 : 121-30. PMID : 4819905, 1974
30) Neary D, Snowden JS, Gustafson L, et al. Frontotemporal lobar degeneration : a consensus on clinical diagnostic criteria. Neurology ; 51 : 1546-54. PMID : 9855500, 1998
31) Armstrong MJ, Litvan I, Lang AE, et al. Criteria for the diagnosis of corticobasal degeneration. Neurology; 80 : 496-503. PMID : 23359374, 2013
32) Koga S, Josephs KA, Aiba I, et al. Neuropathology and emerging biomarkers in corticobasal syndrome. J Neurol Neurosurg Psychiatry; 93 : 919-29. PMID : 35697501, 2022
33) Ali F, Martin PR, Botha H, et al. Sensitivity and Specificity of Diagnostic Criteria for Progressive Supranuclear Palsy. Mov Disord ; 34 : 1144–53. PMID : 30726566, 2019
34) Yoshida M. Astrocytic inclusions in progressive supranuclear palsy and corticobasal degeneration. Neuropathology; 34 : 555-70. PMID : 25124031, 2014

第2章
(9)

慢性硬膜下血腫・正常圧水頭症・その他

キーワード ・Treatable Dementia ・鑑別診断 ・画像検査所見 ・血液検査所見

はじめに

AD、DLB、VDなどの代表的な認知症の診断には、本節で解説するいわゆる「治療可能な認知症（Treatable Dementia）」を除外することが求められます。一方、AD等の認知症の症状の変動や悪化に後述の疾患が関与している場合も少なからず経験されるため、各疾患を十分に理解し対応することが重要になります。

1．慢性硬膜下血腫

慢性硬膜下血腫（cSDH：chronic SubDural Hematoma）は、ほとんどの場合頭部打撲等の頭部外傷を機転として、脳硬膜と脳表を結ぶ血管の破綻により発症します。頭部外傷の程度としては比較的軽いものが多く、一般的に頭部外傷の受傷から数週間から数ヵ月程度で症状が出現します。認知症の人に併発する場合は、頭部外傷歴が不明確であることもあります。わが国では、経年的に高齢化に従って発症率が上昇していることが報告されています（2004年：17.3人/10万人/年≦2018年：35.9人/10万人/年）[1)]。

症状は血腫による大脳の圧迫部位や程度により多彩です。意識障害・変容（せん妄を含む）、人格変化、記憶障害、注意障害、発動性低下、不全片麻痺、言語障害（構音障害、失語）、失認、歩行障害（片麻痺歩行、失調様歩行、パーキンソン様歩行）、尿失禁、頭痛といった精神神経症状が主体となり、食欲不振などの身体症状を伴います。

診断にはCTの撮像が必須であり、血腫量・脳圧迫の程度により手術療法（穿頭血腫ドレナージ術）を行うかどうかが判断されますが、手術療法後、5～20%の再発が起こるとされています。血腫が少ない場合は、漢方薬（五苓散[2)]など）や止血剤が用いられますが、血腫が増大する可能性もあるため、十分に経過観察することが重要です。

cSDH の危険因子には、加齢、アルコール多飲歴、抗血小板剤・抗凝固薬などがあります。また、慢性硬膜下水腫（chronic subdural hygroma）の中には、cSDH へ移行する場合があるため、注意を要します（図2-9-1）。

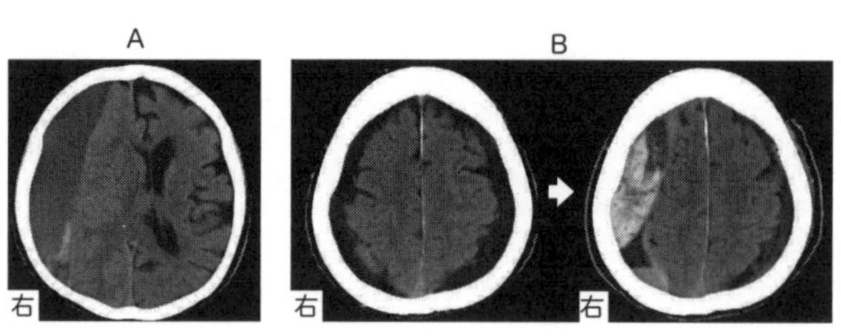

A：70代男性、約1ヵ月の経過で覚醒度の低下、歩行困難、左不全片麻痺、左視空間失認が進行した。受診時の頭部CT上、右側に多量の慢性硬膜下血腫を認め、大脳皮質の圧排および正中線の左への変位が確認された。穿頭血腫ドレナージ術が行われた。B：頭部打撲後約2週間で歩行のふらつきを主訴に初診した。頭部CT上、両側性の少量の慢性硬膜下水腫が確認され、経過観察となった。約1ヵ月後に尻餅をついて転倒した（頭部打撲なし）。転倒後2週間から歩行困難になり受診した。頭部CT上、右硬膜下血腫が確認された。穿頭血腫ドレナージ術が行われた。

図2-9-1　慢性硬膜下血腫の頭部CT所見

2．正常圧水頭症（NPH：Normal Pressure Hydrocephalus）[3)]

正常圧水頭症（NPH）は、髄液循環障害によって生じる脳機能障害による一連の症候群です。そのうち特発性正常圧水頭症（iNPH：idiopathic NPH）は、くも膜下出血や髄膜炎などの先行する疾患を欠き、臨床的には高齢者に多く、3つの主たる特徴である歩行障害、認知機能障害、排尿障害・尿失禁が緩徐に進行します。依然病態の詳細は不明な点が多いのですが、脳脊髄液吸収障害に起因した病態とされています。

iNPH の歩行障害の特徴は、歩幅の減少（small-step gait）、足の挙上低下（magnet gait）、開脚歩行（broad-based gait）が3大特徴であるとされています。パーキンソン病のように前傾前屈姿勢になることは少ないのですが、歩行開始時や方向転換時に「すくみ足」がみられることはあります。

iNPH の認知機能障害の特徴は、AD と比較して、見当識障害と記憶障害は比較的軽度であり、注意障害、精神運動速度の低下、語想起能力の障害、遂行

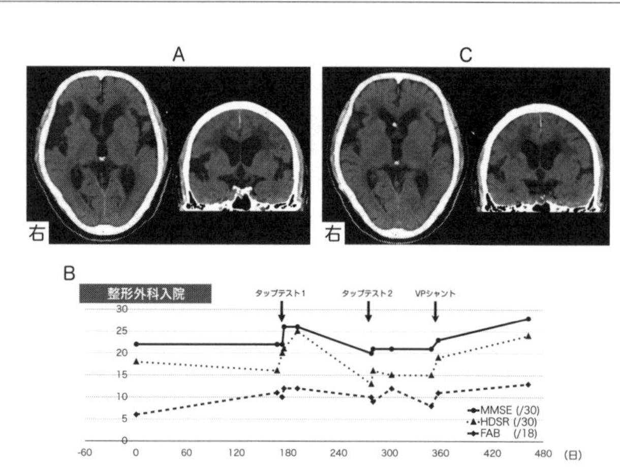

A：70代男性、左大腿骨頸部骨折術後のため入院中に歩行障害および認知機能低下についてコンサルトを受けた。歩行スピードの低下、軽度の開脚歩行を認めた。軽度の記憶障害や注意障害が認められた（MMSE 22/30、HDSR 18/30、FAB 6/18）。失禁は目立っていなかった。頭部CT上、脳室拡大、シルビウス裂開大、高位円蓋部脳溝狭小化が確認され、iNPHの可能性が高いと判断した。B：症例の臨床経過。タップテストを2回行い、いずれも歩行障害・認知機能障害の改善傾向が確認された。脳神経外科にて圧可変式バルブシャントシステムを用いたVPシャント術が行われた。軽度の開脚歩行は残存したが、歩行速度は加齢範囲内となり、認知機能も改善した。C：VPシャント術後、頭部CT上、脳室拡大、シルビウス裂開大、高位円蓋部脳溝狭小化のいずれも軽減していることが確認された（右側脳室前部の白い点状構造物はシャントチューブである）。

図2-9-2　正常圧水頭症の頭部CT所見および臨床経過画像とグラフ

機能障害などの前頭葉機能障害が目立つとされています。また、無為・無関心（アパシー）や抑うつ、不安、妄想、脱抑制といった精神症状を伴います。

iNPHの排尿障害・尿失禁の特徴は、頻尿・尿意切迫といった過活動膀胱の症状が先行し、次第に尿失禁が目立つようになります。iNPHの尿失禁には、実際には過活動膀胱のみならず、歩行障害や認知機能障害に起因した機能性尿失禁が関与していることも多いのです。

iNPHの診断には、CT・MRIによる形態学的評価が必須です。iNPHのCT・MRIの主体となる特徴は、脳室の拡大、シルビウス裂の開大および高位円蓋部の脳溝狭小化です（図2-9-2参照）。脳室拡大の指標には、Evans Index（両側側脳室前角間最大幅（分子）／その部位における頭蓋内腔幅比（分母））が用いられ、0.3を超える場合iNPHの可能性があると判断されます。また近年では、脳室の拡大に加えて、くも膜下腔が高位円蓋部および正中部で狭小化および不均衡拡大を呈し、シルビウス裂や脳底槽では拡大している所見を示すNPH（DESH：Disproportionately Enlarged Subarachnoid-space Hydrocephalus）という概念が定着しつつあります。

iNPHに有効な内科的治療は、現時点では存在しません。臨床的・画像的にiNPHが疑われる場合、後述する外科的なシャント術を行うかどうかも判断するために、脳髄液排出試験（タップテストあるいは持続ドレナージテスト）が行われます。このうちタップテストは、1回の腰椎穿刺で30～50mlの脳脊髄液を排出し、テスト前後で歩行状態や認知機能を比較します。歩行機能の評価には、主にTUG（Timed up & go test）および10m歩行速度計測が用いられます。ビデオ撮影によるテスト前後での歩様の変化の観察も重要となります。認知機能検査では、MMSE、HDSR、FAB（Frontal Assessment Battery）、TMT（Trail Making Test）などが用いられます。

タップテストによる症状の改善が確認された場合は、外科的なシャント術の適応となります。VPシャント（脳室 - 腹腔シャント）、VAシャント（脳室 - 心房シャント）、LPシャント（腰椎 - 腹腔シャント）のいずれかを、患者の状態に応じて選択します。近年の圧可変式バルブシャントシステム等の手術デバイスの進歩により、治療成績や安全性は向上しています。

一方、iNPHは高齢者に多い疾患であるため、ほかの神経変性疾患や血管障害（DAT、進行性核上性麻痺、ビンスワンガー病を含む多発性脳梗塞など）を合併することがあるので、十分な鑑別診断を行う必要があります。

3．代謝性脳症

代謝性脳症は、身体の代謝機能の異常が脳機能に影響を与えることで発症します。具体的には、電解質異常、ビタミン欠乏症、肝障害、腎障害などが原因となることがあります。代謝性脳症の一般的な経過の特徴として、AD等の緩徐に発症する変性型の認知症と比較すると、急性～亜急性に発症することがほとんどです。

症状としての共通の特徴は、意識レベルの変化（せん妄を含む）や注意障害が主体となり、行動の変容が観察されることです。また、倦怠感や食欲低下といった症状を伴うことが多く、認知症の人に代謝性脳症が合併している場合は、いわゆる行動・心理症状（BPSD）の悪化として判断され、発見や治療が遅れることもあるので注意を要します。

①　電解質異常

ナトリウム

高ナトリウム血症の原因は、脱水症や薬剤性（利尿薬やNaCl含有抗生剤など）の場合が多くあります。低ナトリウム血症の原因は多岐にわたり、水分の過剰摂取、心・肝・腎障害、消化器疾患、薬剤性・医原性（不適切な輸液など）、悪性腫瘍や脳血管障害などの身体疾患を基盤とした抗利尿ホルモン分泌異常症候群（SIADH）があります。治療としてはそれぞれの原因疾患を治療することが最も大切ですが、水分バランスおよび血中ナトリウム濃度を適正に補正することが求められます。血中ナトリウム濃度は、血液の浸透圧の維持に密接に関連しているため、急激な補正はかえって副反応が起こることもあります。特に低ナトリウム血症を急激に補正すると、橋や基底核・視床などに浸透圧性脱髄症候群（osmotic demyelination syndrome）が起こり、構語障害、四肢麻痺、けいれん、意識障害などが生じるため、慎重な対応が求められます。

カルシウム

副甲状腺機能亢進症は、カルシウムの過剰摂取、ビタミンDの過剰摂取（薬剤性を含む）、各種の悪性腫瘍などが原因となります。便秘、吐き気、嘔吐、腹痛、食欲不振などの非特異的症状から始まり、高度になると情動障害、せん妄、幻覚といった脳機能障害を呈します。低カルシウム血症は、副甲状腺機能低下症、ビタミンD欠乏状態など原因は多岐にわたります。急性の症状として、四肢の攣縮や顔面の筋けいれんを主徴とするテタニーを呈します。慢性に経過した低カルシウム血症は、認知機能に影響を与えるといわれていますが、明確な機序は不明です。

② 高アンモニア血症（肝性脳症）

高アンモニア血症の原因は、肝硬変をはじめとする肝疾患を基盤とする肝性脳症であることが多くあります。そのほかの原因として、腎盂腎炎などの細菌（ウレアーゼ産生菌）感染症、門脈体循環シャント（肝静脈瘤、腸間膜静脈瘤、脾静脈－下大静脈シャントなど）、薬剤性（バルプロ酸など）、尿素サイクル酵素異常症などがあります。症状は、意識レベルの低下・変容、異常行動といった脳機能障害や羽ばたき振戦（flapping tremor）あるいはアステリクシス（asterixis）と表現される不随意運動が見られます。脳波では、全般性の徐波化が目立ち、いわゆる三相波が観察されます（図2-9-3）。治療は、原因や誘因の治療、全身状態の改善（便秘、脱水、感染症などの治療）が最も重要で、対症的に経口用二糖類製剤（ラクツロースなど）、抗生物質（カナマイシンなど）、分枝鎖アミノ酸製剤が用いられます。

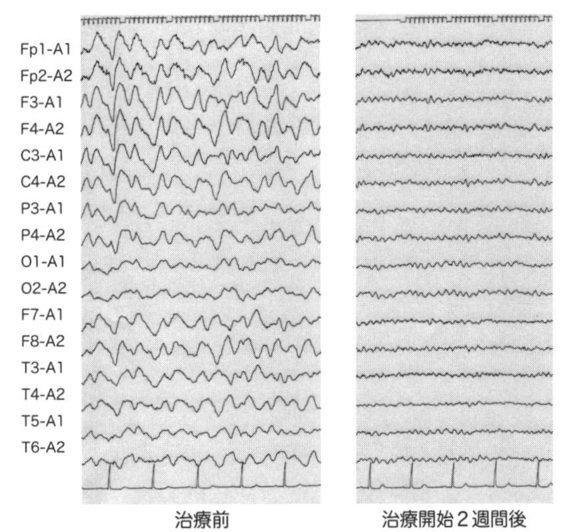

70代女性、夜間の間欠的な異常行動（徘徊、放尿など）や記憶障害を主訴に受診した。初診時の血液検査上、高アンモニア血症が確認された。脳波では、著明な徐波化があり三相波も見られた。補液、ラクツロースによる排便コントロール、分枝鎖アミノ酸製剤を投与したところ高アンモニア血症は改善し、2週間後には脳波はほぼ正常化していた。各種検査の結果、高アンモニア血症の原因は、上腸間膜静脈瘤による大循環—門脈シャントと診断した。

図 2-9-3　肝性脳症の脳波所見

③ ビタミン欠乏症

各種のビタミン欠乏症は、さまざまな神経症状や認知機能障害を呈します。ビタミンB1やビタミンB12、ナイアシン（ビタミンB3）といったビタミンB群欠乏症が代表的です。ビタミン欠乏症への対応として最も重要となるのは、病歴・生活歴や既往歴の聴取です。食習慣、飲酒歴、胃切除等の消化管手術歴の聴取は必須です。また、随伴する身体症状（毛髪や皮膚の異常、浮腫、貧血など）を十分に観察する必要があります。

ビタミンB1（チアミン）欠乏症

ビタミンB1は、肉（特にレバー）、ナッツ・豆類に豊富に含まれます。炭水化物、脂肪、アミノ酸、ブドウ糖、およびアルコールの幅広い代謝機能に関与し、中枢・末梢神経および心筋の機能維持に重要なものです。長期にわたる偏食や食事量低下、アルコール依存症、吸収障害（長期の下痢など）により欠乏状態に陥ります。初期症状は、疲労、前胸部痛、食欲不振、腹部不快感といった非特異的な症状に易刺激性、記憶力の低下、睡眠障害などの精神神経症状を伴います。進行すると、末梢神経障害（脚気）、ウェルニッケ脳症・コルサコフ症候群、心不全といった重篤な病像を呈することもあります。

末梢神経障害は、下肢から始まることが多く、しびれ感（振動覚の低下を伴う）、疼痛に加えて、筋痙攣、筋力低下、筋萎縮を伴います。ウェルニッケ脳症では、亜急性～急性に、精神運動抑制・無関心、眼振、運動失調、眼筋麻痺、意識障害などの重篤な症状を呈し、生命に危険が及ぶ場合があります。MRI（強調画像・FLAIR 像）では、中脳水道・第３脳室・第４脳室周囲、両側視床内側に左右対称性の高信号を呈します。病歴や症状からウェルニッケ脳症が疑われた場合は、ビタミン B1 血中濃度の検査結果を待つことなく速やかにビタミン B1 の大量投与を行わなければなりません。慢性期には、記銘力障害・失見当識、作話を特徴とするコルサコフ症候群へ移行していくことも多くあります。

ビタミンB12欠乏症[4)]

ビタミン B12は、魚介類や肉（レバー）などに含まれ、胃壁細胞由来の内因子と結合し小腸（回腸）で吸収されます。ビタミン B12欠乏症の原因は、摂食障害・偏食、胃切除、萎縮性胃炎（A 型慢性胃炎）などです。萎縮性胃炎では、自己免疫化生性萎縮性として抗内因子抗体・抗胃壁抗体（いずれも保険未適応）が検出されることが多くあり、長期間のビタミン B12欠乏により、血液学的には大球性貧血（巨赤芽球性貧血）が緩徐に進行します。

精神神経症状は、亜急性連合脊髄変性症（subacute combined degeneration of the spinal cord）として、脳および脊髄白質（特に脊髄後索）が障害され、焦燥感、抑うつ、注意力の低下、記憶障害、体幹失調、下肢を中心とした感覚障害を呈します。脊髄 MRI（T2 強調画像）では、脊髄後索の楔状束に高信号を呈する病変がみ

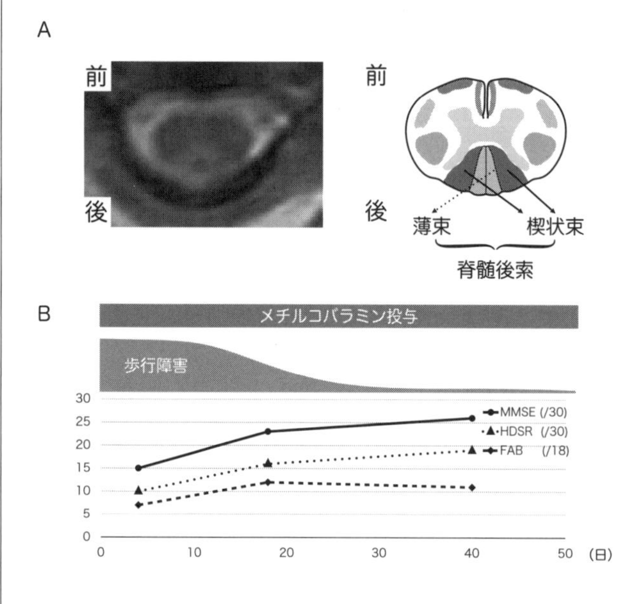

70代女性、記憶障害、ADL機能の低下、易転倒性を主訴に来院。神経学的には、記憶障害、注意障害を中心とした認知機能障害や下肢腱反射減弱やRomberg徴候がみられ、歩行は困難であった。血液検査上、ヘモグロビンの低下はないが赤血球の大球性変化があり、ビタミンB12レベルの著明な低下がみられた。A：頸髄MRI T2強調画像では、脊髄後索（楔状束）に高信号が確認された。亜急性連合脊髄変性症と診断した。B：症例の臨床経過。ビタミンB12（メチルコバラミン）の高用量投与を行ったところ、歩行障害や認知機能障害は改善した。

図2-9-4　亜急性連合脊髄変性症の頸髄MRI所見および臨床経過グラフ

られます（図2-9-4）。

ナイアシン

長期にわたる偏食、アルコール多飲などにより、ナイアシン（ビタミンB3の一種）が欠乏すると、ペラグラと呼ばれる病態が発症します。皮膚症状（日光過敏性皮膚炎）や消化器症状（下痢や嘔吐、腹痛など）に加えて、うつ状態や不安症状、興奮状態、幻覚や妄想などの精神症状や認知機能障害を呈します。治療は、減酒・禁酒を含む食生活の改善、ナイアシン製剤の投与が中心となります。

4．薬剤性脳症

高齢者において、薬剤性脳症はまれなものではありません。急性〜亜急性に出現するせん妄だけでなく、慢性的に経過する認知症様症状も起こり得るものです。加齢に伴う代謝・排泄能の低下（腎・肝機能障害など）、多剤併用状態、過量内服、薬剤アドヒアランス低下、脳器質性疾患の合併などのさまざまな要因が症状の発現に影響します。このうち多剤併用状態に関しては、医療機関同士や薬剤師の連携により病態に応じた薬剤を選択し、必要に応じて減薬も考慮すべきです。過量内服が起こる場面として、患者自身の意思や勘違い、記憶障害による複数回内服の場合が多いと思われますが、認知症患者においては、服薬管理を家族や介護スタッフが行い始めたり、入院のとき医療機関管理になったりした場面でも起き得るため注意を要します。

原因薬剤は多岐にわたり、抗コリン作用・抗ヒスタミン作用のある薬剤、ベンゾジアゼピン系薬剤、抗パーキンソン薬、抗うつ薬、抗精神病薬、抗てんかん薬、抗不整脈薬、鎮痛剤、ステロイド、抗菌薬、抗がん剤などがあります[5)]。

軽症であれば、ふらつき、口のもつれ、軽い認知機能障害（変動もあり）、動作緩慢などが生じ、進行するに従い、失見当識、意識障害、性格変化、失調、麻痺、痙攣などの症状が伴います。姿勢時振戦、ミオクローヌス、羽ばたき振戦（アステリクシス）などの不随意運動を伴うこともあります。

また、処方箋が必要な医療用医薬品だけでなく、一般医薬品（OTC 医薬品）、健康食品・飲料でも、薬剤性脳症は起こり得るものです。成分として、エフェドリン、プソイドエフェドリン、メチルエフェドリン、コデイン、ジヒドロコデイン、ブロモバレリル尿素、抗ヒスタミン薬を含有する一般医薬品（OTC 医薬品）には濫用も含め注意が必要です。さらに、コーヒー、紅茶、緑茶および健康食品・飲料（いわゆる栄養ドリンク剤やエナジードリンク）に含まれるカフェインも、過量摂取により精神神経症状を引き起こす可能性があるため注意を要します。

まとめ

慢性硬膜下血腫、正常圧水頭症、代謝性脳症、薬剤性脳症について概説しました。いずれの病態も単独あるいは既存の認知症疾患に合併して、認知機能・精神機能の悪化をきたします。適切な問診・身体的観察・画像検査・血液検査を組み合わせることで、早期に診断し対応することが必要です。また、治療においては各疾患の専門医師との連携が重要です。

引用文献

1) 五十嵐 晃平ら「山形県における過去15年間の慢性硬膜下血腫の動向」Jpn J Neurosurg (Tokyo) 31、p.181-187、2022年
2) 宮上光祐、賀川幸英「慢性硬膜下血腫に対する五苓散の有用性」No Shinkei Geka 37、p.765-770、2009年
3) 「特発性正常圧水頭症診療ガイドライン」「特発性正常圧水頭症の診療ガイドライン作成に関する研究」班、日本正常圧水頭症学会、第３版、2020年、メディカルレビュー社
4) 吉澤利弘「ビタミンB12・葉酸欠乏と認知症」Brain and Nerve 68、p.407-420、2016年
5) 日本臨牀社編「認知症学（下）」p.141-179、2011年、日本臨牀社

第2章
⑽

その他の認知症（ハンチントン病、クロイツフェルト・ヤコブ病、その他）

キーワード　・ハンチントン病　・クロイツフェルト・ヤコブ病　・自己免疫性脳炎

はじめに

　次に紹介する疾患はまれな疾患ですが症状が重篤であること、予後が芳しくないことなど、本人と家族にとって、発症後の生活に大きな変更を余儀なくされることが考えられます。迅速で慎重な診断と本人・家族への手厚い支援が求められます。

1．ハンチントン病

　ハンチントン病はわが国では年間10万人当たり１人が発症する**舞踏運動**※を中心とした**不随意運動**※と認知機能障害を主症状とし、不可逆的に進行する疾患です。常染色体優性遺伝形式をとり、父親から遺伝する場合、世代を重ねるに従って発症年齢が若くなる傾向があります。平均の発症年齢は30～40歳代であり、初発症状は舞踏運動で易怒性・無頓着・攻撃性などの性格変化やうつ病などの精神症状、記銘力低下や段取り力・注意力・判断力の低下、**失見当識**※などの認知機能の低下が認められます。

　また、眼球運動では正確に注視できず、確認に時間がかかる症状があります。20歳以前に発症する若年性の症例では**無動**※などの**パーキンソニズム**※、**てんかん**※発作が認められます。CT や MRI では、尾状核頭が萎縮し、側脳室前部が外側に丸く拡大し、前頭・側頭部を中心に大脳皮質の萎縮がみられます（図2-10-1）。

　診断は家族歴、臨床症状、CT・MRI 所見を確認し、遺伝子検査で確定診断となります。遺伝子検査を施行するにあたっては、本疾患が進行性の疾患であり根本治療がないこと、家族への遺伝の可能性があり本人と家族に与える影響が甚大であることから慎重にしなければなりません。遺伝子検査を行う場合の注意点としては、発症者については本人または保護者の同意を必要とし、未発症者の遺伝子診断に際しては、所属機関の倫理委員

※舞踏運動

四肢、時には体幹に出現する比較的速い、不規則だが、滑らかな不随意運動。顔面に出現するとしかめ面、舌や咽頭筋にみられると構音障害が認められる。

※不随意運動

自分の意思で運動することが随意運動であり、自分の意志とは無関係にみられる異常運動が不随意運動である。

※失見当識

現在の日付や時間、今いる場所や周囲の状況、人物の把握など自分の今置かれている状況を認識し、理解する能力が見当識であり、それを障害されている状態が失見当識である。

※無動

筋力低下がないにもかかわらず動作が速くできない症状。

※パーキンソニズム

パーキンソン病で見られる症状（筋強剛・無動・前屈姿勢、小刻み歩行など）がみられる場合パーキンソニズムと呼ぶ。

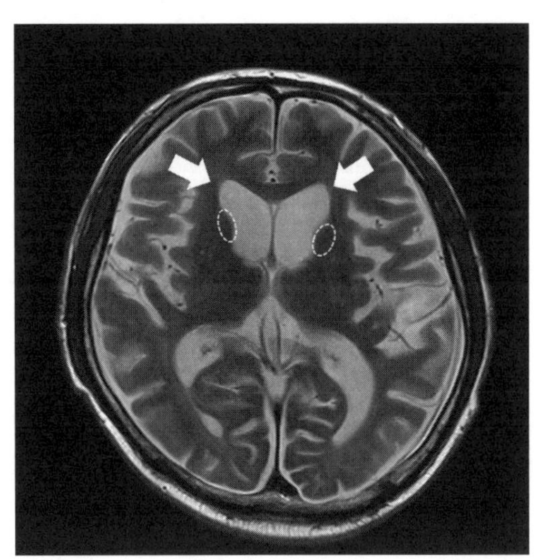

両側尾状核（点線楕円）の萎縮が認められ、それに伴い側脳室前部（矢印）の拡大が認められる

図2-10-1　ハンチントン病のMRI水平断（T2強調画像）

岩手医科大学脳神経内科 髙橋真先生のご提供

会の承認を得なければなりません。

また、次の条件を満たすことが必要です。

①被験者の年齢が20歳以上である。②確実にハンチントン病の家系の一員である。③本人または保護者が、ハンチントン病の遺伝について正確で十分な知識を有する。④本人の自発的な申出がある。⑤結果の告知方法をあらかじめ取り決めておき、陽性であった場合のサポート体制の見通しを明らかにしておく。

治療は舞踏運動に対して、成人ではテトラベナジンの1日1回12.5㎎からの経口投与を開始し、以後症状を観察しながら1週ごとに1日量として12.5㎎ずつ増量して維持量を決定します。その後、症状により適宜増減しますが、1日の最高投与量は100㎎とします。舞踏運動が激しいときはチアプリド塩酸塩を1日量として75㎎から300㎎、またはハロペリドールを1日量として1.5～6㎎処方します。

※てんかん
種々の原因によって起きる慢性の脳疾患で、大脳の神経細胞の過剰な放電による反復性の発作を主な症状とする。

2．クロイツフェルト・ヤコブ病

クロイツフェルト・ヤコブ病（CJD：Creutzfeldt-Jakob Disease）はヒトのプリオン病の一種です。プリオン病とは進行性で致死的な中枢神経系の疾患で、神経細胞に存在している正常型プリオン蛋白が何らかの原因で構造変化し、感染性をもった病原物質である異常型プリオン蛋白となり発症します。発症様式により孤発性・遺伝性・獲得性（感染性）の3種類があります。

孤発性プリオン病では何らかの原因で正常型プリオン蛋白が感染型に構造変化することにより、遺伝性プリオン病はプリオン蛋白の遺伝子変異により、獲得性プリオン病はほかのヒトや動物からの感染により発症すると考えられています。孤発性CJDは特発性プリオン病のほとんどを占め、ヒトプリオン病全体の4分の3以上が孤発性であり、年間100万人に1人が発症します。発症年齢は60～70歳代が多く、80歳代もたまに認められます。典型的な例では1、2ヵ月で急激に進行する認知機能障害や視覚症状、**運動失調**※、錐体路・錐体外路症状、ミオクローヌスの症状がみられ、発症から3～7ヵ月ほどで無動性無言になります。

しかし、これらの症状が発症6ヵ月後もほとんど認められない症例もあります。MRIの拡散強調画像（DWI：Diffusion Weighted Image）での大脳皮質に沿った帯状の高信号や線条体の高信号が診断の指針となることもあります（図2-10-2）。ほかの検査としては脳波上の周期性同期性放電（PSD：periodic synchronous discharge）、脳脊髄液中の総タウ蛋白や14-3-3蛋白の高値が参考になります。家族歴が明確でなくても、プリオン遺伝子に変異をもつ症例がみつかっており、孤発例と思われても遺伝子検査は必要となります。

プリオン病はいったん発症すると進行性であり致死的ですが、現在、有効な根本治療はありません。そのため、プリオン病の患者や家族には心理的・社会的に大きな負担がかかることが予想されます。患者・家族の不安・混乱・苦しみ・悩みなどの心理的問題を解消することはできません。現実には、当事者の気持ちを理解し、話に誠実に耳を傾け、置かれている状況に適応していく過程を見守ることが求められます。そのための十分なそして正確な情報を得るために「プリオン病診療ガイドライン2020」[1)]を参考にされることをお勧めします。

また、感染症であるため感染予防にも気をつけなければならないことがあります。これにつきましては「プリオン病感染予防ガイドライン（2020年版）」[2)]にまとめられています。

※運動失調

健常な人が無意識に行っているような、複数の筋を適切に動かして目的の運動を行うことができなくなる症状。人差し指で目標を指そうとしても定まらない、歩こうとしても足が思ったところに着地せずにふらつくなどの症状がみられる。

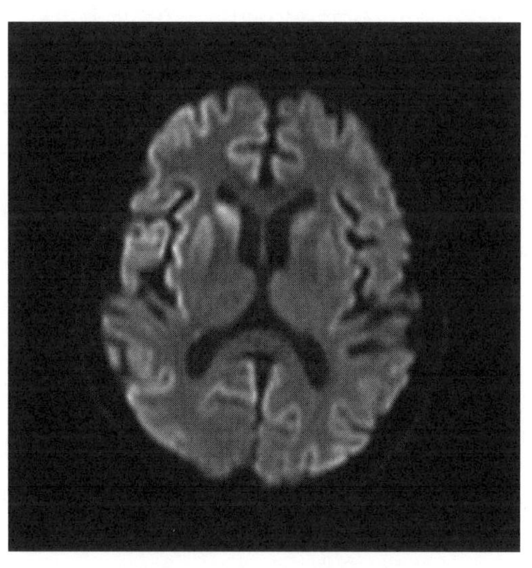

大脳皮質に沿って帯状の高信号域が認められる

図2-10-2　クロイツフェルト・ヤコブ病のMRI拡散強調画像

岩手医科大学脳神経内科 石塚直樹先生のご提供

3．自己免疫性脳炎

新たに発症した脳炎の中で神経細胞に対する抗体により引き起こされたと考えられる、特徴的な症状と急激な経過をとる疾患が自己免疫性脳炎（possible autoimmune encephalitis）です。現在確認されている抗体の種類は10種類以上あり、疾患により関与している抗体が決まっており、それぞれ特徴的な症状や経過が認められます。疾患の診断・鑑別には抗体の検索が最も確実ですが、ほとんどの施設で抗神経抗体の測定そのものが難しく、結果判定までに時間がかかります。抗体陰性であっても、検査の感度上の問題や未知の抗体による脳炎も考えられ、自己免疫性脳炎を否定することはできません。しかし、急激な症状の進行に対し、治療の導入の早さが予後を大きく左右することがわかっています。

これらの問題を解決するために臨床症状や臨床的に一般に行われている検査所見のみで治療を導入するための診断基準が作成されています[3)]。その診断基準では、自己免疫性脳炎を広義に捉えた、passible の基準に適う症例を判定し、その後アルゴリズムにのっとって自己免疫性辺縁系脳炎、N-methyl-D-aspartate（NMDA）受容体脳炎、急性散在性脳脊髄炎・Bickerstaff 脳幹脳炎を鑑別し、直接原因となる神経抗体が確定していない橋本脳症や抗神経抗体陰性の自己免疫性脳炎も鑑別するシステムになっています[4)]。

実際は最初に行う自己免疫性脳炎（possible autoimmune encephalitis）の診断基準は次のようになっています。亜急性（3ヵ月以内）の進行をとる短期記憶の障害、または意識低下・変動、嗜眠、または精神症状が認められることがあげられています。さらに、①新たな中枢神経症状、②以前から認められているてんかんでは説明のつかないてんかん発作、③髄液の細胞数増加（5/mm^{3}以上）、④ MRI での脳炎の所見が認められることの4つのうち少なくとも1つの所見がみられることとなっており、ほかの原因による疾患を適切に除外することも明記されています。これらを満たした場合、新たに発症した自己免疫性脳炎とみなし、治療を開始する際の拠り所とすることができます。

自己免疫性脳炎の中には、MRI で両側側頭葉内側に炎症が限局し、側頭葉にてんかん波や徐波がみとめられる辺縁系脳炎があります。辺縁系脳炎には症状が統合失調精神症状に似ており、緊張病性混迷、自律神経症状、中枢性低換気、運動障害が認められるため、精神科を受診する可能性も考えられます。辺縁系脳炎で最も報告数の多い抗 NMDA 受容体脳炎では卵巣奇形腫を合併することもあり、その際は早期の摘出により予後がよくなる可能性があります。早期の免疫療法と並行して腫瘍検索と摘出が予後に大きく影響することになります。

自己免疫性脳炎の治療は免疫療法が主となります。第一選択は治療としてステロイドパルス療法、免疫グロブリン大量療法、血漿交換療法があります。第二選択として免疫抑制薬で治療を行うことがあります。一つの療法で効果がみられることもありますが、改善がみられないときは別の療法を試し、一度だけではなく何回か試すことも大切です。

まとめ

その他の認知症としてハンチントン病、クロイツフェルト・ヤコブ病、自己免疫性脳炎について説明しました。ハンチントン病についてはその特徴を説明し、遺伝性疾患であるため注意しなければならない点について述べました。クロイツフェルト・ヤコブ病では患者・家族の悩みや苦痛を理解し疾患を受け入れる過程を見守るため疾患や支援についての正確な情報を得ることが重要であることを説明し、そのための情報サイトについて記載しました。自己免疫性脳炎は診断についてを解説し、治療までかかった時間が予後を左右すること、治療の内容について説明しました。

引用文献

1） http://prion.umin.jp/guideline/pdf/guideline_2020.pdf
2） http://prion.umin.jp/guideline/pdf/cjd_2020v6.pdf
3） Graus F, Titulaer MJ, Balu R, et al. A clinical approach to diagnosis of autoimmune encephalitis. Lancet Neurol. 2016; 15: 391-404.
4） 下畑享良編「脳神経内科診断ハンドブック」2023年、中外医学社

第2章
(11)

認知症の認知機能障害と行動・心理症状

キーワード
・中核症状　・エピソード記憶　・意味記憶　・作業記憶
・もの忘れ相談プログラム　・健忘失語　・語義失語　・構音障害
・肢節運動失行　・観念運動失行　・観念失行　・着衣失行
・左右失認　・手指失認　・周徊　・行動・心理症状
・BPSD　・徘徊　・もの盗られ妄想　・弄便

はじめに

認知症の症状には認知機能障害（中核症状）と行動・心理症状（BPSD）があります。BPSD の中でも徘徊という症状が有名ですが、徘徊のある人が必ずしも認知症ということではありません。認知症以外でも徘徊することはあります。認知症による徘徊であれば、必ず中核症状である認知機能障害があります。認知症の診断には中核症状の把握が不可欠です。また、治療面からも中核症状の治療薬と BPSD の治療薬は基本的に異なるので、症状の的確な把握はその面からも重要です。

本節では認知症の中核症状と BPSD について詳述します。

1. 認知機能障害 (中核症状)

①　記憶障害

記憶には、エピソード記憶、意味記憶、手続き記憶などがあります。エピソード記憶は、個人の生活史の中で起こった出来事などの記憶です。意味記憶とは言葉の意味や概念などの一般的な知識についての記憶のことです。手続き記憶は身体で覚えた記憶で、一般的に最後まで保たれることの多いものです。

認知症の代表疾患である AD ではエピソード記憶が障害されます。「さっきしたことを忘れてしまう」「どこかへ行って帰ってきても、それを忘れてしまう」という症状が出てきます。また、最近の記憶への障害が多く、古い記憶は進行期まで保たれることが多いです。そのため、認知症の人の家族は、最近のことは忘れているが、自分が忘れているような古いことを覚えているので大丈夫かなと思い込んでしまい病院受診が遅れることがあります。また、記憶障害は基本的には緩徐に進行します。

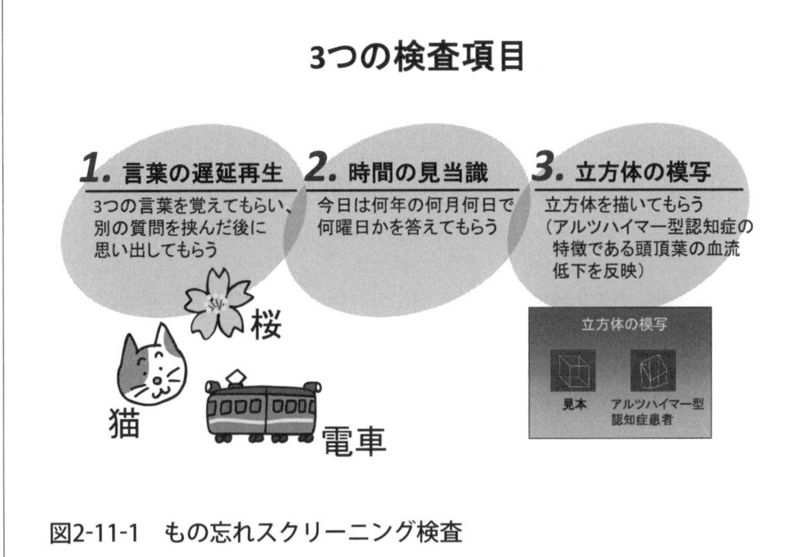

3つの検査項目
1. 言葉の遅延再生
3つの言葉を覚えてもらい、別の質問を挟んだ後に思い出してもらう
桜
猫
電車
2. 時間の見当識
今日は何年の何月何日で何曜日かを答えてもらう
3. 立方体の模写
立方体を描いてもらう（アルツハイマー型認知症の特徴である頭頂葉の血流低下を反映）
立方体の模写
見本
アルツハイマー型認知症患者

図2-11-1　もの忘れスクリーニング検査

意味記憶が障害される病気は意味性認知症です。これは前頭側頭葉変性症に分類される病気の一つです。意味記憶とは、言葉の意味や数式などの一般的な知識や常識などに関する記憶のことです。

作業記憶とは何か目的をもって作業をしているときに使用している一時的な記憶機能のことです。作業記憶はほかの記憶に比べて最後まで保たれることが多いのでリハビリにもよく使われます。

②　見当識障害

見当識には、今が何年の何月、何日、何曜日かという日時の見当識、自分がいる場所はどこかという場所の見当識、この人がだれなのかという人の見当識などがあります。ADでは日時の見当識が一番に障害されるので、日時の見当識を評価することが早期診断に重要です。日時の見当識は、日々変化していくので把握することが難しく、鋭敏な症状といえます。

③　視空間認知障害

視空間認知障害は視力障害がないにもかかわらず、平面的、立体的な位置関係がわからなくなり、椅子にうまく座れなくなったり、図形を描くことが下手になったり、車の車庫入れがうまくできなくなったりします。ADやDLBで認められることが多い症状です。

ADの早期発見

認知症の約6～7割を占めるADの早期発見がとても重要です。早期発見に役立つのは、初期に出現する最近の記憶障害、日時の見当識障害、視空間認知障害などの症状です。もの忘れスクリーニング検査（図2-11-1）

は、この3つの検査項目だけを選択して行うものです[1)]。さらに、これをタッチパネル式コンピューターを用いてできるようにしたのが、もの忘れ相談プログラム（図2-11-2）です。これらの検査法は3～5分以内で施行可能で精度も高く、検者も被験者も負担が軽い方法です[2)]。新型コロナウイルス感染予防など人が対面で検査をしなくてよいというメリットもあります。

④　実行機能障害

実行機能とは計画を立て、それを適切に実行する機能であり、これが障害されると日常生活に明らかな支障をきたすようになります。この機能をみるために日常生活の中でわかりやすいのは料理を作るということです。料理は、栄養のバランスを考えて献立を作り、買いものをし、調理をするというプロセスを経て完成しますが、実行機能障害が出現すると料理を以前のように作れなくなります。

検査法としてはウィスコンシンカードソーティングテスト（WCST：Wisconsin Card Sorting Test)、ストループテスト（ST：Stroop Test) などがあります。日常生活動作の中で実行機能の状況が把握できれば、これらの検査を必ず行わなければいけないということではありません。

⑤　判断力の障害

判断力の障害は、社会生活や日常生活のいろいろな場面で判断を適切に行うことができなくなる症状です。この症状も、実行機能障害と同様に出現すると生活に支障をきたすようになります。高度な判断を必要とする職種に就いている人が認知症になると、記憶障害がそれほど進んでいない段階にもかかわらず、判断力の低下から社会生活に支障が出て来院されるケースがあります。

検査としては、「宛名の書いてある郵便物を拾ったらどうしますか？」「火事を目撃したらどうしますか？」「人に借りた傘を失くしたらどうしますか？」などの質問をして判断力を評価します。

⑥　失語

失語にもいろいろな種類の失語がありますが、ADでは健忘失語という適切な言葉を思い出せなかったり、品物の名前が出てこなかったりするタイプの失語が初期に多くみられます。意味性認知症では語義失語を呈します。具体的には「鉛筆」を見せ、「これは何ですか」と尋ねても名前を答えられません。

失語の場合、まずは構音障害との鑑別が必要です。構音障害はろれつが回りにくくなるため、言葉がすぐに出てきません。そのため、言葉が出にくいということで失語と間違えられることがあり注意が必要です。また、原因によっては嚥下障害を伴うこともあり、嚥下性肺炎への注意も必要です。

検査としては標準失語症検査（SLTA：Standard Language Test of Aphasia）が、日本で最もよく用いられている総合的な失語症検査です。いろいろな品物を見せて名前を言ってもらう、文章を提示して読んでもらう、読み書きをしてもらうなどがあります。

⑦　失行

運動麻痺や失調などがなく、目的行為を理解しているにもかかわらず、正しく行為を遂行できない状態をいいます。失行には、肢節運動失行、観念運動失行、観念失行、構成失行、着衣失行などがあります。

肢節運動失行の検査では「手指を順次屈伸させる」「本のページをめくる」などの動作を指示します。観念運動失行の検査では「さようなら」「敬礼」などの動作を口頭で指示します。観念失行の検査では日常物品（マッチ、ほか）の使用を指示します。構成失行の検査では手指の形を模倣したり（図2-11-3、図2-11-4）、立方体の絵を模

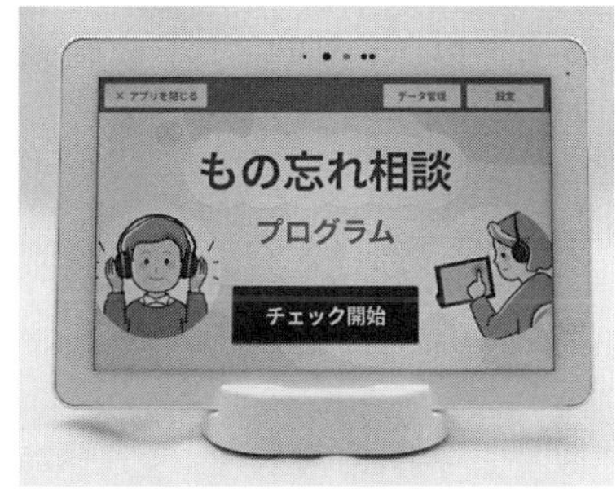

図2-11-2　もの忘れ相談プログラム　株式会社LIMNO提供

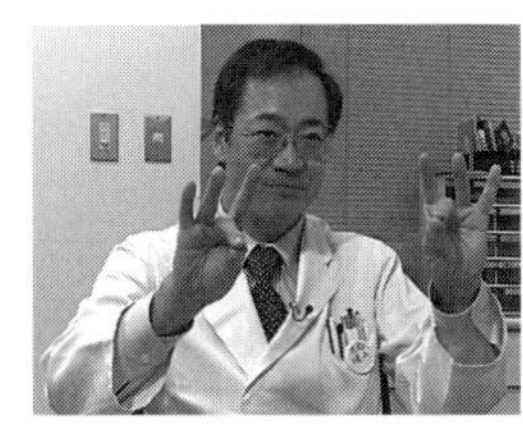
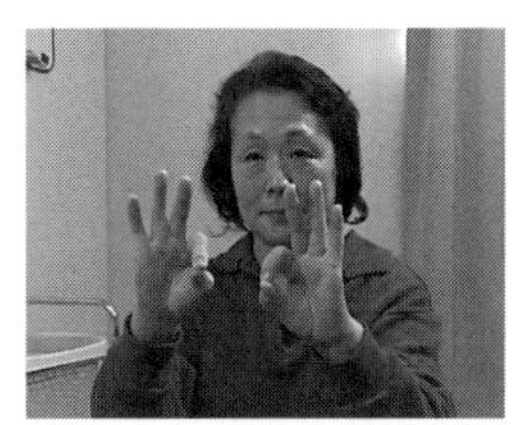

図2-11-3　構成失行の診かた 1

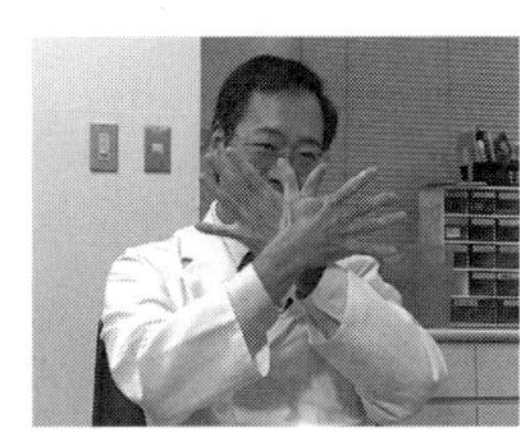
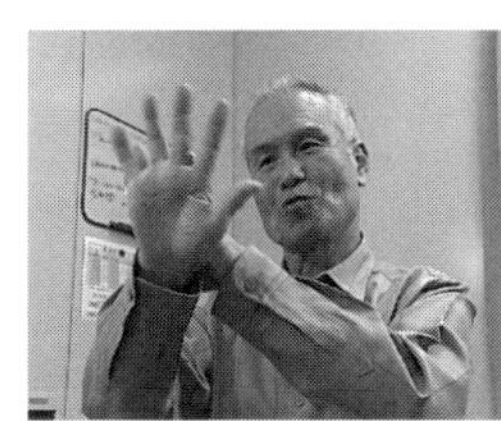

図2-11-4　構成失行の診かた 2

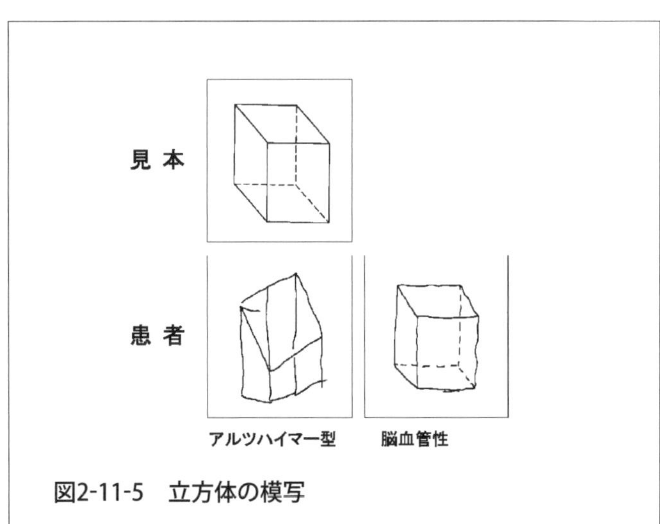

図2-11-5　立方体の模写

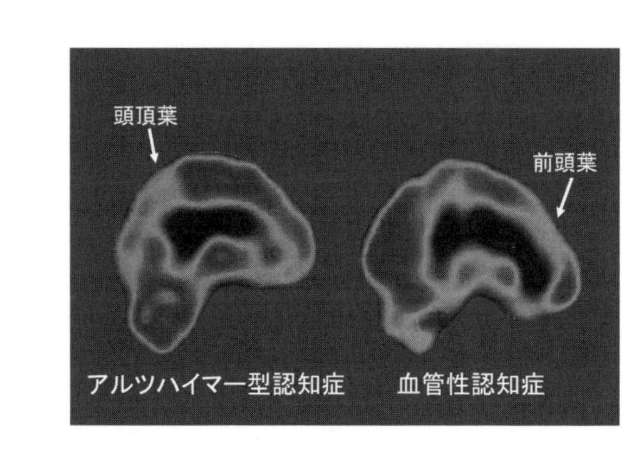

図2-11-6　脳血流シンチ（SPECT）

写させます（図2-10-5）。ADでは立方体の絵の模写ができなくなりますが、VDでは保たれており鑑別診断の一助になります。その理由は、ADでは責任病巣となる頭頂葉の血流が低下しているからです（図2-10-6左）。一方、VDでは前頭葉の血流は低下していますが頭頂葉の血流は保たれているので模写できるのです（図2-10-6右）。着衣失行の検査では服を脱いで着てもらうという行為を指示します。以上のような指示に対して、適切に行えるか否かを評価します。

⑧　失認

左右がわからなくなる左右失認、指の名前がわからなくなる手指失認、場所がわからなくなり道に迷うような地誌失認などがあります。

検査としては、左右失認では患者の手の左右を尋ね、正解すれば次に検者の手の左右を尋ねます。検者の手の左右を尋ねる問題は、患者の手の左右を尋ねる問題より難易度が高くなります。手指失認の検査では、指の名前を尋ねて答えることができるかを調べます。

⑨　常同行動

時刻表的な同様の行動を繰り返すもので、しばしば前頭側頭型認知症でみられます。具体的には、同じ椅子に座る、同じ道を散歩する（周徊）という行動です。ADでしばしばみられる徘徊と異なり、道に迷うことはほとんどありません。ADではBPSDとして扱われますが、前頭側頭型認知症では中核症状として扱われるべき症状です。

2. 行動・心理症状（BPSD）

①　徘徊

徘徊は最も周囲を困らせる代表的な症状の一つです。近年は、徘徊して行方不明となり遺体で発見される、自動車で徘徊をして人身事故を起こす、鉄道線路で轢かれて裁判沙汰となるなど、マスコミによく取り上げられています。

徘徊という言葉は、意味もなくあてもなく歩き回るという意味ですが、本人は目的をもって行動しているのです。ただ、その行動が周囲の人からみると、意味のない行動と評価されているのです。例えば、本人は会社に行こうとして出かけているのですが目的地が発見できず、一生懸命目的地を目指して歩き回っているのです。実際にはすでに会社を定年退職していて行く必要がないのにです。周囲の人たちには、意味のない行動と決めつけず、本人の気持ちを大切にした接し方をしてほしいと思います。

② 暴言、暴力

病前は穏やかであった人が、思いもよらない暴言を吐いたり、ひどくなると暴力行為に及ぶ場合があります。今までのようにスムーズに行動ができないことへのいら立ちであったり、忘れたり、うまくできなかったりすることを周囲の人から指摘されて逆切れしているような状態です。多くの場合、周囲の人の接し方によって暴言や暴力が出現しているので、周囲の人がこのような本人の気持ちに配慮した対応を心がけてほしいと思います。

③ 幻覚・妄想

幻覚は見えないものが見えたり、見えているものが違うものに見えたりする症状です。DLB では生々しい幻覚が特徴で、「小人が見える」「鎧武者が見える」と訴えることが多くあります。幻覚への最も悪い対応は、頭ごなしに「そんなものは見えない」と否定してしまうことです。本人の脳の中では見えているものとして情報処理がなされているので、本人は間違ったことを言っているとは考えていません。それなのに頭ごなしに否定されると、周囲の人への信頼を失ってしまい、さらに幻覚を悪化させることにつながります。見えなくても「本当だ、見えるね」と同調するような対応が一見良いように思われますが、このような対応も適切ではありません。見えないのに見えると同調するような対応を続けていると、幻覚が定着してしまうといわれています。では、どのような対応をすればよいのでしょうか？　それは、幻覚の症状について、しっかりと話を聞いてあげることです。本人も親身になって聞いてもらえると安心し、周囲の人を信頼することになります。このような適切な対応をしていると、自然に幻覚が軽減することをよく経験しています。

妄想は、実際にはないことをあるように言うことです。AD などで多くみられるのがもの盗られ妄想です。盗られたという妄想を抱くものとしては、財布、通帳、証書などのお金に関係したものが多いです。だれが犯人扱いされるかというと多くの場合、最も身近でお世話をしている人です。

このため身近で世話をしている人には、あらかじめ説明しておくべきでしょう。そうしないと犯人扱いされることで介護意欲を失ってしまう場合が少なくないからです。そのためには早期診断をして、もの盗られ妄想が出現する前にその説明をすべきだと考えます。「犯人扱いされるのは最も熱心に介護しておられるためである」ということを知っておいてもらうことはとても重要です。早期診断は早期薬物治療のために必要なだけではないということを知っておいてもらいたいと思います。

もの盗られ妄想への具体的な対応法ですが、犯人扱いされている人が先に見つけて「ここにありましたよ」と言うと、本人は「やっぱりあなたが犯人だから、どこにあるかすぐにわかったのね」と思って火に油を注ぐことになりかねません。そこで、一緒に探して、本人が気付いて自分で見つけるようにするのがお勧めです。

④ アパシー(無気力)

アパシーとは、自分から何かをしたいという自発性や意欲が著しく低下した状態です。無気力となり、何に対してもやる気が起きない状態を指します。例えば、歯磨きや着替え、入浴など日常生活動作を面倒くさがるようになり、また外出の機会が減って家に閉じこもり傾向になります。閉じこもり傾向になると認知機能も低下するという悪循環になりますので、デイサービスなどを利用して閉じこもり傾向を改善することが必要です。

⑤ 帰宅願望

帰宅願望とは「家に帰りたい」と強く主張したり、実際に家に帰ろうとしたりする行動がみられる症状です。病院に入院したり施設に入所したりしている人が「家に帰りたい」というのは理解しやすいのですが、自宅にいながら「家に帰りたい」という症状が出ると家族は理解しがたいことが多いです。そして、「何言っているの、ここはあなたの家でしょう。どこへ帰るの？」と叱責するような言い方になりがちです。結婚した人だと「実家に帰りたい」と考えていることが多いです。しかし、実家はすでになくなっていたり、もう世代が代わって実際には帰れる状況にないことも多いのです。ではなぜ、そのような訴えが出るのでしょうか？　現在の家の環境の居心地がとても悪い、自分の役割がないなどが原因で、住み慣れた家や家族のもとに帰りたいという願望につながります。これは、昔の良かった時代の家に帰りたいという気持ちなのです。帰宅願望が強くなると、一人で外出し徘徊につながることがあるので注意が必要です。対策としては、居心地の良い環境をつくること、今できることで役割をもってもらうようにすること（洗濯物を畳む、食器洗いを手伝う、など）です。

⑥ 不潔行為

便器の中に手を入れたり、トイレ以外の場所で失禁してしまうなどは不潔行為と呼ばれます。その中でも、自分の排泄物を手で触ったり、衣服や壁にこすりつけてしまう弄便は、介護者への負担が大きい症状です。弄便の多くは、排泄物による違和感や、おむつの不快感が原因と考えられています。おむつが不快だから中の排泄物を取り除こうとして手に便がついてしまう、手についた便をどうしたらいいかわからなくて衣服や壁にこすりつけてしまうなどです。本人にその気はなくても結果として弄便になってしまうことが多いようです。

まとめ

認知症の認知機能症状（中核症状）と行動・心理症状（BPSD）には、それぞれどのような症状があり、どのような対応が良いかについて概説しました。認知症の症状を正しく理解することで、第１次予防、第２次予防、第３次予防の全ての予防を切れ目なく行うことができると思います。

引用文献

1） 浦上克哉「痴呆症の治療意義と適切なケアについて－主治医意見書のポイントを含めて－」癌と化学療法 30、p.49-53、2003年

2） 浦上克哉、谷口美也子、佐久間研司ほか「アルツハイマー型痴呆の遺伝子多型と簡易スクリーニング法」老年精医誌 13、p.5-10、2002年

第2章
(12)

認知症診断の流れ・手順

キーワード ・認知症診断 ・かかりつけ医 ・認知症疾患医療センター ・画像検査

はじめに

認知症診断なくしてその後の治療やケアを行うことはできないのはいうまでもありません。本節では、認知症診断の具体的な流れ・手順をかかりつけ医にもわかりやすく解説を試みます。ここでいう認知症診断はあくまで臨床診断であり、病理診断による確定診断ではありません。

生前にADと診断されていたケースであっても、剖検してみると、病理診断上は別の変性疾患であるということもありえます。また、特発性正常圧水頭症やビタミン欠乏による認知症などは、治療可能な認知症（treatable dementia）であるため、適正なプロセスの中で、これらを除外しておくことは必要です。認知症診断は、操作的診断基準として米国精神医学会「Statistical Manual of Mental Disorders, Fifth Edition（DSM-5）」[1]における認知症（major neurocognitive disorder）の診断基準がありますが、実際には、以下に紹介する診断の手順により臨床診断をつけているのが実情です。

1. どこで認知症診断を行うか

一番理想的なのは、かかりつけ医が診断できることです。ここで診断ができなければ、必要に応じてその患者に適した認知症専門医を紹介したほうがよいでしょう。認知症診断のために病院や診療所などの専門医を受診する場合、どの診療科で診断を受けるかによって、診療科の医師による得意・不得意があることは否めません。精神科であれば、老年期のうつ病や精神障害との鑑別が得意な可能性があり、また脳神経内科であれば、パーキンソン病に伴う認知症、進行性核上性麻痺、大脳皮質基底核変性症に代表されるような運動機能障害を伴う認知症の診断は得意であると考えられます。最近では全国で認知症疾患医療センターが整備され（2023〈令和5〉

表2-12-1　認知症疾患医療センター運営事業

認知症疾患医療センター運営事業

○認知症疾患に関する鑑別診断や医療相談を行うほか、地域での認知症医療提供体制の構築を図る事業（H20年度創設）
○本人や家族に対し今後の生活等に関する不安が軽減されるよう行う「診断後等支援」や、都道府県・指定都市が行う地域連携体制の推進等を支援する「事業の着実な実施に向けた取組」なども実施
○実施主体：都道府県・指定都市（病院または診療所を指定）
○設置数：全国に**５０５カ所**（令和５年１０月現在）【認知症施策推進大綱．KPI/目標】全国で500カ所、2次医療圏ごとに１カ所以上

		基幹型Ⅰ	基幹型Ⅱ	地域型	連携型
主な医療機関		総合病院、大学病院等		精神科病院、一般病院	診療所、一般病院
設置数（令和５年10月現在）		１７カ所	４カ所	３８６カ所	９８カ所
基本的活動圏域		都道府県圏域		二次医療圏域	
専門的医療機能	鑑別診断等	認知症の鑑別診断及び専門医療相談			
	人員配置	・専門医又は鑑別診断等の専門医療を主たる業務とした5年以上の臨床経験を有する医師　（1名以上） ・臨床心理技術者　（1名以上） ・精神保健福祉士又は保健師等　（2名以上）		・専門医又は鑑別診断等の専門医療を主たる業務とした5年以上の臨床経験を有する医師（1名以上） ・臨床心理技術者　（1名以上） ・精神保健福祉士又は保健師等（2名以上）	・専門医又は鑑別診断等の専門医療を主たる業務とした5年以上の臨床経験を有する医師（1名以上） ・看護師、保健師、精神保健福祉士、臨床心理技術者等（1名以上）
	検査体制（※他の医療機関との連携で可）	・ＣＴ ・ＭＲＩ ・ＳＰＥＣＴ（※）		・ＣＴ ・ＭＲＩ（※） ・ＳＰＥＣＴ（※）	・ＣＴ（※） ・ＭＲＩ（※） ・ＳＰＥＣＴ（※）
	ＢＰＳＤ・身体合併症対応	救急医療機関として空床を確保	急性期入院治療を行える他の医療機関との連携で可		
	医療相談室の設置	必須			－
地域連携機能		・地域への認知症に関する情報発信、普及啓発、地域住民からの相談対応 ・認知症サポート医、かかりつけ医や地域包括支援センター等に対する研修の実施 ・地域での連携体制強化のための「認知症疾患医療センター地域連携会議」の組織化　等			
診断後等支援機能		・診断後等の認知症の人や家族に対する相談支援や当事者等によるピア活動や交流会の開催			
事業の着実な実施に向けた取組の推進		都道府県・指定都市が行う取組への積極的な関与		※基幹型が存在しない場合、地域型・連携型が連携することにより実施	

https://www.mhlw.go.jp/content/001173034.pdf

年10月現在：全国で505ヵ所：表2-12-1[2)]）、中には精神科・脳神経内科協働で運営されているセンターもあり、ここでは一施設の中でお互いの診療科の強みを生かせます。以下、診療科によらない最低限必要と思われる診断の流れを紹介します。

2. 実際の認知症診断の流れ

病院であっても診療所であっても、実際の認知症診断の流れは大きくは変わりません。①予約から待合室、②診察室、③検査室（神経心理学的検査・血液検査など）、④画像検査（形態画像検査・機能画像検査など）、⑤その他の検査という流れです（図2-12-1）。①～⑤のプロセスは、大学病院や総合病院などの基幹型や地域拠点型認知症疾患センターでは、ワンストップで行うことができ、同日にある程度の診断ができます。筆者の所属する診療所（連携型認知症疾患センター）では、画像検査を自院で行うことができず、同日もしくは後日に病診・診診連携で画像検査を行うことになるため、診断をつけるためにはある程度の期間がかかります。ADなどの変性性認知症であれば、同日に診断をつける必要はありませんが、慢性

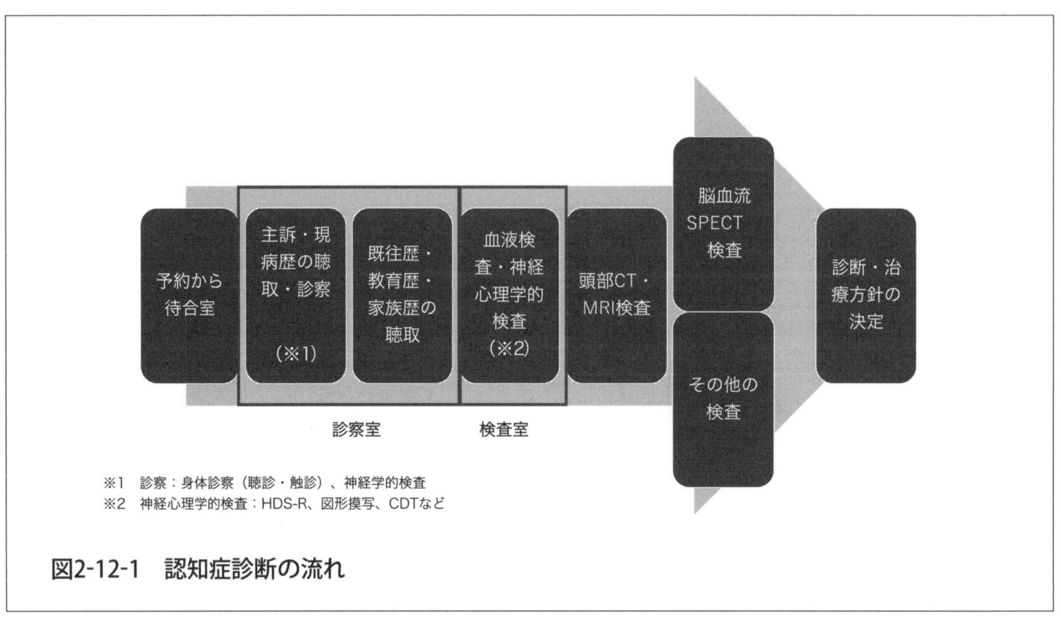

図2-12-1　認知症診断の流れ

硬膜下血種やアルコール多飲によるウェルニッケ症候群、身体疾患によるせん妄などがまぎれていた場合には、迅速な対応が必要になるため、診察場面での医師の力量が問われます。

①　予約から待合室

ウォークインでの飛び込み相談やかかりつけの主治医についでに相談するというケースでない限り、認知症診断は「もの忘れ外来」や「メモリークリニック」に電話して予約となることが多いです。この場合は、社会福祉士や精神保健福祉士などの相談員が対応することになります。ここで、BPSD が明らかに激しい場合には、入院治療も考慮に入れて精神科病院の外来を受診したほうがよいでしょう。よって当院のような入院施設のない「もの忘れ外来」では、予約の段階で病床のある医療機関を勧めることもあります。患者が来院した場合は、まず待合室で問診票（図2-12-2）を渡すようにします。問診票の工夫は各医療機関で異なりますが、教育歴や職歴などの質問項目があると、診察場面でその話題にスムーズに触れることができ、有用と考えます。

②　診察室

診察室では、できるだけ患者を招き入れるようなかたちをとるのが理想です。患者をアナウンスで呼ぶ場合もありますが、待合室で待っている様子を観察できれば、より多くの情報が得られます。患者が部屋に入ってくるときの表情（抑うつ的か仮面様か）や態度、また歩行の様子などは必ず

問診票 （メモリーケアクリニック湘南）

ID　氏名　記入日　年　月　日

記入者　（ 本人　続柄：　）

住所　TEL

緊急連絡先　氏名　（続柄　）　TEL

(1)　受診はどなたのご判断ですか

□本人　□ご家族　□その他（　）

(2)受診をした理由を教えて下さい

(3)いつから、どのような変化がありましたか（具体的にご記入下さい）

(4)治療中の病気はありますか

(5)お薬を飲んでいますか

□有（お薬手帳を見せてください）　□無

(6)今までにかかった病気を教えてください

□高血圧 □糖尿病 □高脂血症 □がん（　）

□脳卒中 □心臓の病気 □その他（　）

(7)お薬や食べ物などでアレルギーはありますか

□有（　）　□無

□電子カルテ取込　裏面もございます

(8)お酒は飲みますか □はい（頻度・量：　）□いいえ

タバコは吸いますか □はい　□いいえ　□以前は吸っていた

(9)最終学歴を教えてください

(10)職歴を教えてください（内容や期間など）

歳～　歳まで：

歳～　歳まで：

(11)今の生活状況などをご記入下さい

○お住まい　□自宅　□施設

○結婚はされていますか　□既婚　□未婚　□離婚　□死別

○お子さんはいらっしゃいますか

○同居されている方はどなたですか

○運転免許はお持ちですか

□有（□運転している □運転していない）　□無

○介護保険の要介護認定は受けていますか

□要支援１.２ 要介護１.２.３.４.５（○をつけてください）

□申請中　□申請していない　□不明

(12)ご家族やご親族に認知症の方はいらっしゃいますか、いましたか

□いる・いた（　）　□いない

(13)治療に関するご希望をお聞かせ下さい

図2-12-2　問診票

確認します。パーキンソン病様の歩行があるかどうかなどの運動機能障害を観察するだけでなく、杖歩行であったり、車いすであったりという情報も大切です。歩行障害が明らかな場合は、整形外科疾患や脳血管障害などの既往がないか、またそれがいつからかを聴取しておく必要があります。

そして診察室の中では、まず医師が自己紹介をして、本人の来院をねぎらい、家族がいる場合は、本人・家族の順番で挨拶をするのが理想です。最初の言葉掛けは、治療者の各々のやり方で構いませんが、来院したのはどうしてかという主訴を聞くと同時に、今回の来院が本人の意思であるのかどうかもあわせて尋ねます。口ごもるようであれば、「ご家族が心配されて来られたんですか」などの表現で尋ねると、「そうなんです。息子が（心配して）」などと答えて、場の緊張がほぐれることが多いです。またこの質問により、間接的に本人の病識なども推測することができます。その後は、問診票やこれからの面接を利用して、主訴、既往歴、教育歴、家族歴、現病歴を聴取し、診療録に記載することになります。

そしていうまでもありませんが、診療録はあとから振り返ったときに貴重な情報源になります。認知症の診断は、しばしば進行の過程で変更修正されることもあります。

主訴・現病歴の聴取

認知症診断で最も重要なことは主訴を尋ね、臨床経過を聴取することです。本人が説明できるのであれば、本人から話を聞きますが、本人の記憶があいまいであれば、家族の情報もあわせて病歴を聞くことになります。いつごろからどんな症状が出現したのか、その経過が緩やかか急速に進行しているかなども押さえる必要があります。

ADでは、近時記憶障害で発症することが多く、進行に伴い見当識障害や頭頂葉症状が加わり、料理の段取りが悪くなるなど実行機能障害もみられることが多いです。接触は社会性が保たれていることが多いですが、取り繕いが目立ちます。DLBでは、嗅覚障害やレム睡眠行動異常症が、明らかな記憶障害が始まる数年前から出現する場合もあり、DLBを疑う場合には、これらの症状も聴取します。急速に進行する場合には、脳血管障害、脳腫瘍、慢性硬膜下血腫、クロイツフェルト・ヤコブ病などの疾患の可能性があり注意が必要です。

また主訴に対しての医療機関への受診歴、そこで医師からどのような説明があったかについても大事になります。現病歴を聴取する中で、日常生活に支障があるかどうかもあわせて聞きます。筆者が図2-12-2に示した問診票の質問項目中に含めるかたちでも構いませんが、介護保険の要介護認定の申請の有無、介護度を確認しておきます。

既往歴の聴取

既往歴は、現在の併存疾患を知るうえで重要です。胃全摘出術の既往のある患者では、ビタミンB12の吸収障害より大球性貧血となり、認知機能低下にも影響を与えることがあるのは有名な話です。それ以外にも橋本病、バセドウ病などの甲状腺疾患が、認知症の症状を修飾している可能性にも留意する必要があります。また現在内服中の薬剤についての情報を得る必要があるため、お薬手帳は必ず確認し、診療録に初診時点で内服中の薬剤を記載しておきます。特に、認知機能に影響を与える可能性がある向精神薬、抗コリン薬、H2ブロッカーなどの服用の有無の確認は重要です。これらの薬剤を内服している場合には、その薬剤を中止するだけで、認知機能や精神症状が改善する場合も多いです。

教育歴の聴取

あらかじめ問診票を使って記載してもらっておくと診察室での診療時間は短縮できます。生育・発達に問題がなかったかや、教育歴も大切になります。もともと知的障害や発達障害などが併存症としてあった場合、認知症発症後もそのことを勘案する必要があります。発達障害がベースにあり、

ADとなった際に、その人がもっているもともとの執着気質などが前景に目立つようになり、前頭側頭型認知症のようにみえることもあります。

家族歴の聴取

精神疾患や変性疾患の家族歴聴取は必須です。若年発症で、家族内に認知症の人が多くいる場合には、遺伝性のものである可能性があります。感受性遺伝子であるApoE遺伝子の影響は、ADのリスクを上げ、最も遺伝的なリスクの高いε4/ε4では最大12倍程度リスクが高くなるといわれています[3)]。

前記の病歴聴取は、医師が行うのが理想ですが、熟練した心理士や相談員が代わりに行うことも可能です。

③ 検査室（神経心理学的検査・血液検査など）

ここでの対応は、熱、血圧、脈拍、動脈血酸素飽和度などのバイタルチェックに加えて、聴診・触診といった身体診察や神経学的検査をするとともに、神経心理学的検査、血液検査などを行います。実際は病歴聴取の合間に身体診察を含めたり、あるいは、診察室に入ってきた時点でバイタルチェックしたりすることもあります。また検査室がない診療所では、一連の診察が診察室内で行われることもあります。神経学的検査に関しては、局所神経徴候のほか、手首固化徴候などでパーキンソン症状を確認するなどはどの診療科の医師であっても最低限行います。身体診察の合間に、手指模倣などで視覚構成障害の有無を確認することもできますが、簡便にできる神経心理学的検査の代表的なものとして、HDS-RやMMSEなどが用いられることが多いです。加えて、MoCA（Montreal Cognitive Assessment）やADAS（Alzheimer's Disease Assessment Scale)、前頭葉機能検査FAB（Frontal Assessment Battery)、時計描画テスト（CDT）などが用いられることもあります。熟練した心理士や看護師でも神経心理学的検査は行うことができますが、神経心理学的検査を医師自ら行う過程で診断へのヒントを得られることも多く、ケースバイケースで対応します。DLBが疑われるケースでは、ノイズ版パレイドリア・テストなどを行うことも有益です。血液検査は認知機能低下を引き起こす身体疾患の除外を目的としますが、実際には身体診察を行う中で、貧血などの情報は検査結果を待つまでもなく事前に得られますし、身体状況が悪いと推測する場合には、同日に2次救急病院受診を指示したり、翌日もしくは1週間以内など近々の受診を指示する場合もあります。

④ 画像検査（形態画像検査・機能画像検査など）

CT 検査・MRI 検査などの形態画像検査や、SPECT 検査・PET 検査などの機能画像検査を組み合わせて診断を行います。連携型認知症疾患センターやかかりつけ医には大抵画像診断検査装置がないため、地域の中での連携により画像検査を行います。

形態画像検査では、第一に、脳腫瘍、脳出血、新しい脳梗塞、慢性硬膜下血腫などの器質性疾患がないかを除外します。AD では、側頭葉内側部の海馬領域の萎縮、びまん性脳萎縮を認めますが、若年性の場合は、ある程度進行するまでは萎縮が目立たないことも多く、機能画像検査で後部帯状回や側頭頭頂葉の血流低下の確認が有用です。VD では、**視床梗塞**※のように、小さな単一の脳梗塞だけで認知障害を起こすものがある一方で、多発性ラクナ梗塞やビンスワンガー病といった深部白質の虚血性病変による VD もあります。

※視床梗塞

視床の中でも視床前核は前頭葉と側頭葉前方部に繊維連絡があり、同部位の梗塞によって、記憶障害に加えて思考緩慢、換語困難を認めることがある。視床などの高次脳機能に重要な部位の病変による認知症は、戦略的な部位の単一病変による認知症として分類される。

重要なポイントとしては、画像上の血管病変が認知機能障害の発現に寄与しているかどうかを見極めることです。DLB では、初期には側頭葉内側部の萎縮は目立たず、後頭葉の血流低下を認めることがあります。MIBG 心筋シンチグラフィーやドパミントランスポーターシンチグラフィー（DAT スキャン）検査、睡眠ポリソムノグラフィー検査をすることで診断精度を高めることができます。前頭側頭型認知症では、前頭葉や側頭葉前方部の限局性のナイフの刃状の萎縮を認めることが多く、機能画像検査では同部位の血流・代謝の低下を認めることが多いです。初期に萎縮が目立たない場合でも機能画像検査で異常を検出することができます。

⑤ その他の検査

髄膜炎、脳炎などが疑われる場合は髄液検査、てんかんが疑われるときは脳波検査などを行いますが、自院で検査ができない場合もあるので、地域拠点型認知症疾患医療センターなどの専門医療機関に紹介する必要があります。

まとめ

認知症診断の大まかな手順・流れを解説しました。認知症専門医でなくても、全てのかかりつけ医が自分で認知症診断をできるのが理想ですが、必要に応じて地域の認知症疾患医療センターを利用してもよいです。一番大切なことは、単に診断をつけることではなく、診断後支援であり、しっかり治療方針を立て患者・家族と伴走を続けることです。性急に診断をつけることにやっきになって、結果として医療機関からドロップアウトしてしまい、診断はついても治療につながらなければ本末転倒です。願わくば、かかりつけ医として、継続してフォローし、看取りまで診ることができるのが理想です。

引用文献

1） 高橋三郎、大野裕監訳『DSM-5 精神疾患の診断・統計マニュアル』2014年、医学書院
2） 認知症疾患医療センター運営事業　https://www.mhlw.go.jp/content/001173034.pdf　2023年10月現在
3） Hsiung GY, Sadovnick AD. Genetics and dementia: risk factors, diagnosis, and management. Alzheimers Dement. :418-27, 2007

第2章

(13)

認知症との鑑別

キーワード
・妄想性障害　・老年期うつ病　・せん妄　・高齢発症てんかん
・焦点意識減損発作　・非けいれん性てんかん重積
・一過性てんかん性健忘

はじめに

認知症との鑑別を必要とすることがある病態・疾患のうち、老年期妄想性障害・老年期うつ病・せん妄・高齢発症てんかんという4つの病態について解説します。

高齢者の妄想性障害やうつ病について述べるにあたり、まず「妄想性障害やうつ病などの精神疾患（統合失調症や双極性障害も含めて）に、高齢者と非高齢者の間で原因・病態に違いがあるのか」という疑問が生じると思います。これに対する意見として、大きくは2つあって、1つは「(年齢によって症状的に差異はあるが）本質的には同じ病態である」というもの、もう1つは「本質的にも異なる病態である」というものです。しかし残念ながら、この疑問に自信をもって答えられる精神科医は、世界中を探してもいないのではないかと思います。例えば、1980年に発表されたDSM-Ⅲの統合失調症の診断基準では、「発症は45歳以前」とされていました。ところが、その後に改訂されたDSM-Ⅲ-R（1987年）・DSM-Ⅳ（1994年）・DSM-Ⅳ-TR（2000年）では、「中高年でも発症する場合がある」とされ、現在のDSM-5（2013年）でも同様に発症年齢での縛りはありません[1]。その一方で、60歳以上の高齢期以後に発症する場合に、「最遅発性統合失調症様精神病（very late-onset schizophrenia-like psychosis)」と呼ぶこともあり、この用語には「こんな高齢発症のものを本当に統合失調症としていいのか」という躊躇が感じられます。この問題に対しては、DSMでどう規定されていようと、臨床家・研究者によって見解は異なるように思われます。

1．妄想性障害（遅発パラフレニア：late paraphrenia)

妄想性障害の解説の前に、まず「妄想性障害と統合失調症は、同じ病態なのか、異なるのか」という疑問があると思います。この問題にも未だ決着はついていないと思いますが、DSMにおいては両者を「操作的(operational)」に区分しています。詳細は成書を参照してほしいのですが[1)]、単純にいうと「妄想性障害は、妄想が主体であって、統合失調症のように幻覚は優勢ではなく、その幻覚も妄想に関連している」といえるかと思います。

妄想性障害と認知症との鑑別が必要な理由は、認知症でも妄想は多く認められるからです（初発症状のこともあります）。そうすると、「認知症では幻覚は少ないのか」との声があがりそうです。この問いに対しては、「DLBでは幻覚、特に幻視は中核的症状の一つであり、ごく普通に認められるが、（統合失調症の中核的症状の）幻聴は多くはなく、その特徴も異なります[2)]。DLB以外の認知症では（せん妄になっていない限り）幻覚の認められることは少ない」と答えておくのがいいと思います。「例外だらけじゃないか」という苦情が聞こえてきそうですが、このあたりの機微は実際に認知症や精神病診療の臨床をしていないとわかりにくいかもしれません。

「高齢期発症の妄想性障害（精神科臨床では「遅発パラフレニー」という用語もよく使います）は、認知症とは異なるのか？　同じ場合もあるのか」という問いに答えるのは困難です。老年期妄想性障害も認知症も、その構造が複雑だからです。まず、妄想性障害は疾患なのでしょうか、認知症やパーキンソン症候群のように複数の病態・疾患に共通する単なる症状（症候群）なのでしょうか。

疾患として捉えようとすると、前述の「妄想性障害と統合失調症」の問題が生じます。複数の病態・疾患からなる症候群として捉えるならば、大きく2つに分類ができるでしょう。すなわち、①狭義の妄想性障害（非症状性・非器質性、いわゆる「内因性（endogenous）」精神病）と、②症状性（一般的身体疾患性）または脳器質性（脳疾患性）の疾患を背景とする妄想性障害（妄想が主体となった認知障害）です。②には、認知障害を発症していない場合（初発症状の場合）と、認知障害そのものに基づく場合があると思います。認知障害そのものに基づく場合とは、例えば、お金をどこかにしまって、その場所やしまったこと自体を忘れてしまい、「お金がなくなった、おかしい、だれかが盗んだに違いない。きっと嫁だ」などと、強固な妄想に発展する場合です。この場合の妄想の発現は「了解可能（verständlich）」なものですし、認知障害が認められることから、通常は「認知障害に基づく妄想」と診断するでしょう。

難しいのは認知障害が認められない場合です。狭義の妄想性障害なのか、妄想が初発症状の認知症性疾患（認知症性疾患の発症）か、鑑別が必要になります。この鑑別は横断的には困難だと思います。狭義の妄想性障害と認知症性疾患の発症の両方を視野に入れて経過観察することになると思います。認知症性疾患の場合、妄想の特徴・種類は、その原因となっている認知症性疾患と関連があるという意見もあります[3)]。以下は筆者の臨床での印象・意見ですが、奇妙な妄想や体感幻覚（精神科臨床では「セネストパチー（cenestopathy)」ともいいます）を伴うものほどDLBも疑うようにしています。

2．老年期うつ病

典型的なうつ病は40歳以降の中年期に発症することが多く、高齢発症のうつ病の診断も基本的には一般のうつ病と変わりません[1)]。しかし、高齢者脳の器質的変化（脳血管障害も含む）がうつ症状にも影響を及ぼすであろうと推定されており、その点では中年期のうつ病とは少し趣が異なるでしょう。

認知症でも、うつ病（うつ状態）を呈することは多いです。「認知症の人は病識がない」とよくいわれますが、DLB・意味性認知症・進行性非流暢性失語などの患者の病識はよく保たれていますし、ADの場合でも早期（MCIレベル）には病識があって、不安に陥っている患者は案外と多いのです。「自分が認知症になりつつある！　じきに家族のこともわからなくなるのか？」と密かに危惧している患者の気持ちを想像してください。「うつ病（うつ状態）にもなるだろうな」と思えてきませんか。

その一方、認知障害を自覚していない認知症性疾患の患者が、うつ病（うつ状態）で発症することもあり得ます（うつ症状で初発する認知症)。おそらく、脳実体の機能性・器質性変化によるものだと思われます。客観的評価でも認知障害がほとんどない早期に発症すれば、横断的な鑑別診断は困難です。特にDLBでは、うつ病（うつ状態）で発症する症例は多いと思います。このため15年ほど前、まだDLBが医師にもあまり知られていなかったころ、DLBが「うつ病」と誤診されることによって、医療（抗うつ薬療法など）を受けるほどに症状が悪化した症例は多かっただろうと推測されています。抗うつ薬の効果が乏しく、「難治性うつ病」の診断でさらに多剤大量の向精神薬が処方され、ここにDLB症状の幻視・妄想が加わると「微小妄想（Kleinheitswahn：うつ病に伴う特徴的な妄想）を伴ううつ病」「妄想性うつ病」「精神病性うつ病」などと診断されて、抗うつ薬に加えて（本来なら禁忌であるべき）抗精神病薬も投与され、最終的には精神科病院や施設に入院・入所、という経過をたどった症例のセカンドオピニオンを、筆者は幾例も経験しています。

「両者の区別・鑑別が難しいなら、治療はどうすればいいのか」という質問がありそうです。病態がどうであれ、比較的少量のSSRI・SNRIが有効な場合があります（DLBのうつ症状でも改善することはあります）。共感や環境調整などの基礎的介入や丁寧な精神療法が有効な場合も多いと思います。診断に自信のない場合には、妄想性障害の場合と同様に、両方を視野に入れて経過観察しつつ、慎重な薬物療法を試みるのが現実的だと思います。

まれながら高齢者にも双極性障害（様の症状、II型が多い）が発症することがあります。DSMでは年齢での縛りはありませんが[1)]、一般の双極性障害は（統合失調症と同様に）思春期・青年期に発症することが普通です。老年期に発症した双極性障害様の患者を診たときには、やはり脳器質性の病態、特にDLBを念頭に、経過観察する必要があると思います。

3．せん妄

全ての身体に対する侵襲は、多かれ少なかれ脳の機能に影響を及ぼします。何らかの身体侵襲（さまざまな身体疾患・薬物・手術や検査・ストレスなど）によって惹起された比較的軽度の脳機能不全のために軽度から中等度の意識障害が生じて、注意障害などの認知機能障害を呈した状態をせん妄といいます[1) 4)]。認知症の病態だけでは原則的に意識障害は生じませんので、意識障害の有無を判定すれば、せん妄と認知症の鑑別は容易に思えますが、せん妄の意識障害がごく軽度だと、認知症に似た注意障害や認知機能障害を呈するわけですので、鑑別が困難になる場合があります。それまでの患者の生活・身体的状況・認知機能・既往歴などが不明の場合には、より難しくなります。

意識障害の有無以外の鑑別点は、せん妄の場合は、①発症が急である、②悪化・改善も急である、③症状の日内変動が大きい（一時的に正常化することもある）、④何らかの身体侵襲が認められる、⑤幻覚（特に幻視）がしばしば認められる、⑥身体侵襲が治まるにつれてせん妄も改善する（せん妄中の記憶はない場合が多いが、幻視の内容などを記憶している場合もある）などです。

せん妄の原因は何らかの身体侵襲なので、せん妄の治療で最も重要なのは身体侵襲を軽減することです。手術後に生じることがあるせん妄（術後せん妄）は、術後経過が良ければ、数日で改善することが普通です。術後に合併症が起きてしまうと、原疾患とは別の身体侵襲が継続することになるので、せん妄は長引くでしょう。何らかの身体疾患でせん妄が生じている場合（例えば、誤嚥性肺炎・その他の感染症・外傷骨折・火傷・アルコール中毒・医原性など）には、その原因となっている疾患・原因の治療が重要ということです。

せん妄と似て非なるものに、BPSDがあります[4)]。たとえ患者の行動がどんなに奇妙で・非常識で・異常に思えるものであっても、意識障害がない点で、BPSDはせん妄とは異なります。他人から客観的にみて異常であっても、BPSDは患者の主観では何らかの目的をもった意識的な行為です。この認識をもつことが、せん妄とBPSDの鑑別診断の基本をなすと同時に、BPSDの予防にもつながります。この認識をもって努力すれば、一見理解できそうもないBPSDを呈する認知症の人の認識をも理解することが可能となるでしょう。その理解し得た認識に基づいて、BPSDに対応することが重要です[5)]。

実際の症例で説明しましょう。ただし、匿名性に配慮して、細部を改変しています[4)]。

【症例】 60＋α歳　男性

【生活歴】 妻と二人暮らし。元アメフト全日本代表、空手道四段

【既往歴】 AD、高血圧、脂質異常症

【現病歴と経過】

数年前より、内科かかりつけ医からアリセプト® の投薬を受けていた。徐々に怒りっぽくなってきたため、かかりつけ医から老年精神科の受診を勧められ、当科を初診した。

ある日、患者の妻が入院することになった。その間、ショートステイを利用しようとしたところ、施設内で徘徊し大暴れして、施設職員らへの暴行に至り、子どもたちでも手がつけられない状態となったため、当科を緊急受診した。診察室でも、不隠・暴言・暴力が著しく、「殺してやる」と叫びながら椅子を振り上げて殴りかかってくるほどであった。やむを得ず、取り押さえて家族の同意のもと「抑制」を実施し、その後、極めて強力な「抗精神病薬療法」も実施した。幸いにも、妻の入院は短期ですみ、精神状態は安定化した。その後は、認知機能の悪化も目立たず、穏やかに健康的に生活していた。

ところが、ある日の朝、かかりつけ医から、当科に診察の要請があった。かかりつけ医によれば、「前日、てんかん発作を起こし、救急車でA総合病院に搬送された。その救急外来で、セルシン静注® とフェノバール筋注® の処置を受けた。てんかん発作は止まったが、その後、意識のもうろう状態が改善せず不穏状態となった。A総合病院の救急担当医からは、それ以上の対応を拒否され帰宅を指示された。かかりつけ医宛ての診療情報提供書を渡されて、『当院では、これ以上対応できない』と言われて、追い返されてしまった」とのことであった。約2時間後に抑制された状態

で救急車にて家族とともに当科を受診した。かかりつけ医からの紹介状によれば、A 総合病院での CT では異常がなかった。しかし、血液検査では白血球・好中球の上昇・CRP の上昇を認めており、何らかの身体疾患の存在が示唆された。患者は抑制された状態で興奮状態であった。支持的な精神療法を開始し、やや落ち着いたところで抑制を解除した。しかし、興奮した状態で、「空中にだれかがいる」と言いながら独語（会話）をしており、幻視・幻聴がある（せん妄）と判断した。MSW（medical social worker）とともに受け入れ可能な精神科病院を探したが、「隔離室が満床」「身体疾患の治療が困難」などで、受け入れ先が見つからなかった。数時間後、B 精神科病院から「休日明けであれば診察可能」との連絡があった。家族に「2日間を協力して介護するよう」に指示し、強力な「抗精神病薬療法」も行うことにした。

翌々日、予定どおり B 病院を受診し、医療保護入院となった。身体治療も実施され（呼吸器系か、尿路系の感染症であると推測された）、3週間後、B 病院を退院して当科を受診した。精神状態および身体状態も安定しており、自宅での療養を継続した。

その後、安定した状態が続いていたが、妻の死去に伴い、グループホームに入所した。危惧された精神状態の悪化も認められず、穏やかに健康的な生活を送っている。

認知症の人の BPSD は、主観的には必ず目的のある行為です。どんなに不合理にみえても、客観的には目的のなさそうな行為であっても、その行為の目的・思い・気持ちを、知る・理解するように努めることは極めて重要です。具体的には、①なぜ、そのような行為をとるのか傾聴する、②問題解決に協力したいことを理解させるようにする、③自分は味方であると安心感を与えるなどが、対応の基本原則です[4)]。

例えば、ショートステイを利用しようとしたところ、施設内で「徘徊」し、職員への「暴行」に至ったとすれば、それはいつもそばにいる妻がいない「不安」や、妻の身を案じた「心配」のためであるかもしれません。また、診察室で「殺してやる！」と叫びながら殴りかかってきたとしたら、それは万事休した子どもたちが「お母さんは病院にいる」と嘘（も方便）をついて患者を連れてきたためであって、「妻を不当に監禁している」（と誤解された）医師に対する（本人にとっては当然の）「怒り」からであろうと推察できるのではないでしょうか。このように患者の内心・目的を推し量って、BPSD に対応することから、より有効な解決法が見出されるのだと思います。

患者の内心が把握できれば、医療者側にも気持ちの余裕が生じますし、患者への対応も変わってくるのではないでしょうか。たとえ、薬物療法を行わざるを得ないような場合でも、患者の内心の把握ができれば、使用する薬物の選択が変わることも当然に考えられます。患者の心の中を考慮することなく症状のみから判断して投薬するような、操作的診断ならぬ「操作的治療」は可能な限り慎むべきでしょう。

4．高齢発症てんかん

元来てんかんは乳幼児期に多いとされてきましたが、近年は50歳以上の初老期から老年期にかけて、乳幼児期以上に多く発症する疾患であることが明らかとなっています。65歳以上に発症するてんかんを「高齢初発てんかん（高齢発症てんかん）」と呼んでいますが、その原因としては、脳血管障害・脳外傷・脳炎・認知症など多岐にわたるとされています。

これまで長い間、認知症は「神経細胞の変性・消失」による脳器質性疾患であり、てんかんは「神経細胞の異常放電」による機能性・発作性疾患であり、この両症候群は「原因の異なる病態」と見なされてきました。しかし近年、この2つの病態の関連性について報告がみられるようになっています。てんかんは認知症の末期に生じるだけでなく、ADやDLBの早期の段階から発症する可能性が高くなり、早期段階のAD病理・DLB病理が、てんかんも引き起こす可能性を認識する時期が来ているといえるでしょう[6)]。

高齢発症てんかんの特徴としては、「焦点意識減損発作（FIAS：focal impaired awareness seizure）」（以前の「複雑部分発作」）という発作型が多いことです。この発作は数分程度のことが多く、けいれんや失神などの激しい症状が生じることはまれで、意識減損（呼びかけに反応しない）・無動凝視・自動症（口をモグモグ・手をモゾモゾさせる）などの症状を呈します。発作が終了したあとも、発作後もうろう状態という意識障害の時間が、数分から数時間ほど継続することがあり、特に高齢者は長引く傾向にあります。意識障害が改善しないうちに次のFIASが起こると、意識減損状態が長時間・数日にわたり続くことになり、この状態を「非けいれん性てんかん重積（NCSE：non-convulsive status epilepticus）」と呼んでいます。この状態は認知症の症状に似ているため、安易な診断で誤診をしないように注意が必要です。鑑別診断には脳波検査が有用ですが、非発作時には通常の脳波検査では検出できない場合も多くあります。

中年以降に発症する焦点発作（内側側頭葉てんかん）の特殊型で、健忘を主体とする病態があり、「一過性てんかん性健忘（TEA：transient epileptic amnesia）」と呼んでいます。TEAの臨床診断基準が提唱されていて、（1）繰り返し目撃された健忘発作エピソード、（2）発作時の認知機能に記憶障害以外の異常がない、(3) てんかんの根拠の３条件を全て満たすものとされています[7)]。TEA には特徴的な２つの慢性的な記憶障害が、発作間欠期に高率に合併することが知られています。その１つは加速的長期健忘（ALF：Accelerated long-term forgetting）であり、もう１つは自伝的健忘（AbA：Autobiographical amnesia）といいます（これらの日本語訳には未だコンセンサスが得られていません）[8)]。ALF とは、忘れがたい体験をその数週から数ヵ月後には忘れてしまう現象です。AbA とは、発病以前の忘れがたいはずの出来事を思い出せない現象です。

匿名性に配慮して、TEA の具体例を提示します[8)]。

【症例】 60歳＋α、男性

【現病歴・現症・経過】

X －４年、妻が患者のもの忘れを異常と感じるようになった。職場でも本人の身に覚えのない仕事や約束で同僚とのトラブルが頻発するようになった。近くの認知症疾患医療センターを受診したが「異常なし」と診断された。

X 年の当科受診時、患者本人ももの忘れを異常と自覚していた。例えば、数ヵ月前に妻と京都旅行をしたこと、数週間前に妻と某有名歌手のコンサートに行ったことなどを全く記憶していなかった。また、もの忘れ（健忘）が出現した４年前よりも昔の記憶も欠落していることが判明した。例えば、６年前の妻との欧州旅行、８年前の米国旅行、11 年前の娘の結婚式のことも全く記憶がないとのことであった。しかし、近時記憶の障害は認められなかった。脳波検査では左右独立した側頭葉を起源とする突発性鋭波を認めた。

明らかな健忘発作（TEA 発作）エピソードは確認できないが、明瞭な ALF や AbA が認められることや脳波所見から、TEA 関連の病態である可能性が高いと診断した。抗てんかん薬を投与したところ新たな ALF はおおむね改善し、脳波も正常化した。しかし、一度失われた記憶は改善しなかった。

約３年後、同じ治療が継続されていたにもかかわらず、再び ALF による健忘が認められるようになった。X+4 年、最初の健忘発作が認められた。某日の朝、患者は妻と床屋に行った。床屋では偶然に２人の共通の友人と会い、床屋の主人も含めて３人で会話を楽しんだ。帰宅後、患者は妻に「今日の午前中、俺って何をしていたんだっけ？」と聞いた。驚いた妻が「覚えてないの？」と聞き返したが、患者は午前中の記憶が全くないとのことであった。散髪したこと、友人と会ったこと、皆で会話を楽しんだことなど、全てを記憶していなかった。妻によれば、患者本人の午前中の言動には何の異常も感じられず、友人や床屋の主人からも全く違和を指摘されなかったという。

この症例では、明瞭なALF（数ヵ月前の旅行・数週前のコンサートの忘却）やAbA（8年前の海外旅行・11年前の娘の結婚式の忘却）が先に認められて、TEA発作はそれらの発症から約8年後に生じています。このため、「認知症ではないか」と心配して認知症疾患医療センターを受診したのですが、近時記憶に全く異常がなかったために「問題なし」とされたものと推察できます[8)]。

これまでに解説したFIAS・NCSE・TEA以外にも、「ADに類似したてんかん性の認知障害」を生じる病態もありますが、疾患として認識・確立された状況には至っていないと思われますので、参考文献として紹介しておくことに留めます[9)]。

まとめ

認知症との鑑別が必要な場合のある「老年期妄想性障害・老年期うつ病・せん妄・高齢発症てんかん」について解説しました。

その要点を、今後の課題を含めてまとめておきます。

1. 老年期妄想性障害と認知症、特にDLBとの鑑別は難しい（認知症性疾患のバイオマーカーを利用しても、妄想と認知症の因果関係の証明は困難）。
2. 認知症に伴う「うつ状態」を「うつ病」と誤診すると弊害が大きい。その危険性を認識すべきである。
3. せん妄とBPSDの鑑別は臨床上重要である（治療方針に直結する）。
4. 高齢発症てんかんと認知症の鑑別は治療方針に直結するため重要である。
5. 高齢発症てんかんと認知症は、鑑別だけでなく、両者の併存・合併にも注意すべきである。

引用文献

1) DSM-5. American Psychiatric Association. 2013
2) Tsunoda N, Hashimoto M, Ishikawa T, et al. Clinical features of auditory hallucinations in patients with dementia with Lewy bodies: A soundtrack of visual hallucinations. J Clin Psychiatry 79; 17m11623, 2018
3) Hashimoto M, Sakamoto S, Ikeda M. Clinical features of delusional jealousy in elderly patients with dementia. J Clin Psychiatry 76; 691-695, 2015
4) 鵜飼克行「急性期一般病院におけるせん妄の頻度と管理」服部英幸編『BPSD初期対応ガイドライン改訂版』p.21-26、2018年、ライフサイエンス
5) 鵜飼克行「入院環境の配慮」日本総合病院精神医学会認知症委員会編『認知症診療連携マニュアル（日本総合病院精神医学会・治療指針8）』p.90-99、2018年、星和書店
6) Ukai K., Fujishiro H., Kosaka K., et al. Similarity of symptoms between transient epileptic amnesia and Lewy body disease. Psychogeriatrics 17; 120-125, 2017
7) Zeman AZJ, Boniface SJ, Hodges JR. Transient epileptic amnesia: a description of the clinical and neuropsychological features in 10 cases and a review of the literature. J Neurol Neurosurg Psychiatry 64: 435-443, 1998
8) Ukai K, Ito M, Watanabe M: A proposal for a clinical entity: transient epileptic amnesia complex syndrome (TEACS). Psychogeriatrics 21: 920-925, 2021
9) Ukai K, Ito M, Watanabe M: Epileptic cognitive impairment resembling Alzheimer disease: A new type of treatable neurocognitive disorder. Psychogeriatrics 21: 686-688, 2021

第3章 認知症の治療薬

⑴ アルツハイマー型認知症治療薬

⑵ アセチルコリンエステラーゼ阻害薬

⑶ NMDA受容体拮抗薬

⑷ アルツハイマー型認知症治療薬の使用

⑸ 疾患修飾薬

⑹ レビー小体型認知症のパーキンソン症状に対する治療薬

⑺ 向精神薬使用ガイドライン

⑻ ポリファーマシー対策

第3章
(1)

アルツハイマー型認知症治療薬

キーワード ・アルツハイマー型認知症治療薬 ・認知症疾患診断ガイドライン

はじめに

アミロイドβ（Aβ）蛋白の凝集・蓄積やタウ蛋白のリン酸化がみられる病態をアルツハイマー病といいますが、その延長上で認知機能が障害されるとアルツハイマー型認知症（アルツハイマー病型認知症）が発症します（図3-1-1）。

アルツハイマー型認知症に適用をもつ薬剤は、1）コリンエステラーゼ阻害剤（ChEI）（ドネペジル、ガランタミン、リバスチグミン）、2）NMDA受容体拮抗薬（メマンチン）、3）抗Aβプロトフィブリル抗体（レカネマブ）の3種類に分けられます。表3-1-1にそれぞれの薬剤の主な特徴をまとめました。

表3-1-1　アルツハイマー病治療薬（2024年4月時点）

薬剤群	一般名	主な商品名	効能・効果	剤形	後発品の有無
コリンエステラーゼ阻害薬	ドネペジル	アリセプト®	アルツハイマー型認知症およびレビー小体型認知症における認知症症状の進行抑制	錠剤、D錠、細粒、ドライシロップ、内服ゼリー	有り
	ガランタミン	レミニール®	軽度および中等度のアルツハイマー型認知症における認知症症状の進行抑制	錠剤、OD錠	有り
	リバスチグミン	イクセロンパッチ® リバスタッチパッチ®	軽度および中等度のアルツハイマー型認知症における認知症症状の進行抑制	貼付剤	有り
NMDA受容体拮抗薬	メマンチン	メマリー®	中等度および高度アルツハイマー型認知症における認知症症状の進行抑制	錠剤、OD錠、ドライシロップ	有り
抗Aβプロトフィブリル抗体	レカネマブ	レケンビ®	アルツハイマー病による軽度認知障害および軽度の認知症の進行抑制	点滴静注	無し

ドネペジルは、最も早く発売が開始されたアルツハイマー型認知症治療薬で、軽度から高度の全ての重症度に適応がある唯一の薬剤です。剤形が多彩で、患者の身体・精神状態に併せて剤形を選択できます。また、アルツハイマー型認知症治療薬以外にもレビー小体型認知症にも適用を有しています。ガランタミンとリバスチグミンは軽度から中等度までの適用で、高度には使用することができません。レカネマブは、まだ発売されたばかり（2023〈令和5〉年12月）で使用実績が非常に少ない薬剤です。軽度認知障害（MCI）および軽度までの適用で、できる限り早期からの使用が推奨されます。

それぞれの薬剤の詳細な解説は、第３章(2)(3)(4)(5)で引き続き行います。

1. 各薬剤の作用点の概要

これまで使用されてきたChEIおよびNMDA受容体拮抗薬はいずれも対症療薬ですが、抗Aβプロトフィブリル抗体は原因となる状態を改善する薬剤です。厚生労働省ホームページに掲載されている「アルツハイマー病と治療薬」の作用点を図3-1-1に示しました。アルツハイマー病はアミロイドβ蛋白（Aβ）の凝集とタウ蛋白のリン酸化が原因との仮説が立てられています。ChEIおよびNMDA受容体拮抗薬は、アルツハイマー病

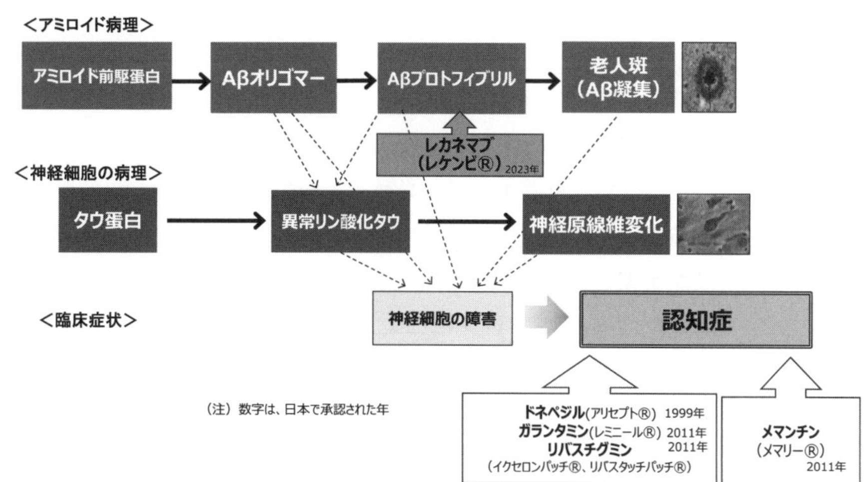

図3-1-1　アルツハイマー病と治療薬

厚生労働省ホームページ：https://www.mhlw.go.jp/content/001179866.pdf

発症カスケードの下流の神経障害が進行して、認知症が発症している状態に対して作用します。一方、抗Aβプロトフィブリル抗体であるレカネマブは発症カスケードのより上流でAβの凝集を抑制することで改善効果を示します。

2. 用法用量の注意点

ChEIであるドネペジル、ガランタミン、リバスチグミンは、それぞれを併用することはできません。NMDA受容体拮抗薬にはメマンチンがあり、ChEIとの併用が可能です。また、これらの薬剤はいずれも副作用を鑑みて、効果の得られない低用量から開始して、一定間隔で増量します。

抗Aβプロトフィブリル抗体のレカネマブは、点滴静注用製剤です。通常、レカネマブとして10mg/kgの用量で2週間に1回約1時間かけて点滴静注します。

3. 認知症疾患診断ガイドライン2017のポイント

一般社団法人日本神経学会の監修で「認知症疾患診断ガイドライン2017」が作成され、日本神経学会のホームページ[1)]に公開されていますが、書籍としても医学書院から出版されています[2)]。ガイドライン中ではアルツハイマー病は、アルツハイマー型認知症と表現されているため、本解説中でも原著の表現を使用しています。2023（令和5）年12月発売のレカネマブはこのガイドラインでは取り上げられていません。また、ガイドラインは、CQ（Clinical Question）を中心に解説されています。

アルツハイマー型認知症の中核症状に対する薬物療法について［CQ3A-2］で、ChEIやNMDA受容体拮抗薬の使用が推奨されていることが記載されています。また、［CQ6-7］で3剤のChEIに関して、プラセボ群に比べて嘔気、嘔吐、下痢の有害事象が有意に多くみられていること、3剤の作用機序には若干の違いがあるが効果に明らかな差は認められず、軽度から中等度のアルツハイマー型認知症にChEIの使用が推奨されていることが記載されています（図3-1-2）。

また、NMDA受容体拮抗薬であるメマンチンについては、中等度から高度のアルツハイマー型認知症において、全般機能、日常生活動作、認知機能で有意な効果がみられていること、海外でのRCT（randomized controlled trial）のメタ解析では、中等度から高度では行動障害に、軽度から中等度では認知機能に効果が認められていると記載されています。

ChEIとメマンチンの併用について、ドネペジル服用中の中等度から高度のアルツハイマー型認知症患者にメマンチン（20mg24週間）を投与したRCTで各種評価尺度（SIB、ADCS-ADL19、CIVIC-Plus）で認知機能が有意に改善されることが報告されています[3)]。

軽度ではChEIを使用し、効果不十分あるいは副作用発現の場合にはほかのChEIへの切り替えあるいは投与中止を検討します。中等度は、ChEIもしくはメマンチンの単剤使用を検討し、効果不十分あるいは副作用発現の場合にはChEIもしくはメマンチンへの切り替え、もしくはChEIとメマンチンの併用を検討して、改善が認められないようであれば投与の中止を検討します。高度の場合には、ドネペジル（10㎎/日）もしくはメマンチンが使用でき、状況によっては両者の併用を検討し、改善が認められないようであれば投与の中止を検討します。

高齢の認知症者への薬物療法の注意点として次のように説明されています（CQ3A-3：1B)。高齢者に対する薬物療法では、高齢者の身体機能や精神機能の低下を踏まえて、次の点に注意することが推奨されています。

1）薬剤によっては、若年成人投与量の1/2～1/4の少量から投与を開始して、増量は少量で時間をかけることを検討する。
2）薬効は短期間で評価し、効果が乏しい場合には早期に処方変更する。
3）できるだけシンプルな服薬方法を目指し、また、一包化などを検討することによって服薬アドヒアランスの向上を図る。

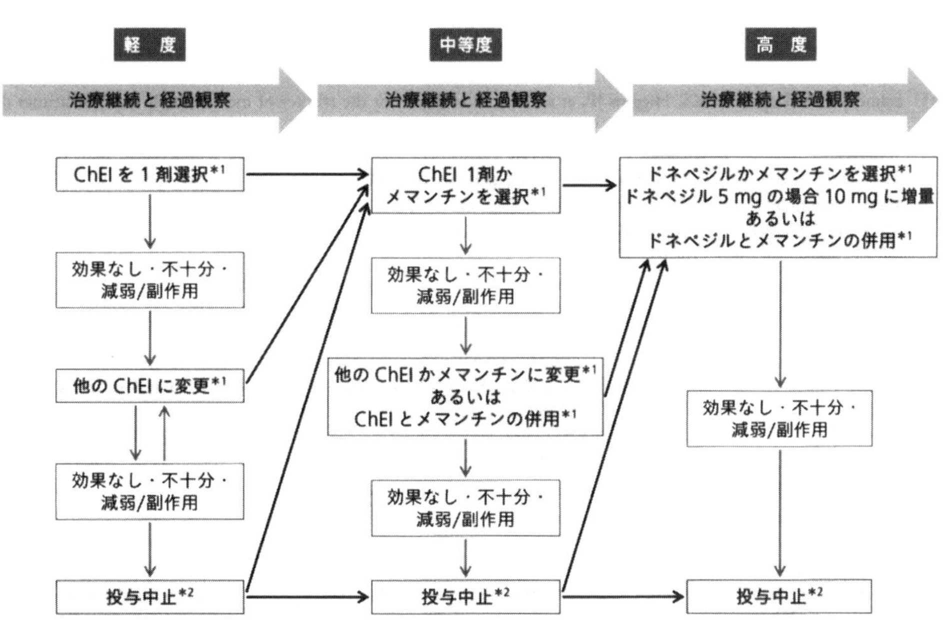

＊1　薬剤の特徴と使用歴を考慮して選択.
＊2　急速に認知機能低下進行例があり，投与中止の判断は慎重に.

図3-1-2　認知症疾患治療ガイドライン2017

認知症疾患ガイドライン2017 CQ6-7、P227より一部改変

4）多剤併用を避けてできるだけシンプルな処方を目指す。
5）服薬確認は本人以外に介護者にも行う。

4. 薬物療法における医療者の対応

①　患者の症状・状態のチェック

患者の状態をチェックしながら、コミュニケーションが良好にとれるかどうかを確認し、情報の受け渡しが困難であるようなら家族を含む介護者ともしっかり話していきましょう。

②　薬歴・服用歴・副作用等のチェック

高齢者であることが多い認知症の患者では合併症を伴いやすいために、お薬手帳などを有効利用して、薬歴・服用歴・副作用等のチェックしていくことが大切です。持っていない場合にはお薬手帳の有用性を説明して作成してもらうようにしましょう。また、病気や薬に関して気になることを医師や薬剤師に後々質問できるようにメモ帳代わりに使用してもらう、などさまざまな使用法も紹介していきましょう。

③　患者の背景のチェック

患者のライフスタイルを確認する目的で、普段からどのような治療環境・家庭環境にあるかの情報を入手していくことが必要です。時にはライフスタイルに合わせた服薬計画を患者ごとに提案することも大切です。

④　処方内容と患者の状態を比較してチェック

ドネペジル、リバスチグミンは精神活動を賦活する傾向があり、ガランタミン、メマンチンは静穏傾向になる性質があります[4)]。このことも含めて、患者背景とともに処方されている薬剤の認知機能への影響を考慮していきましょう。

まとめ

アルツハイマー病治療薬には、ChEIとしてドネペジル、ガランタミン、リバスチグミン、NMDA受容体拮抗薬としてメマンチン、抗Aβプロトフィブリル抗体としてレカネマブが承認されています。

治療対象となる重症度は、ガランタミン、リバスチグミンは軽症から中等度、メマンチンは中等度から高度、ドネペジルは軽症から高度、レカネマブは、軽度認知障害（MCI）から軽度となっています。ChEI同士の併用は認められておらず、レカネマブ以外の薬剤は副作用を回避する目的で、効果の期待できない低用量から時間をかけて増量するスケジュールとなっています。レカネマブは通常、10mg/kg を２週間に１回、約１時間かけて点滴静注します。

それぞれの薬剤の詳細については、後節に示されています（第３章⑵⑶⑷⑸）。

引用文献

1） 日本神経学会のホームページ「ガイドライン」https://neurology-jp.org/guidelinem/nintisyo_2017.html
2） 日本神経学会監修『認知症疾患診療ガイドライン』2017年、医学書院
3） Tariot PN, Farlow MR et al ： Memantine Study Group. Memantine treatment in patients with moderate to severe Alzheimer disease already receiving donepezil : a randomized controlled trail. JAMA. 291 (3) : 317-324, 2004
4） Nakamura T, Miwa T et al. ： A Prescription Survey on the Proper Use of Antidementia Drugs and Psychotropics in Alzheimer's Disease.Journal of Japanese Society of Hospital Pharmacists 54 (1) , 41-46, 2018

第3章 (2)

アセチルコリンエステラーゼ阻害薬

キーワード ・アセチルコリン ・ドネペジル ・ガランタミン ・リバスチグミン ・作用機序

はじめに

アルツハイマー病やレビー小体型認知症ではアセチルコリン神経系の機能低下が認められています。アセチルコリンエステラーゼ（AChE: Acetylcholinesterase）阻害薬は AChE を阻害して脳内のアセチルコリンの量を増加させ、アセチルコリン神経系の活動を向上させることで、認知症の中核症状の進行を抑制させます。現在わが国で上市されている AChE 阻害薬はドネペジル、ガランタミン、リバスチグミンの３種類になります。

1. ドネペジル（経口剤）

ドネペジル（先発薬：アリセプト®）は、わが国では1999（平成11）年に上市された最初の AChE 阻害薬であり、使用経験が最も豊富な薬剤であるといえます。経口剤としては、普通錠や口腔内崩壊錠だけでなく、散剤やゼリー剤など多くの剤形がありますが、2023（令和５）年には貼付剤も上市されるようになりました。ドネペジルの特徴としては、以下のことなどがあげられます。

① 軽度から高度までのアルツハイマー型認知症すべてのステージで投与可能である

② 血中半減期が約70時間と長いことから、１日１回投与である

③ 治療維持量に至るまでの期間がほかの認知症治療薬と比べて短い

2. ドネペジル（貼付剤）

2023（令和５）年より、ドネペジル（先発薬：アリドネ® パッチ）の経皮吸収型の製剤が上市されました。その作用機序は AChE 阻害作用に

より脳内アセチルコリン量を増加させ、認知機能障害の進行を抑制するという点ではドネペジル経口剤と同様ですが、ドネペジル塩酸塩は脂溶性が高い（**分配係数**※：log P=4.27 1- オクタノール / 水）[1] ことから、経皮吸収されやすく貼付剤に適しているという特徴があります。

ドネペジル貼付剤は1日1回の貼付でよく、貼付剤の27.5mgは経口剤の5mgに、貼付剤の55mgは経口剤の10mgに相当します。貼付剤は製剤の都合上、ハサミなどで切って使用することはできません。また、貼付部位が過度の直射日光やあんか、サウナなどの熱源に曝露されて貼付部位の温度が上昇すると、ドネペジルの吸収量が増加し血中濃度が上昇する可能性があるため、注意が必要です。

※分配係数

脂溶性薬物の脂溶性は分配係数（n-オクタノール/水）で示され、油のn-オクタノールに溶解する薬物濃度と水に溶解する薬物濃度の比で表される。分配係数が1より大きければ脂溶性、小さい場合は水溶性に分類され、その値が大きいほど脂溶性が高いことを示す。

3. ガランタミン

ガランタミン（先発薬：レミニール®）は、ドネペジルの主作用であるAChEを阻害することに加えて、ニコチン性アセチルコリン受容体の活性化を増強する作用があります。ニコチン性アセチルコリン受容体は、骨格筋や神経系に広範囲に存在し、神経筋や神経間の**シナプス伝達**※を調節しています[2]。脳の海馬神経細胞にみられるニコチン性アセチルコリン受容体は、記憶・学習に関わるシナプス伝達の長期増強の促進や、細胞死に対する保護作用に関与しています[3]。ガランタミンは、ニコチン性アセチルコリン受容体にアセチルコリンとは異なる部位に結合し、アセチルコリンが受容体に結合した際の働きを増強させる作用を有しています。

ガランタミンの吸収は速やかで、投与後1.0～1.5時間で最高血中濃度に達し、その後、半減期は約8時間で消失します。錠剤、口腔内崩壊錠および内用液は、剤形にかかわらず、ほぼ同じ薬物動態を示します。中等度から重度の肝機能障害や中等度から重度の腎機能障害を有する患者では、全身クリアランスの低下や半減期の延長が認められていることから、作用・副作用の増強には注意が必要です。また、ガランタミンの代謝には主として肝代謝酵素チトクローム P450の CYP2D6および CYP3A4が関与しています。そのため、CYP2D6阻害作用をもつ薬剤（アミトリプチリン、フルボキサミン、パロキセチン、キニジン等）や CYP3A4阻害作用をもつ薬剤（イトラコナゾール、エリスロマイシン等）と併用する場合は血中濃度が上昇する可能性があるので注意が必要です。

※シナプス伝達

神経細胞同士が連絡している部分をシナプスといい、20nmほどの微細な隙間が空いている（シナプス間隙）。ある神経細胞で生じた興奮は電気信号（活動電位）として、同一神経細胞内の神経終末まで伝わる。活動電位が神経終末に到達すると、シナプスでは神経伝達物質を介した伝達に変換され、神経伝達物質によって隣の神経細胞へ伝えられる。伝達とは、シナプスで見られる神経細胞間での物質的な興奮の伝わりのことをいう。

4. リバスチグミン

脳内のコリンエステラーゼには前述の AChE 以外にも、ブチリルコリ

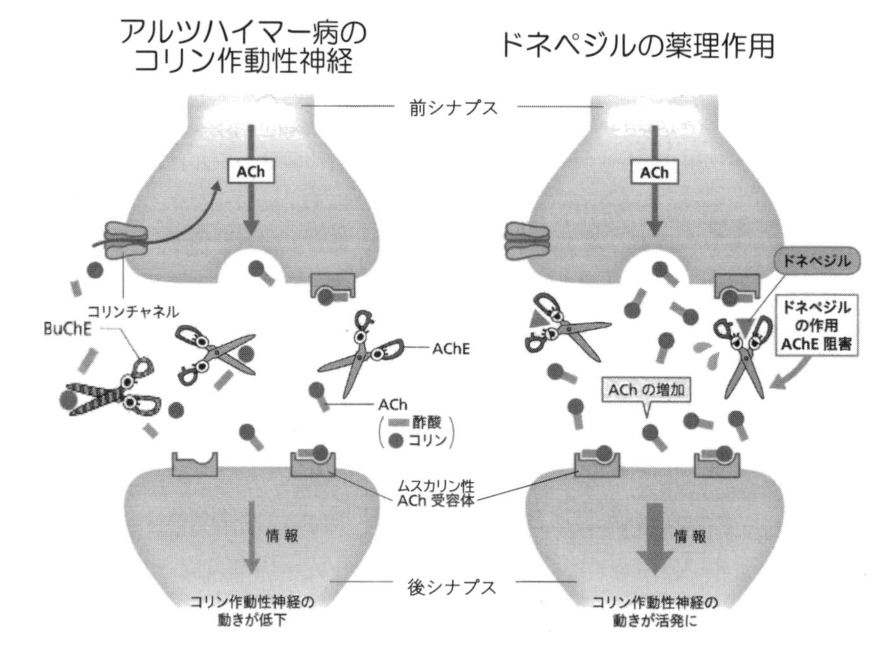

図3-2-1　AChE阻害薬の薬理作用[6)]

表3-2-1　各AChE阻害薬の特徴（各薬剤のインタビューフォームより作成）

一般名	薬理作用等における特徴	剤　形	半減期	主な代謝・消失経路
ドネペジル（経口剤）	・AChEを阻害する ・剤形が豊富で、患者にあった剤形を選択できる ・用量コントロールにより、軽度から重度まで使用できる	普通錠、内用液、口腔内崩壊錠細粒、ゼリー、ドライシロップ、ODフィルム	**71±17hr** （アリセプト®D錠5mg単回投与・水なし）	肝代謝 （CYP3A4、2D6）
ドネペジル（貼付剤）	・AChEを阻害する ・貼付剤の27.5mgは経口剤の5mgに、貼付剤の55㎎は経口剤の10㎎に相当する	貼付剤	**81.54±22.50 hr** （アリドネ®パッチ27.5mg、最終剥離後）	肝代謝 （CYP3A4、2D6）
ガランタミン	・AChE阻害作用とニコチン受容体に対する作用により効果を発現する ・半減期が短いため、1日2回の服用が必要である	普通錠、口腔内崩壊錠、内用液	**6.8±1.2hr** （レミニール®OD錠8mg単回投与・水なし）	肝代謝 （CYP3A4、2D6）
リバスチグミン	・AChEだけでなく、BuChEに対する阻害作用を有する ・貼付剤である	貼付剤	**3.3hr** （リバスタッチ®パッチ18mg、パッチ除去後）	肝代謝 （硫酸抱合）

ガランタミンの薬理作用

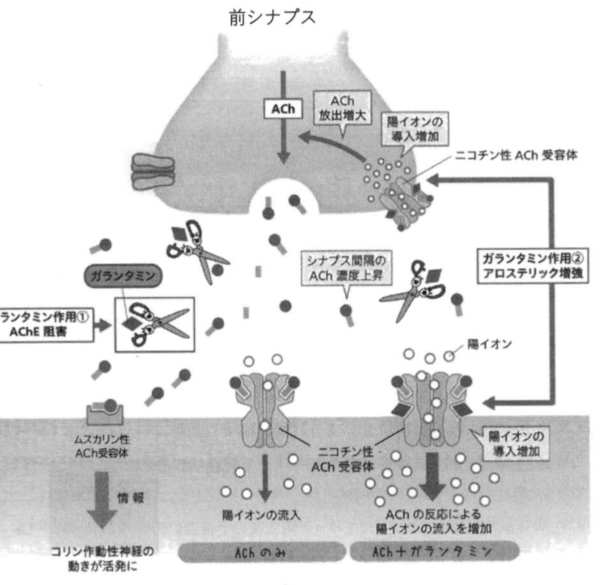

リバスチグミンの薬理作用

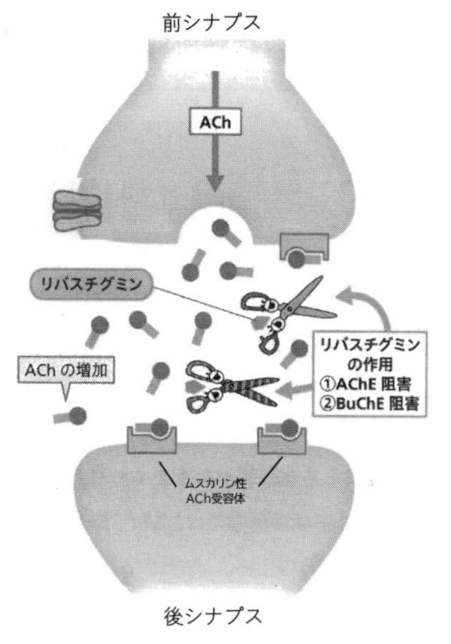

ACh:アセチルコリン
AchE:アセチルコリンエステラーゼ
BuChE:ブチリルコリンエステラーゼ

ンエステラーゼ（BuChE: Butyrylcholinesterase）といわれるものも存在しています。アルツハイマー病では、脳内の AChE 活性は低下するのに対して、反対に **BuChE 活性を有するグリア細胞**※の増加によって BuChE 活性が増加しています[4)]。リバスチグミン（先発薬：イクセロン® パッチ、リバスタッチ® パッチ）は、AChE と BuChE の両方を阻害して脳内のアセチルコリンの濃度を高める作用があります。わが国で上市されているリバスチグミンの剤形は経皮吸収型製剤（パッチ剤）です。欧米ではカプセル剤が以前より使用されていますが、パッチ剤では、経口剤よりもリバスチグミンの血中濃度の推移が緩徐であり、カプセル剤よりも消化器症状の出現が少ないという利点があります[5)]。

また、リバスチグミンは主に肝臓でエステラーゼや硫酸抱合により代謝され、肝代謝酵素チトクローム P450 による代謝の寄与はわずかであることから、チトクロームの阻害または誘導作用の強い薬剤と併用しても薬物動態の変化が少なく、チトクロームによる代謝を受けるドネペジルやガランタミンと比べて相互作用でのリスクは低いことが考えられます。リバスチグミン製剤の最大の特徴は経皮吸収製剤であることですが、それゆえに貼付部位による吸収量に差があることから、背部、上腕部、胸部（横隔膜

※ BuChE 活性を有するグリア細胞

通常、脳のコリンエステラーゼのほとんどはAChEでBuChEは約10%だが，海馬にはBuChEが多く存在している。また、AChEは神経細胞に発現しているが、BuChEは神経細胞以外にもグリア細胞や血管内皮細胞に発現している。アルツハイマー病では、その進行に伴い神経細胞が脱落するためAChE活性は低下するが、グリア細胞は増生するために相対的にBuChE活性は上昇する。

よりも上部）のいずれかに１日１回貼付することとなっています。

まとめ

AChE 阻害薬はアルツハイマー型認知症の中核症状の進行抑制のために臨床では広く用いられています。また AChE 阻害薬は剤形も豊富です。介護者の視点からすると、口腔内崩壊錠や液剤、ゼリー剤は錠剤や散剤よりも服薬させやすいという報告もあり[7]、剤形選択は認知症の本人だけでなく介護者の負担軽減に大きな影響を及ぼす要因であるという視点も重要です。

引用文献

1） アリドネ®パッチインタビューフォーム　2024年4月改訂（第5版）
2） 宮下保司監修『カンデル神経科学第2版（日本語版）』2022年、メディカル・サイエンス・インターナショナル
3） 山崎良彦「海馬の神経回路におけるニコチンの作用」日薬理誌、136: 31-35、2010年
4） Ballard CG: Advances in the treatment of Alzheimer's disease: benefits of dual cholinesterase inhibition. Eur Neurol, 47: 64-70, 2002
5） リバスタッチ®パッチインタビューフォーム　2023年8月改訂（第10版）
6） 中村友喜、三輪高市「要点ガッチリ「認知症高齢者」対応力 対応力の基礎作り２ 中核症状と薬物療法のイロハ. レシピプラス」16（4）: 22-39、2017年、南山堂
7） 今井幸充「痴呆性高齢矢野在宅服薬管理と介護負担の関連について」治療.87（2）: 433-422、2005年

第3章 (3)

NMDA受容体拮抗薬

キーワード ・メマンチン ・グルタミン酸 ・神経障害の軽減

はじめに

N- メチル -D- アスパラギン酸（NMDA：N-methyl-D-aspartic acid）受容体拮抗薬であるメマンチン（先発薬：メマリー®）は前述（3章（2））のAChE阻害薬とは全く異なった薬理作用を有しており、NMDA受容体に対する拮抗作用を介して認知機能を改善するとされています。

1. メマンチンの薬理作用

認知症発症時にはグルタミン酸神経系の機能不全が発生し、神経刺激の有無にかかわらず神経終末からグルタミン酸が放出され、NMDA受容体の Ca^{2+}（カルシウムイオン）チャネルが解放され続けることで、シナプス後神経の細胞の機能低下や壊死が起こります。これはアセチルコリン神経系でも発生し、アセチルコリン神経系の機能低下や細胞壊死によって認知障害が引き起こされると考えられています。この現象に対して、メマンチンはグルタミン酸放出時の Ca^{2+} チャネルを遮断し、細胞障害を軽減します。しかし、情報などの必要な刺激に対してメマンチンは Ca^{2+} チャネルから外れるために記憶・学習機能を障害することはありません。

※ AUC

AUC（Area Under the blood concentration-time Curve）とは、血中薬物濃度時間曲線下面積をいい、血中濃度曲線と時間軸の間の面積のことをいう。AUCは「どのくらいの濃度で、どのくらいの時間、薬が体内で作用を発揮したのか」を示す。

2. メマンチンの特徴

メマンチンは、投与後5～6時間で最高血中濃度に達し、その後50～70時間の半減期で消失していきます。メマンチンは腎排泄型薬剤であり、腎機能障害を有する患者では、**AUC**※の増加および半減期の延長が認められており、高度の腎機能障害（ク

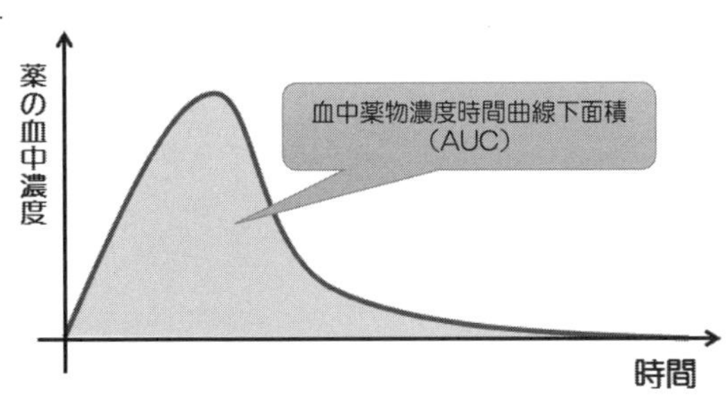

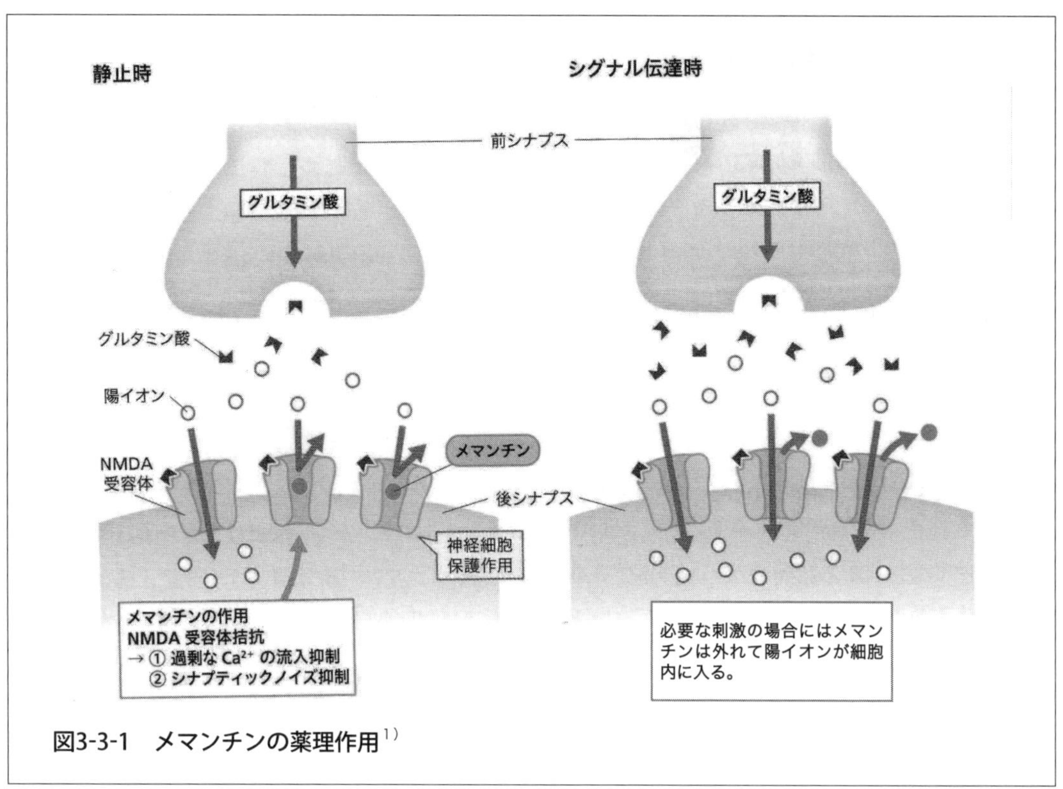

図3-3-1　メマンチンの薬理作用[1)]

表3-3-1　メマンチンの特徴[2)]

一般名	薬理作用における特徴	剤　形	半減期	主な代謝・消失経路
メマンチン	･グルタミン酸放出時の細胞障害を軽減する ･コリンエステラーゼ阻害薬との併用が可能である	錠 口腔内崩壊錠	**54±6hr** （メマリー® OD錠 20mg単回投与・水なし）	ほとんどが未変化体のまま尿中排泄

レアチニンクリアランス値：30mL/min 未満）の患者では、維持量の上限が1日1回10mg となっています。

まとめ

メマンチンはAChE 阻害薬とは作用機序が異なるため、AChE 阻害薬に対する無効不十分例や、副作用によって使用が困難な事例にも用いられます。また、AChE 阻害薬との併用も可能です。

引用文献

1） 中村友喜、三輪高市「要点ガッチリ「認知症高齢者」対応力 対応力の基礎作り２ 中核症状と薬物療法のイロハ.」レシピプラス、16 (4)：22-39、2017年、南山堂

2） メマリー®インタビューフォーム　2023年7月改訂（第19版）

第3章 (4) アルツハイマー型認知症治療薬の使用

キーワード ・投与プロトコール ・副作用 ・併用療法

はじめに

前述のAChE阻害薬やメマンチンを投与する際には増量のプロトコールや適応となるアルツハイマー型認知症の重症度、副作用や薬物相互作用などに関する注意点があります。

1. 増量プロトコールと適応重症度

AChE阻害薬とメマンチンのアルツハイマー型認知症における重症度と投与プロトコールを図3-4-1に示します。

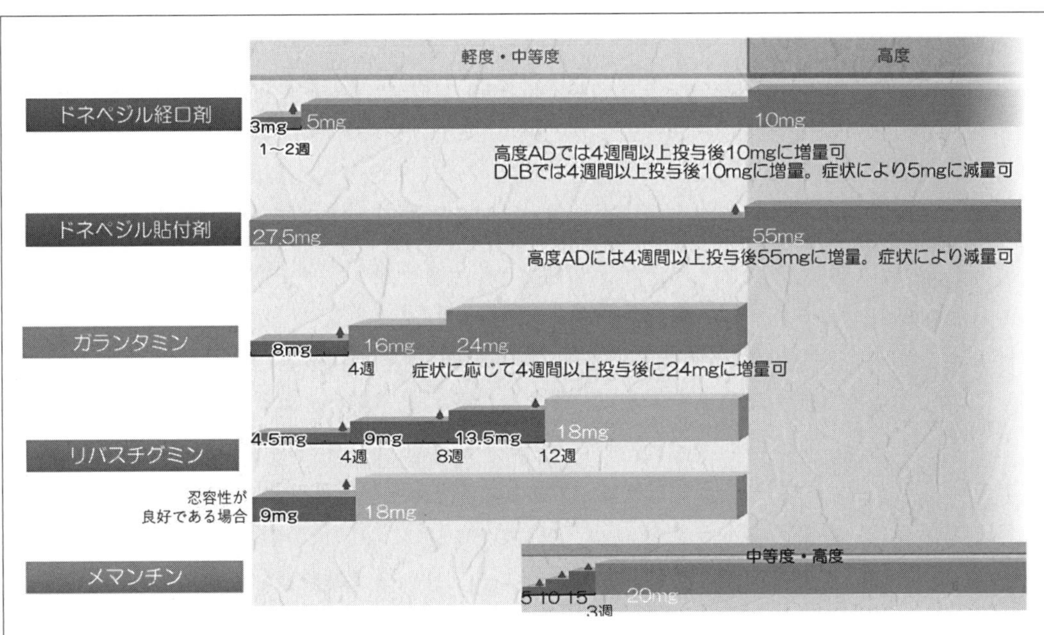

図3-4-1 AChE阻害薬とメマンチンのアルツハイマー型認知症における投与プロトコール
各薬剤のインタビューフォームより作成

ドネペジル貼付剤以外の薬剤は副作用軽減のために少量から漸増しますが、有効投与量に到達するまでの期間に違いがあることから増量のスケジュールが異なっています。リバスチグミンについては、以前は1日1回4.5mgから開始し、原則として4週ごとに4.5mgずつ増量し、維持量として1日1回18mgを貼付するようになっていましたが、2014年11月より忍容性が良好と考えられる場合には1日1回9mgを開始用量とし、原則として4週後に18mgに増量することもできるようになっています。しかし、心疾患や消化性潰瘍、てんかん等の痙攣性疾患や気管支喘息などの合併症がある場合については、これらの症状の誘発や悪化について評価しながら従来の4.5mgずつ3段階で18mgまで増量する投与方法を選択したほうがよいでしょう。

ドネペジル貼付剤については、投与開始時から有効用量である27.5mgを投与することが可能であり、高度のアルツハイマー型認知症にはドネペジルとして27.5mgで4週間以上経過後、55mgに増量します。なお、症状によっては1日1回27.5mgに減量することも可能です。また認知症の進行度と薬剤選択についてドネペジルは軽度から高度まで全ての重症度で使用が可能ですが、ガランタミンおよびリバスチグミンは軽度から中等度に適応があり、高度では適応がありません。また、メマンチンは中等度から高度に適応があり、軽度には適応がありません。

2. 認知症治療薬の切り替えと併用

副作用等で投与の継続が難しい場合には、剤形や薬剤の切り替えを検討します。薬剤の切り替え法については、明確なものはありませんが、できるだけ早期に有効用量に到達する方法を検討する必要があります。また、AChE阻害薬の添付文書には『他のコリンエステラーゼ阻害作用を有する同効薬との併用は避けること』との記載があり、AChE阻害薬を組み合わせて使用することはできません。

しかし、メマンチンはAChE阻害薬と作用機序が異なっていることから、中等度以上のアルツハイマー型認知症では、AChE阻害薬のうちのいずれか1剤とメマンチンを併用することが可能です。中等度以上から薬物療法を開始する場合には、イライラや焦燥感が目立つ場合にはメマンチンから、抑うつや自発性の低下が目立つ場合には病状の重症度に応じたAChE阻害薬の投与を検討・開始します。その後は維持量に到達後の経過を確認した上で、メマンチンやAChE阻害薬の併用を検討・開始します[1)]。

3. 副作用

AChE 阻害薬に共通した副作用として、ムスカリン受容体の刺激を介した悪心・嘔吐などの消化器症状があります。この副作用は薬を使用する人にとって非常に不快であり、服薬中断の大きな原因の一つとなります。そのため、AChE 阻害薬は低用量から投与を開始しますので、本人や家族等の介護者には、「悪心嘔吐などの消化器系副作用の発現期間はおおむね1週間程度であり、一時的な減量で改善が期待できること」を事前に説明しておくことが重要です。また、症状によっては、H_2遮断薬やプロトンポンプ阻害薬、制吐薬（ドンペリドンなど）で対応する場合もあります。ただし、メトクロプラミドはパーキンソン様症状を惹起する可能性があることから、使用は避けるほうが望ましいでしょう。リバスチグミンやドネペジルの貼付剤は消化管での直接的な作用を回避できることから、比較的消化器症状は緩和されています。また、AChE 阻害薬には、徐脈・心ブロック・ＱＴ延長・心筋梗塞・心不全などの副作用もあるため、心疾患のある人に投与する際には注意が必要です。

貼付剤は前述の通り消化器障害は緩和されましたが、貼付部位の皮膚に紅斑、掻痒感、接触性皮膚炎などの副作用がみられる場合があります。対処方法としては、①貼付部位を毎日変更、②貼付前日にヘパリン様物質含有製剤を塗布、③除去後にステロイド外用剤を塗布の３つを励行することが良いとされています[2)]。また、ドネペジル貼付剤を使用する際には、光線過敏症が発現する可能性があることから、貼付中および剥離後３週間は、貼付部位への直射日光を避ける必要があります。

メマンチンは比較的副作用が少ない薬剤ではありますが、めまい、便秘、体重減少、頭痛などには注意が必要です。また、重大な副作用としてけいれん、失神・意識消失、精神症状（激越：感情の高ぶり、攻撃性、妄想、幻覚、錯乱、せん妄）があります。

4. 抗コリン作用を有する薬剤とAChE阻害薬の併用とリスク管理

認知症本人の認知症に伴う行動・心理症状（BPSD :Behavioral and Psychological Symptoms of Dementia ）の緩和のために抗精神病薬を用いることがあり、その副作用対策として抗コリン薬（トリヘキシフェニジルやビペリデンなど）が併用される場合もあります。また、高齢による頻尿などの身体疾患の治療のために抗コリン作用を有する薬剤を服用する機会も多くみられます。これらの抗コリン作用を有する薬剤と AChE 阻害薬を併用すると、それぞれの効果を減弱させる可能性があり、注意が必要です。また、抗コリン作用を有する薬剤自身にも認知機能障害、せん妄などの意識障害、尿閉、便秘などの副作用を有するので、認知症の人への漫然とした使用は避けるほうが望ましいでしょう。

5. 認知症治療薬の継続期間

アルツハイマー型認知症において、その進行抑制を目的とする薬剤の投与は、その安全性に問題がない限り継続することが前提とされています。ただし、食事の自発的な摂取はみられず全介助が必要となってきた場合など、病状が末期になったと判断される場合には、投与量の減量や投与中止を検討します[1)]。

まとめ

薬物療法による認知症の進行抑制には限界があります。しかしながら、認知症症状の進行が多少なりとも遅れることによって、さまざまな薬物療法以外の治療法の有効性の向上が望めることや、認知症本人の QOL だけではなく支援する家族や介護支援者の QOL の改善や心のゆとりにつながる可能性を考慮すると、薬物療法は症状改善以外の効果にも目を向けながら実施していく必要があるといえます。

引用文献

1) 中村祐「新たなアルツハイマー型認知症治療薬と今後への展開と問題点」精神経誌、114 (3) : p.255-261、2012年

2) 塩原 哲夫ら『臨床に役立つ 経皮吸収型製剤を使いこなすためのQ&A』2012年、アルタ出版

第3章
(5)

疾患修飾薬

キーワード
・疾患修飾薬　・抗Aβプロトフィブリル抗体　・レカネマブ
・ARIA

はじめに

疾患修飾薬は、疾患の原因となっている物質を標的として作用して疾患の発症や進行を抑制する薬剤のことを指し、症状改善薬とは対照的に使用されています。関節リウマチ治療薬や多発性硬化症などの神経変性疾患などの領域で使用されてきましたが、アルツハイマー病に対する治療薬として抗アミロイドβ抗体のレカネマブが2023（令和5）年12月に疾患修飾薬として発売開始となりました。

アルツハイマー病治療薬として、そのほかにも、アミロイドβの除去を目指す抗アミロイドβ抗体や、アミロイドβの生成を抑制するセクレターゼ阻害薬が疾患修飾薬として期待されて開発されてきました。また、タウ蛋白質に作用する抗体や低分子化合物も、疾患修飾薬として研究されています。

1. レカネマブの基本情報

レカネマブ（商品名：レケンビ® 点滴静注）は、アミロイドβ（Aβ）の可溶性プロトフィブリルおよび不溶性凝集体に対するヒト化IgG1モノクローナル抗体です。アルツハイマー病（AD）を惹起させる因子の一つであり最も神経毒性の高い**Aβプロトフィブリル**※に選択的に結合して、脳内から除去することでADの進行を抑制し、認知機能と日常生活機能の低下を遅らせます。対象病態は「アルツハイマー病による軽度認知障害(MCI)」から「アルツハイマー病による軽度の認知症」で、主としてAβプロトフィブリルに作用して効果を発揮します（不溶性凝集体にも作用しますが除去することはできません)。

※ Aβプロトフィブリル

Aβは単量体（モノマー）から、より大きなオリゴマー、プロトフィブリルおよびフィブリルへと凝集し、最終的に細胞外でAβプラークを形成する。Aβプラークは神経毒性を示し、神経細胞の破壊やシナプス障害を引き起こすことが示唆されている[1]（図3-5-1）。

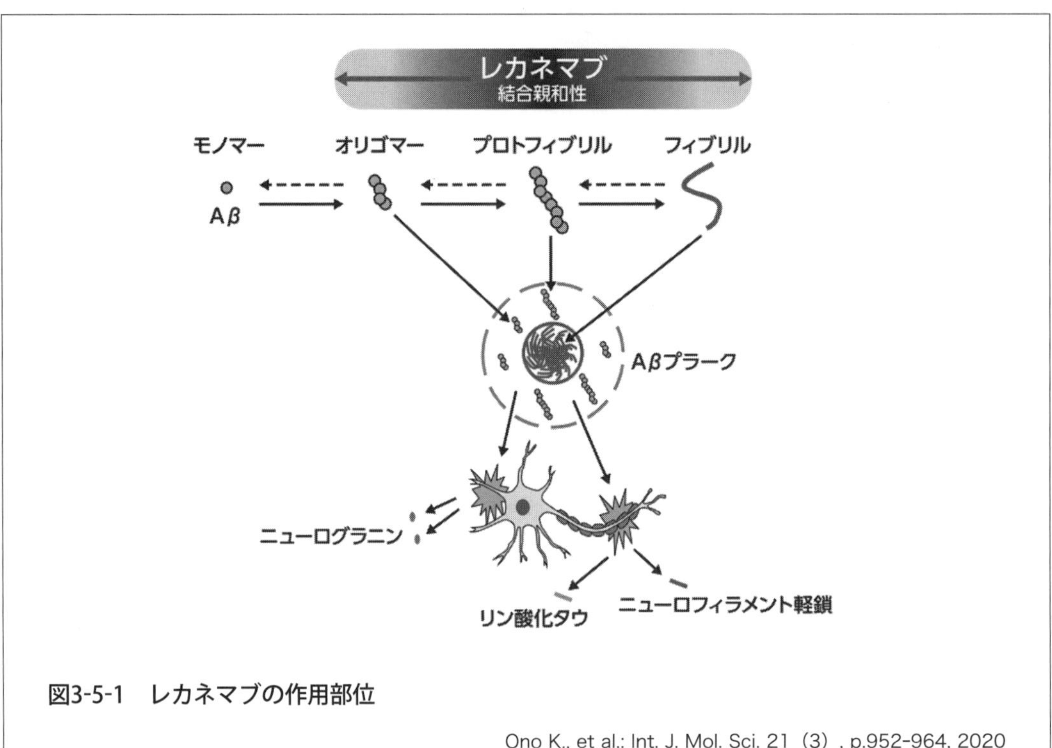

図3-5-1　レカネマブの作用部位

Ono K., et al.: Int. J. Mol. Sci. 21（3）, p.952-964, 2020

2. レカネマブの使用手順概要

図3-5-2に厚生労働省ホームページに示されている治療までの手順概要を示しました。使用対象はMCI（軽度認知障害）もしくは軽度認知症で、作用機序から考えるとできる限り早くからの投与開始が望まれます。また、承認を受けた診断方法、例えばアミロイドPET、脳脊髄液（CSF）検査、または同等の診断法によりアミロイドβ病理を示唆する所見が確認され、アルツハイマー病と診断されていることが投与の必要条件になっています[2)]。

禁忌事項として、投与開始前に血管原生脳浮腫が確認された患者、投与開始前に5個以上の脳微小出血、脳表ヘモジデリン沈着症または1cmを超える脳出血が確認された患者への使用があげられています。両者ともにアミロイド関連画像異常（ARIA：Amyloid-related imaging abnormalities）のリスクが高まる恐れがあるためと説明されています。

ARIAは、アルツハイマー病患者の神経画像にみられる異常を指します。特にアルツハイマー病の疾患修飾薬、例えばレカネマブなどのヒトモノクローナル抗体の使用によって観られ、自然発生的に生じることはめったにないと報告されています[3)]。

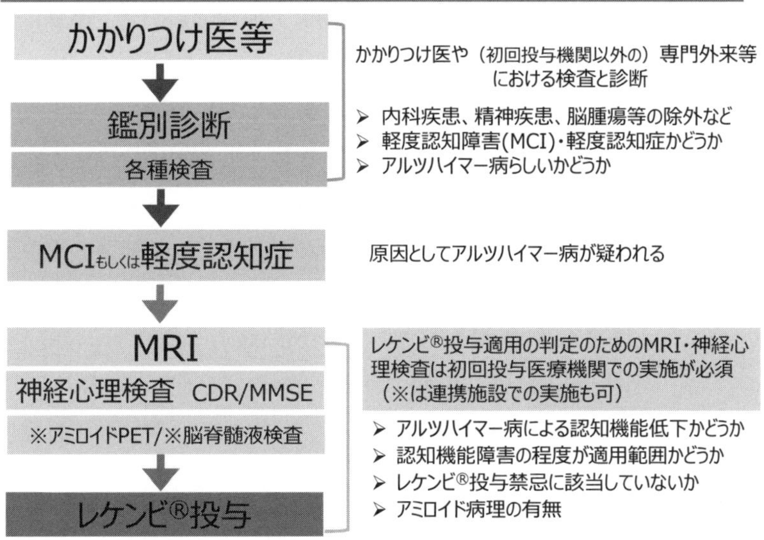

図3-5-2 レカネマブの使用手順概要

厚生労働省ホームページより：https://www.mhlw.go.jp/content/001179845.pdf

ARIA には以下の２つの主なタイプがあります。

- ARIA-E（Edema/ 浮腫）：血液脳関門の緊密な内皮接合部の破壊とそれに続く体液の蓄積を伴う脳浮腫を指します。ARIA-E の症状には頭痛、精神状態の変化、錯乱、嘔吐、吐き気、振戦、歩行障害などがあり、通常投与の４～８週後に発症します。
- ARIA-H（Hemorrhage 沈着 / 出血）：脳上の小さな出血（脳微小出血；mH）を指します。mH は通常、小さな丸い低強度の病変として認められ、小さなヘモジデリン沈着物で構成されています。健康な高齢者の mH の有病率は約6%ですが、脳血管疾患をもつ高齢者では50%から80%に増加します[4)]。

3. 薬剤適正使用のための注意点

薬剤は、冷蔵（2～8℃）で保存し、有効期間は２年です。規制区分は劇薬で、生物由来製品に該当します。投与前には、医師もしくは薬剤師から本剤のリスク等について十分に説明することが必要です。投与後の ARIA の発現割合、ARIA のリスクおよびリスク管理のために必要な検査、ARIA 発現時の対処法について、患者および家族・介護者に十分な情報を提供し、異常が認められた場合には、速やかに連絡するよう指導します。

併せて疾患の進行を完全に停止、または疾患を治癒させるものではないことも説明しておきましょう。対象となる病態は、アルツハイマー病による軽度認知障害および軽度の認知症の進行抑制です。中等度以降の病態には使用することはできません。

製剤は生理食塩液250mlで希釈し、レカネマブとして10mg/kgを2週間に1回、約1時間かけて点滴静注します。投与中は6ヵ月ごとを目安に認知機能検査、患者および家族・介護者から自他覚症状の聴取による臨床症状の評価を行います。臨床症状の経過、認知症の重症度等から有効性が期待できないと考えられる場合は本剤の投与を中止されます。

重篤な副作用として、1）Infusion reaction（26.1%）および2）ARIA（ARIA-E；浮腫/滲出液貯留（12.6%）、ARIA-H；微小出血およびヘモジデリン沈着（13.6%）、脳表ヘモジデリン沈着症（5.2%）、脳出血（0.4%）があります。

Infusion reactionとは、分子標的治療薬の点滴時に頻繁にみられてきた副作用のことです。これは急性輸液反応、注入反応、点滴反応などとも呼ばれます。発症原因は解明されていませんが、サイトカイン放出に伴い一過性の炎症やアレルギー反応が引き起こされると推測されています。頭痛、悪寒、発熱、吐き気、嘔吐等の症状が現れることがあります。通常、治療開始後24時間以内に症状が現れます。異常が認められた場合、必要に応じて注入速度を下げるか、注入を中断または中止し適切な処置を行う必要があります。Infusion reactionが現れた場合は、次回以降の投与に際し、抗ヒスタミン薬、アセトアミノフェン、非ステロイド系抗炎症薬、副腎皮質ステロイドの予防的投与も考慮しましょう。

まとめ

レカネマブは、抗Aβプロトフィブリル抗体で可溶性（プロトフィブリル）および不溶性凝集体に対するヒト化IgG1モノクローナル抗体です。対象病態は、MCIから軽症認知症で、中等度以上の病態には使用することができません。使用開始前に、対象病態の確認が必要で、ARIAの発症リスクがある患者への投与は禁忌になっています。また、投与前に薬剤が疾患の進行を止めたり治癒させたりするものでないことやARIAのリスクなどについて十分に説明しておく必要があります。重篤な副作用としてのInfusion reaction、ARIAには十分に注意して観察することが重要です。

引用文献

1) Ono K., et al.: Int. J. Mol. Sci. 21 (3) , p.952-964 , 2020
2) 厚生労働省ホームページ「レマネカブ（レケンビ® 点滴静注）治療までの手順概要」
https://www.mhlw.go.jp/content/001179845.pdf
3) Sperling RA et al :Amyloid-related imaging abnormalities in amyloid-modifying therapeutic trials: recommendations from the Alzheimer's Association Research Roundtable Workgroup. Alzheimers Dement. 7 (4) , p.367–385,2011
4) J Fiehler : Cerebral microbleeds: old leaks and new haemorrhages. Int J Stroke 1 (3) , p.122–130, 2006

第3章
(6)

レビー小体型認知症のパーキンソン症状に対する治療薬

キーワード
・レビー小体型認知症　・パーキンソン症状　・ドパミン
・アセチルコリン

はじめに

レビー小体型認知症は代表的な認知症のうちの一つです。レビー小体型認知症（DLB：Dementia with Lewy Bodies）は認知症の15～20%程度（報告によってばらつきがあります）を占める病気（図3-6-1）で、原因は**レビー小体**※という神経細胞に蓄積される円柱状の特殊な構造体の増加です。

※レビー小体
レビー小体とは、神経細胞にできる特殊な円柱状の構造物である。主にαシヌクレインというタンパク質を構成物質としており、レビー小体型認知症では、レビー小体が脳の大脳皮質や、脳幹にたくさん集まってしまう。そのためレビー小体がたくさん集まっている場所では、神経細胞が壊れて減少して、情報を上手く伝えられなくなり、認知症の症状が起こる。

レビー小体型認知症には特徴的な症状として、1）認知機能の変動、2）繰り返し出現する幻視、3）パーキンソン症状があります。ここではパーキンソン症状に対する薬物治療を解説していきます。

パーキンソン病では、ドパミン（DA）系とアセチルコリン（Ach）系のバランスが崩れて、Ach系が優位になることで種々の症状が発症します。したがって、薬物治療としては大まかに分類すると、1）DA系を賦活する薬剤群と 2）Ach系を抑制する薬剤群が使用されます。しかし、レビー小体型認知症では、DA系と同時にAch系も機能が低下していますので、パーキンソン症状に対してパーキンソン病とは異なった対応が必要になります。

1. レビー小体型認知症とは？

レビー小体型認知症は、レビー小体という異常な物質が大脳皮質に蓄積して発症する認知症です。レビー小体は、パーキンソン病でも脳の中に溜まって運動障害を引き起こします。そのレビー小体が認知機能をつかさどる大脳皮質に溜まって認知症を発症したのが、レビー小体型認知症です。レビー小体型認知症では、初期にはもの忘れはあまり目立ちません。自分の周りの状況も、比較的よく理解できています。そのため認知症となかなか気付かないようです。

レビー小体型認知症は、身体のこわばりや手足のふるえなど、パーキンソニズム特有の症状や今回の症例でみられている幻視、さらに抑うつ症状などが前面に出ます。それに対して、記憶障害などの中核障害症状は状態の悪化が進んでから現れることが多く、認知症と気付くのが遅れる場合もみられます。幻視の症状ははっきりとみられていても、記憶障害など認知症に特徴的な症状は明確にはみられないというケースがあります。

レビー小体型認知症の初期では、認知障害（良い状態であったり、悪くなったりの大きな変動を伴う）、幻視、運動の鈍磨や振戦などのパーキンソン症状が目立ちます。病態の進行はアルツハイマー型認知症や血管性認知症より速く、最重症までの全経過は10年未満とされています。

2. パーキンソン症状

パーキンソン症状とは、体や表情が硬くなる、体の動きが減る、運動がぎこちなくなる、手が震える、姿勢が前傾になる、バランスを崩しやすくなる、小股で歩く、突進して止まれなくなるなど、いくつかの運動症状が出現する状態のことです。立ちくらみや失神、便秘などの自律神経症状が起こることもあります。そのほか、だれかがいる気配がすると感じたり、家族が偽物だと思ったり、自分の家ではないと思ったりする妄想が出ることもあります。

3. レビー小体型認知症の薬物治療の基礎

認知症疾患診療ガイドラインで提示されているレビー小体型認知症の治療全体のアルゴリズムを図3-6-1に示しました。薬物治療として提示されているのはレボドパ、ドパミンアゴニストであり、コリン系を抑制するような薬剤群は示されていません。

4. パーキンソン病と異なる薬物療法における対応

パーキンソン症候群は、アセチルコリン神経系がドパミン神経系に比して優位になることで発症すると考えられています。したがって、パーキンソン病における治療薬としては、アセチルコリン神経系を抑制する薬剤群およびドパミン神経系を賦活する薬剤群が使用されます。

一方、レビー小体型認知症でもアセチルコリン神経系がドパミン神経系に比して優位になっていますが、大きく違うのはアセチルコリン神経系が正常な場合に比べて機能が低下しているという点です。このため、ドパミ

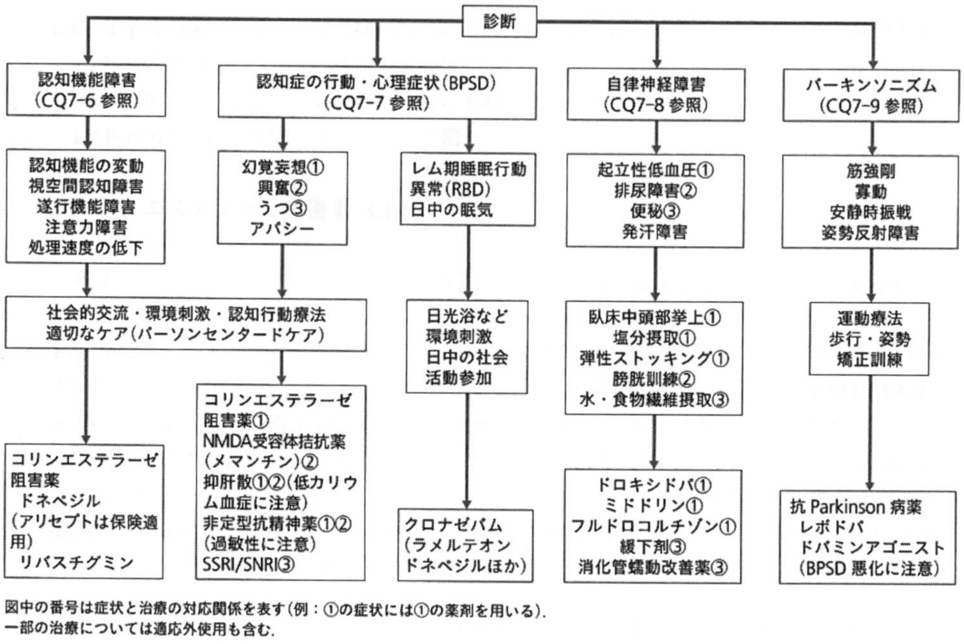

診断

- 認知機能障害(CQ7-6 参照)
  - 認知機能の変動 / 視空間認知障害 / 遂行機能障害 / 注意力障害 / 処理速度の低下
  - → 社会的交流・環境刺激・認知行動療法 / 適切なケア(パーソンセンタードケア)
  - → コリンエステラーゼ阻害薬 ドネペジル(アリセプトは保険適用) リバスチグミン
- 認知症の行動・心理症状(BPSD)(CQ7-7 参照)
  - 幻覚妄想① / 興奮② / うつ③ / アパシー
    - → 社会的交流・環境刺激・認知行動療法 / 適切なケア(パーソンセンタードケア)
    - → コリンエステラーゼ阻害薬① / NMDA受容体拮抗薬(メマンチン)② / 抑肝散①②(低カリウム血症に注意) / 非定型抗精神薬①②(過敏性に注意) / SSRI/SNRI③
  - レム期睡眠行動異常(RBD) / 日中の眠気
    - → 日光浴など / 環境刺激 / 日中の社会活動参加
    - → クロナゼパム(ラメルテオン ドネペジルほか)
- 自律神経障害(CQ7-8 参照)
  - 起立性低血圧① / 排尿障害② / 便秘③ / 発汗障害
  - → 臥床中頭部挙上① / 塩分摂取① / 弾性ストッキング① / 膀胱訓練② / 水・食物繊維摂取③
  - → ドロキシドパ① / ミドドリン① / フルドロコルチゾン① / 緩下剤③ / 消化管蠕動改善薬③
- パーキンソニズム(CQ7-9 参照)
  - 筋強剛 / 寡動 / 安静時振戦 / 姿勢反射障害
  - → 運動療法 / 歩行・姿勢矯正訓練
  - → 抗 Parkinson 病薬 / レボドパ / ドパミンアゴニスト(BPSD 悪化に注意)

図中の番号は症状と治療の対応関係を表す(例:①の症状には①の薬剤を用いる).
一部の治療については適応外使用も含む.

図3-6-1　DLBの臨床症状に応じた治療方針のアルゴリズム

日本神経学会監修『認知症疾患診療ガイドライン』p.249、2017年、医学書院

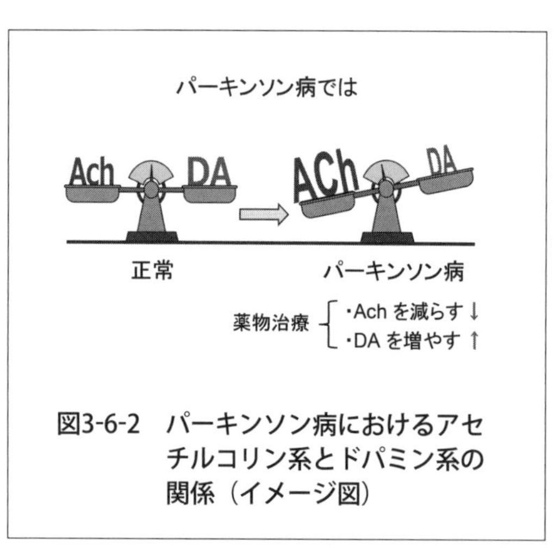

図3-6-2　パーキンソン病におけるアセチルコリン系とドパミン系の関係(イメージ図)

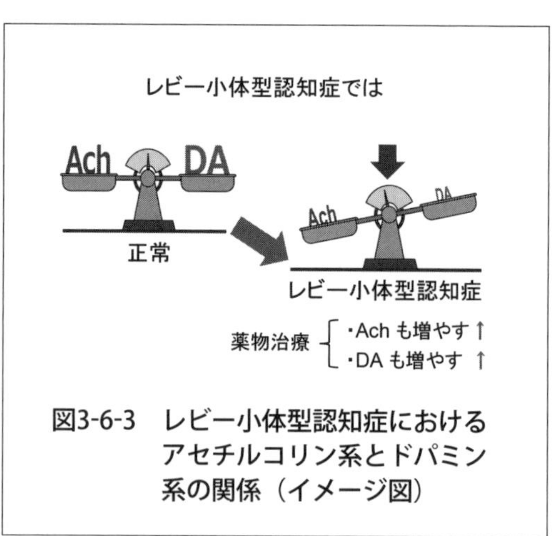

図3-6-3　レビー小体型認知症におけるアセチルコリン系とドパミン系の関係(イメージ図)

ン神経系を賦活しなくてはいけませんが、アセチルコリン神経系も適度に賦活する必要があります。したがって、ドパミン神経系を賦活する薬剤群を使用しますが、決してアセチルコリン神経系を抑制してはいけません。薬剤としては、先に示した「認知症疾患診療ガイドライン2017」の図[1](図3-6-1)に示されているようにレボドパやドパミンアゴニストが推奨されています。しかし、その中でドパミンアゴニストは幻覚を伴いやすい観点

から使用を避けることが多いようです[2)]。また、レボドパやレボドパ含有製剤を使用してもパーキンソニズムが残存する場合には、ゾニサミド（トレリーフ®）25㎎の使用も検討されます。

5. パーキンソン症状の進行段階別の症状変化と薬物治療における対応

① 初期

パーキンソン病から移行する認知症では、認知機能の低下が顕著になってきた場合には抗コリン作用を有する薬剤群の使用を減量・中止していくなどの対応が必要になってきます。パーキンソン病の既往がない場合には、パーキンソン症状は徐々に現れてきますので、ほかの認知症としっかりと鑑別しながら、薬物の反応性などを観察して対応していくことが大事であると考えます。

レビー小体型認知症の初期の症状として、便秘、嗅覚異常、うつ症状、レム睡眠行動障害が現れることが多いといわれています。その後、段取りの悪さ、もの忘れ、立ちくらみ（起立性低血圧）が出現し、さらに3徴（①認知機能の変動、②繰り返し出現する幻視、③パーキンソン症状）が現れます。また、レム睡眠行動障害（レム睡眠時の異常行動で、寝言、そばに寝ている人に暴力を振るう、異常な行動をしているときに起こすと、その行動の内容と一致した夢を見ていたことをはっきり思い出せる、悪夢を繰り返し見ていると感じるなどの特徴的な行動がみられます）などはレビー小体型認知症の初期から特徴的にみられます。これらの症状がみられる場合には、レビー小体型認知症を疑って観察して、抗コリン作用を有する薬剤の減量・中止を検討していきましょう。

② 中期

パーキンソン症状が強くなり、歩行が困難になってきます。また、認知機能の悪い時間帯が長くなってきます。幻視、妄想などの対応に困るBPSDも顕著になります。薬物治療としては、精神症状の悪化につながらないような薬物管理の重要性がより望まれます。

③ 後期

パーキンソン症状、認知障害がさらに悪化し、日常生活に常に介助が必要になります。治療としては薬物療法が主体になりますが、副作用も発現しやすくなりますので薬剤管理がより重要になります。

まとめ

レビー小体型認知症の特徴にパーキンソン症状の発現があります。パーキンソン病の症状では、ドパミン神経系を賦活する薬剤群とアセチルコリン神経系を抑制する薬剤群が使用されます。しかし、レビー小体型認知症におけるパーキンソン症状に対しては、アセチルコリン神経系を抑制するような薬剤群は原則使用されません。また、ドパミン神経系を賦活する薬剤群としてレボドパは使用されることが多いのですが、ドパミンアゴニストは幻覚を誘発しやすいという理由で使用は避けられる傾向にあります。

引用文献

1）　日本神経学会監修『認知症疾患診療ガイドライン』p.249、2017年、医学書院

2）　中嶋健二ら編集『認知症ハンドブック』p.597、2013年、医学書院

第3章 (7)

向精神薬使用ガイドライン

キーワード ・BPSD ・向精神薬の使い方

はじめに

認知症の行動・心理症状（BPSD：Behavioral and Psychological Symptoms of Dementia）は、妄想、遠隔、暴力･暴言、介護拒否、不安･抑うつなどさまざまあり、介護者の負担が大きくなることがしばしばあります。BPSD に対する治療は非薬物療法が原則であり、環境調整やリハビリテーションなどで改善することがありますが、それでも改善しない場合はやむを得ず薬物療法が必要なケースがあります。高齢者に対する向精神薬は、有害事象や薬剤起因性老年症候群を惹起しやすいため、必要最小限で投与されるのが望ましいですが、薬剤の種類などにも留意する必要があります。本節では、認知症や高齢者に対する向精神薬使用に関するガイドラインをいくつかご紹介します。

1. 日本神経学会作成「認知症疾患診療ガイドライン2017」[1)]

認知症全般の疫学、定義、用語から始まり、診断、検査、治療などの総論と、各論が書かれている、いわば認知症診療の基本となるガイドラインです。

認知症の薬物療法や有害事象だけでなく、非薬物療法・ケアについても述べられています。また、具体的な症状（幻覚・妄想、抑うつなど）に対してそれぞれクリニカルクエスチョンとそれに対する解説がされていることや、各々が簡潔に書かれていることなどから、初学者でも読みやすいガイドラインの一つだと考えられます。

2.「かかりつけ医のためのBPSDに対応する向精神薬使用ガイドライン（第2版）」[2)]

「認知症疾患診療ガイドライン2017」の、より実践的な内容が述べられているガイドラインです。まず、BPSD治療アルゴリズムで対応方針を確認し、その後にそれぞれの症状にどのような種類の薬剤を選択するかが述べられており、簡便で使いやすいガイドラインの一つです。また、BPSD治療に使われる主な向精神薬について、抗認知症薬、抗精神病薬、抗うつ薬、抗不安薬、睡眠薬に分け、それぞれ有効性の評価、副作用、留意点がまとめられています。留意点に関しては、ガイドラインを見ながらチェックしたのちに薬物療法が開始できるため、処方開始時にとても役立ちます。さらに、例えば睡眠薬では、「ベンゾジアゼピン系抗不安薬を睡眠障害に使用することは推奨しない」などの表記もあり、薬剤を選択する際の参考になります。

表3-7-1　各BPSDに対する向精神薬使用の考え方

幻覚・妄想 焦燥・攻撃性	抑うつ症状 アパシー	不安・緊張 易刺激性	睡眠障害
・メマンチンの使用をまず検討する ・AChEIも検討可能であるが、逆に悪化させることもある ・DLBではChEIを使用する ・これらで改善がみられない場合には、抗精神病薬、抑肝散、バルプロ酸ナトリウムの使用を検討する	・AChEIを用いる ・改善しない場合には抗うつ薬の投与を検討する	・抗精神病薬、抗不安薬、抗うつ薬の有用性が示されている ・抗不安薬は中等度以上の認知症では使用しない	・睡眠覚醒リズム確立のための環境調整を行う ・病態に応じて、睡眠薬、抗うつ薬、抗精神病薬の投与を検討する

※過食・異食・徘徊・介護抵抗に対して、向精神薬の有効性を示すエビデンスはない

3. 日本老年薬学会　日本医療研究開発機構研究費・高齢者の薬物治療の安全性に関する研究研究班「高齢者の安全な薬物療法ガイドライン2015」[3)]

高齢者に対する薬物療法において、処方適正化のスクリーニングツールとして、「特に慎重な投与を要する薬物のリスト」と「開始を考慮すべき薬物のリスト」のフローチャートが載せられており、本書は主に薬物有害事象の回避と、服薬数減少に伴う服薬アドヒアランスの改善を目的として作成されています。また領域別に使用指針が書かれており、例えばBPSDであれば、抗精神病薬使用の注意点や、特に慎重な投与を要する薬物のリ

ストに分けて代表的な薬物およびその解説などが述べられています。このガイドラインにあげられている慎重な投与を要する薬物は、高齢者に対して投与できないわけではありません。しかし、どうして慎重に投与しなければいけないかなどの理由がわかるため、看護師や薬剤師など他職種が参考にする際にも有効な手段になると考えられます。

4. アメリカ精神医学会「BPSDに対する抗精神病薬治療ガイドライン」

このガイドラインは、焦燥または精神病症状（幻覚や妄想など）を示している認知症患者の治療に対する15の推奨声明とそのエビデンスについて示されたもので、抗精神病薬を使用する際の臨床指針や適切な使用法が中心となっています。このガイドラインはアメリカ精神医学会による既存の推奨と同様に「最初の適切な評価とモニタリングなしには、抗精神病薬を処方しないこと」や「BPSD 治療の最初の選択肢として、考慮なしに抗精神病薬を使用しないこと」を前提としています。

抗精神病薬治療の有益性と危険性については患者個人の特性や状況に関連するとし、抗精神病薬の開始に伴う有害事象の結果、糖尿病の患者では高血糖による入院リスクや歩行障害がある場合には**錐体外路症状**※による転倒リスクが高まること、焦燥や精神症状が激しい場合には抗精神病薬の適切な投与によってこれらの症状が軽減し、患者の QOL の改善や介護者の負担軽減につながるとしています。また、投与量については、投薬は低用量から開始し、虚弱または高齢の患者に対する一般的な投与量は、若年患者の精神症状治療に対する初回投与量の3分の1から2分の1、または利用可能な最小サイズの錠剤とし、投与量は臨床反応が認められる最低用量まで漸増し、薬物相互作用や半減期、腎機能や肝機能を考慮したうえで、急激な用量調節とならないように注意することとしています。さらに、薬物的介入の決定にはその他の治療や臨床判断が密接に関連していることから、症状の評価や病状のモニタリング、非薬物療法の効果判定にも触れています。このガイドラインは抗精神病薬の使用に関するものであり、BPSD の治療に用いられる可能性がある抗うつ薬や抗不安薬、睡眠薬などのほかの向精神薬については言及していません。

※錐体外路症状

抗精神病薬の使用によって引き起こされる主な有害事象の一つ。発現する症状としては、手や身体のふるえ（振戦）や手などが硬く動きにくくなる（筋強剛）などが多いとされていますが、他にも体が傾く（ジストニア）、じっと座っていられない（アカシジア）などがみられることがある。

まとめ

ガイドラインは、絶対的に従わなければならないものではありませんが、科学的根拠などに基づいて、最良と考えられる治療法などを提示している文書ですので、薬物療法で悩んだ際などにも活用ができます。また実臨床では、患者や家族、支援者、置かれている環境などを加味して薬物療法を選択することになりますが、その際の患者や家族の意思決定の際に、判断材料の一つとして利用することもできます。現在使用されている薬物療法について、医療者の学習資材ともなりますので、ぜひ参考にしていただきたいと思います。

引用文献

1）　日本神経学会監修『認知症疾患診療ガイドライン』2017年、医学書院
2）　平成27年度厚生労働科学研究費補助金（厚生労働科学特別研究事業）認知症に対するかかりつけ医の向精神薬使用の適正化に関する調査研究班：かかりつけ医のためのBPSDに対応する向精神薬使用ガイドライン（第2版）
3）　日本老年薬学会　日本医療研究開発機構研究費・高齢者の薬物治療の安全性に関する研究研究班「高齢者の安全な薬物療法ガイドライン2015」株式会社メジカルビュー社
4）　アメリカ精神医学会、新井平伊（監訳）「BPSDに対する抗精神病薬治療ガイドライン」2017年、ワールドプランニング

第3章 (8)

ポリファーマシー対策

キーワード ・薬物有害事象 ・薬剤起因性老年症候群 ・処方カスケード

はじめに

家族や介護スタッフが患者の薬を見て、「薬の量が多いなあ」と感じることはたくさんあるかと思います。また、高齢者に起こっている症状や事象が、薬のために起こったのではないかと疑問に思われたこともあるでしょう。高齢者は、薬物動態や薬力学が加齢により変化するため、薬物の吸収、分布、代謝、排泄、相互作用などの影響で薬物への感受性が増大したり、服用薬剤数の増加から薬物有害事象を引き起こしたりしやすくなります。ポリファーマシーの解消には、多職種による事例への介入や、地域内の連携が必要となります。本節では、ポリファーマシーの概念や解消の方法（一般論）をご紹介します。

1. ポリファーマシーとは

ポリファーマシーとは、ポリ（poly）＋ファーマシー（pharmacy）の造語で、直訳すると「薬が多い」となりますが、単に服用する薬剤数が多いのみならず、それに関連して薬物有害事象のリスク増加、服用過誤、服薬アドヒアランス低下等の問題につながる状態のことをいいます[1)]。また、薬物有害事象とは、薬剤使用後に発現する有害な症状、または徴候であって薬剤との因果関係の有無を問いません[1)]。何剤からポリファーマシーとするかについて厳密な定義はないため、患者の状態や起こっている症状、生活習慣などによって、何が適正処方となるのかは異なります。

さらに薬物有害事象は、薬剤数にほぼ比例して増加し、６種類以上が特に薬物有害事象の発生増加に関連したというデータも存在しています[1)]。しかし、薬剤数が少ないからといって有害事象が起こらないということではないため、今起こっている事象が薬剤のために起こっているのではないかという視点をもって、患者個々の症状や背景を把握することが重要です。

2. ポリファーマシーが形成される主な要因と解消の過程（図3-8-1）

①　高齢者は２つ以上の慢性疾患が同時に存在している

高齢になるにつれ、だんだんと病院に行く機会が増えていきます。日本の外来通院中の高齢者の疾患数は平均3.5疾患で、年齢とともに増えることが報告されています[2]。１つの疾患や症状に対して１人の医師が処方することで処方する医師が増え、服薬する薬剤数も増加していきます。

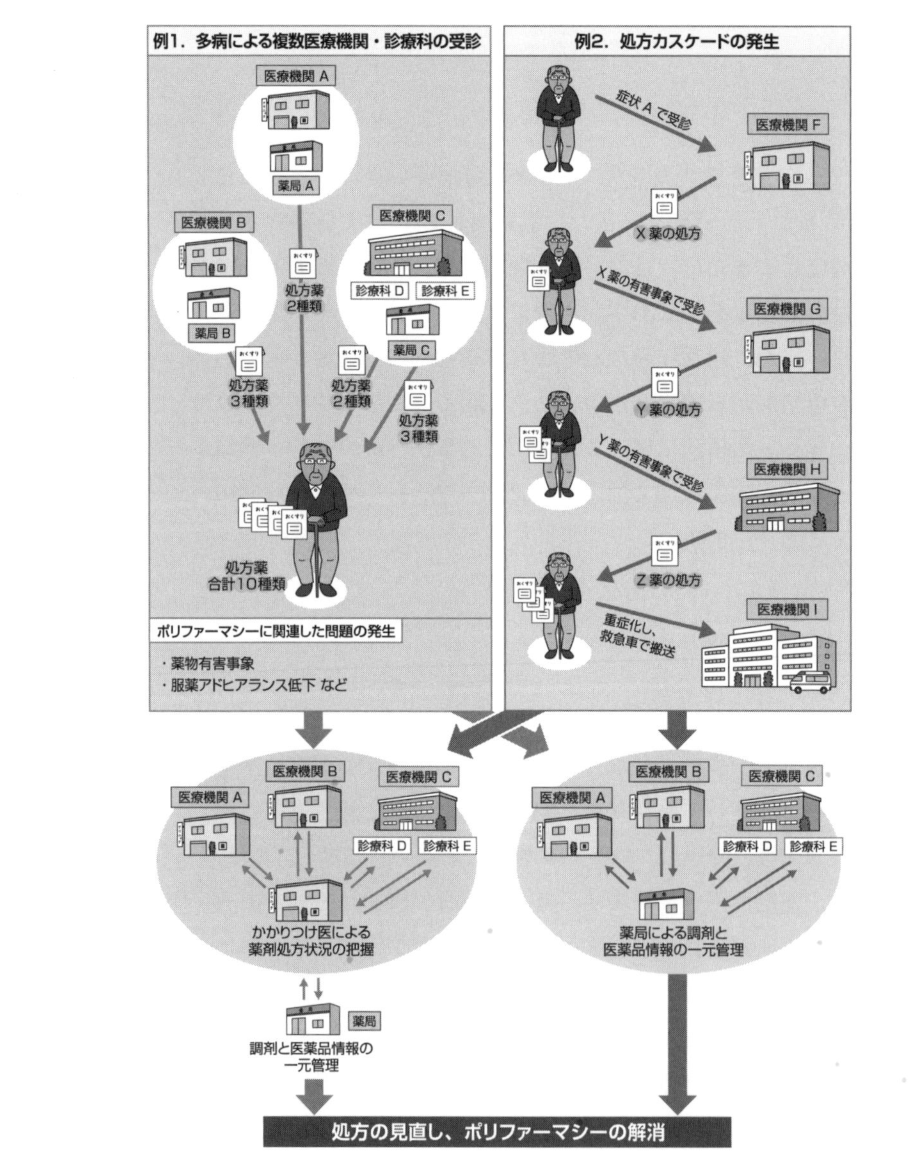

図3-8-1　ポリファーマシー形成と解消の過程[1]

厚生労働省「高齢者の医薬品適正使用の指針」p.5より

② 薬物有害事象に薬剤で対処することで生まれる“処方カスケード”

ある薬剤の薬物有害事象に対する対処として、薬剤を処方し続ける悪循環を“処方カスケード”と呼んでいます。どのような薬にも有害事象が存在しているため、薬による症状を薬で補い続けていく方法には終わりがありません。また、そもそも何が原因で今の状態になっているかがとてもわかりにくくなってしまいます。薬の有害事象と考えられる症状があるときは、何かの薬で対処療法をするのではなく、原因薬剤の減量や中止をすることが原則です。

③ 解消のヒント

ポリファーマシーを解消する方法として、医師が処方する際に（特にかかりつけ医）お薬手帳等を参考に処方全体を見直すことや、かかりつけ薬局をもち、薬剤師が情報を一元管理して処方の見直しについて処方医らへ連絡する、などがあげられます。また、入院時には処方全体を見直す機会となるため、これまで在宅で関わってきた職種から患者情報を得て、多職種で処方見直しに取り組む仕組みが必要です。さらに入院中に変更した薬剤があれば、減量した薬剤情報やその理由について、かかりつけ医や薬局など地域で関わる職種に情報提供することが重要です。ポリファーマシーの解消は、だれか１人で頑張ってできるものではなく、多職種・地域全体で取り組むことが必要となります。

3. 処方見直しのきっかけ 薬剤起因性老年症候群と認知機能低下

高齢者では、薬物有害事象がふらつきや転倒など、頻度の高い症状（老年症候群）として現れることが多く、発現しても見逃されやすいといわれています（表3-8-1）。これは“薬剤起因性老年症候群”と呼ばれています。認知機能低下・せん妄・うつ状態・転倒・栄養障害・排尿障害・不眠症など、どれも高齢者によくみられる症状です。老年症候群がみられた場合は、まずは薬が関与していないか検討するとよいでしょう。特に、認知機能低下がみられたときには、認知症治療薬をすぐに開始するのではなく、認知機能障害を起こす薬剤があるのではないかという視点を持って、服用中の薬剤を確認することが重要です。ベンゾジアゼピン受容体作動薬、第一世代抗アレルギー薬など、一度服用されている薬の中に引き起こしやすい薬剤があるかどうかを確認してみましょう。また、認知機能の低下を確認する方法として、残薬の確認があります。残薬が多い場合や、服用に関してあいまいな返答をする場合には、認知機能低下が隠れていることがありま

表3-8-1　薬剤起因性老年症候群と主な原因薬剤[1)]

症候	薬剤
ふらつき・転倒	降圧薬（特に中枢性降圧薬、α遮断薬、β遮断薬）、睡眠薬、抗不安薬、抗うつ薬、てんかん治療薬、抗精神病薬（フェノチアジン系）、パーキンソン病治療薬（抗コリン薬）、抗ヒスタミン薬（H_2受容体拮抗薬含む）、メマンチン
記憶障害	降圧薬（中枢性降圧薬、α遮断薬、β遮断薬）、睡眠薬・抗不安薬（ベンゾジアゼピン）、抗うつ薬（三環系）、てんかん治療薬、抗精神病薬（フェノチアジン系）、パーキンソン病治療薬、抗ヒスタミン薬（H_2受容体拮抗薬含む）
せん妄	パーキンソン病治療薬、睡眠薬、抗不安薬、抗うつ薬（三環系）、抗ヒスタミン薬（H_2受容体拮抗薬含む）、降圧薬（中枢性降圧薬、β遮断薬）、ジギタリス、抗不整脈薬（リドカイン、メキシレチン）、気管支拡張薬（テオフィリン、アミノフィリン）、副腎皮質ステロイド
抑うつ	中枢性降圧薬、β遮断薬、抗ヒスタミン薬（H2受容体拮抗薬含む）、抗精神病薬、抗甲状腺薬、副腎皮質ステロイド
食欲低下	非ステロイド性抗炎症薬（NSAID）、アスピリン、緩下剤、抗不安薬、抗精神病薬、パーキンソン病治療薬（抗コリン薬）、選択的セロトニン再取り込み阻害薬（SSRI）、コリンエステラーゼ阻害薬、ビスホスホネート、ビグアナイド
便秘	睡眠薬・抗不安薬（ベンゾジアゼピン）、抗うつ薬（三環系）、過活動膀胱治療薬（ムスカリン受容体拮抗薬）、腸管鎮痙薬（アトロピン、ブチルスコポラミン）、抗ヒスタミン薬（H_2受容体拮抗薬含む）、αグルコシダーゼ阻害薬、抗精神病薬（フェノチアジン系）、パーキンソン病治療薬（抗コリン薬）
排尿障害・尿失禁	抗うつ薬（三環系）、過活動膀胱治療薬（ムスカリン受容体拮抗薬）、腸管鎮痙薬（アトロピン、ブチルスコポラミン）、抗ヒスタミン薬（H_2受容体拮抗薬含む）、睡眠薬・抗不安薬（ベンゾジアゼピン）、抗精神病薬（フェノチアジン系）、トリヘキシフェニジル、α遮断薬、利尿薬

単剤でみられる薬剤起因性老年症候群を記載したもの。（高齢者のポリファーマシー多剤併用を整理する「知恵」と「コツ」（秋下雅弘）より改変引用）

厚生労働省「高齢者の医薬品適正使用の指針」p.5より

す。薬剤による認知機能低下は、原因薬物の減量や中止により回復する可能性が高いため、まずは原因となり得る薬物がある場合はそこから介入してみましょう。

4.処方見直しのきっかけ～向精神薬の過剰投与～

認知症患者の興奮性BPSD（Behavioral and psychological symptoms of dementia）やせん妄に対して、向精神薬が使用される場合があります。特に抗精神病薬は、鎮静が必要な患者に対して使用されるケースがありますが、安易な使用は有害事象を惹起しやすいと考えられます。例えば抗精神病薬では、過鎮静や嚥下障害、誤嚥性肺炎を、またベンゾジアゼピン受容体作動薬も同様に、過鎮静やふらつきなどを引き起こす恐れがあります。認知症患者に対する精神症状は、非薬物治療が原則であり、向精神薬の使用は短期間、少量に止めるよう注意することが必要です。

まとめ

ポリファーマシーは、症状1つずつに薬剤が処方されることで容易に成立しやすい事象と考えられます。患者個々におけるポリファーマシーによる問題点を確認し、多職種で処方見直しを検討していく仕組みが必要です。そのためには、施設内や地域内でのポリファーマシーや非薬物療法に関する啓発・教育も重要であると考えられます。

引用文献

1) 厚生労働省「高齢者の医薬品適正使用の指針 総論編」2018年
2) 矢吹拓「ポリファーマシーその症状は薬のせい！？」レジデントノートVol.17 No.16、2929-2936、2016年

第4章 認知症診断のための検査・評価尺度

⑴　神経心理学的検査と諸症状の評価尺度

⑵　画像検査（CT、MRI、核医学など）

⑶　超音波を中心に

⑷　脳波

⑸　近赤外分光法（NIRS）

⑹　血液・脳脊髄液検査

⑺　遺伝子検査

⑻　嗅覚機能検査

第4章
(1)

神経心理学的検査と諸症状の評価尺度

キーワード ・神経心理学的検査 ・記憶 ・行動・心理症状 ・重症度 ・日常生活動作

はじめに

神経心理学とは脳と心の相関を探ろうとする学問領域であり、種々の疾患や外傷などで損傷された大脳の機能をさまざまな方法で検査することで発展してきました。そして、これまでに開発されてきた多くの検査は、人間の大脳におけるそれぞれ異なった部位の機能障害を反映することが知られています。

認知症の評価に関しても、一見複雑そうにみえる認知機能障害を適切な検査で評価していくと、疾患によるパターンやその経時的変化を的確に捉えることができ、治療方針の選択や家族指導、予後の判定などに役立てることができます。

神経心理学的検査のほとんどは、患者と評価者とのやりとりで進められます。人と人とのやりとりですから、その時の気分、質問の仕方、相手との信頼感など、多くの要因によって結果が変動します。神経心理学的検査を行うには、結果を絶対的なものとは捉えずに、その時の環境を十分念頭に置いて、できるだけ患者の能力を引き出すように努めていく気持ちが必要です。評価者にとっては、より柔軟で多面的な思考が必要な検査法といえるでしょう。

1. 神経心理学的検査を有効に用いるために

神経心理学的検査を施行し、その結果を正しく解釈するために、いくつか重要なことをあげておきます。

① 神経心理学的検査の解釈

検査結果の解釈でまず大事なことは、本人の特性やもともとの知的能力などを把握しておくことです。人間の知的能力は教育程度や生育環境、そして仕事などの社会的環境によってさまざまです。認知機能障害後の残存機能は、これらの要因に大きく影響されるということを忘れてはいけません。

次に注意しなければいけないのは、得点など量的な判断基準（カットオフ点を超えたか否かなど）のみで障害の有無を判定せずに、常に反応の質的な分析を行うように心がけることです。同じ誤りでも、課題に対する反応を注意深く観察することで、その誤りがなぜ生じたのか（真にその課題が達成できないのか、それともうっかり誤ったのかなど）を推測でき、患者をより深く理解することが可能になります。

②　神経心理学的検査の使い方

神経心理学的検査で診断することのできる認知機能は、大脳の機能局在に対応したものです。検査を進めるには、大脳機能を部位ごとに把握し、目的に応じた検査を選択して部位ごとの認知機能障害の程度を比較していくことが有効です。

おおまかな区分と機能をあげます。大脳前方の機能としては遂行機能、注意・集中力、情動、言語流暢性などです。大脳後方の機能としては視覚認知能力などです。優位半球（一般的に左半球）の機能としては言語機能や計算能力などです。非優位半球（一般的に右半球）の機能としては空間的に方向性を有する注意力、身体認知機能、構成機能などです。そして大脳の内側の能力として近時記憶などがあります。このように簡易的に機能を把握しておき、スクリーニングの結果や、そこから焦点を絞った詳しい検査を選定し組み合わせることで、できることとできないことを明確にし、最小限の負担で正しい所見を得ることができます。

これらの原則的な考えに基づいて実施される神経心理学的検査のうち、ここでは認知症診断に特に有効である記憶機能の評価と、加えて行動・心理症状のための評価尺度、重症度判定のための評価尺度、日常生活動作（ADL：Activities of Daily Living）の評価尺度について代表的なものを紹介します。

2．記憶機能の評価尺度

記憶の障害は認知症の症状の中でも中核的なものです。そのため、記憶に関する検査は認知機能の総合的な評価尺度の中にほぼ組み込まれています。これらの総合的評価尺度の紹介は後述とし、ここでは記憶機能の評価に特化した検査を紹介します。

① ウェクスラー記憶検査改訂版（WMS-R：Wechsler Memory Scale-R）

記憶機能を全般的に評価するこの検査は、13の下位検査を施行・合成することで、情報と見当識、言語性記憶、視覚性記憶、一般的記憶、注意/集中力、そして遅延再生という6種の指標（「情報と見当識」は下位検査の一つですが、ほかの5つの指標の算出には用いられず、独立した一つの指標として捉えられる）を得ることができます（表4-1-1）。これらの指標は100を平均とするように統制されています。後半4つの下位検査は学習された課題が約30分の間隔でどの程度保持されるかという、遅延再生能力を算出するためのものですが、全検査施行が負担となる患者に対しては、これらを省略すれば30分程度の施行時間で終了させることも可能です。市販の検査セットを用います。

② 日本版リバーミード行動記憶検査（RBMT：Rivermead Bihavioural Memory Test）

RBMTはほかの机上での記憶検査とは異なり、日常生活の記憶の問題をシミュレーションによって検査するものです。市販の検査セットを用います。姓、名、持ち物、約束、絵、物語、顔写真、道順、用件、見当識、日付という11の項目について評価を行い、それぞれの評価点と標準プロフィール点を算出します。繰り返し施行による学習効果を排除するために4つの平行検査が用意されていることも利点の一つです。

表4-1-1　WMS-Rの下位検査と、算出する各指標との関係

例えば言語性記憶は論理的記憶Ⅰと言語性対連合Ⅰの評価点を合算して指標に換算される

下位検査＼指標	言語性記憶	視覚性記憶	一般的記憶（言語性と視覚性の合計）	注意/集中力	遅延再生
情報と見当識					
精神統制				○	
図形の記憶		○	○		
論理的記憶Ⅰ	○		○		
視覚性対連合Ⅰ		○	○		
言語性対連合Ⅰ	○		○		
視覚性再生Ⅰ		○	○		
数唱				○	
視覚性記憶範囲				○	
論理的記憶Ⅱ					○
視覚性対連合Ⅱ					○
言語性対連合Ⅱ					○
視覚性再生Ⅱ					○

③ Rey-Osterrieth複雑図形検査（ROCFT）

この検査は、図形見本（図4-1-1）をフリーハンドで模写したあと、一定時間（3～30分くらいまでのさまざまな条件が用いられる）を置いて再び同図形を想起して描くことが求められます。視覚的な記憶能力を評価する検査なので、言語的な記憶方略をできるだけ使わないように、模写のときにあとで再び描くことについてはふれないようにします。図形は各要素につき2点を最高点として36点満点で採点されます（表4-1-2）。視覚的な記憶の評価を主目的にしていますが、描画の経過を観察することで、構成機能や描画に対する取り組み方（遂行機能）なども判定することができ、大変情報量の多い検査です。

④ その他の記憶検査

上記のほか、有関係対語（海 - 船、など）と無関係対語（ほたる - 切符、など）を提示して組み合わせを覚えてもらう対連合学習課題として三宅式記銘力検査やS-PA標準言語性対連合学習検査が使用され、視覚性記憶の検査としてはベントン視覚記銘検査（BVRT）などが記憶機能の評価として一般的に使用されています。

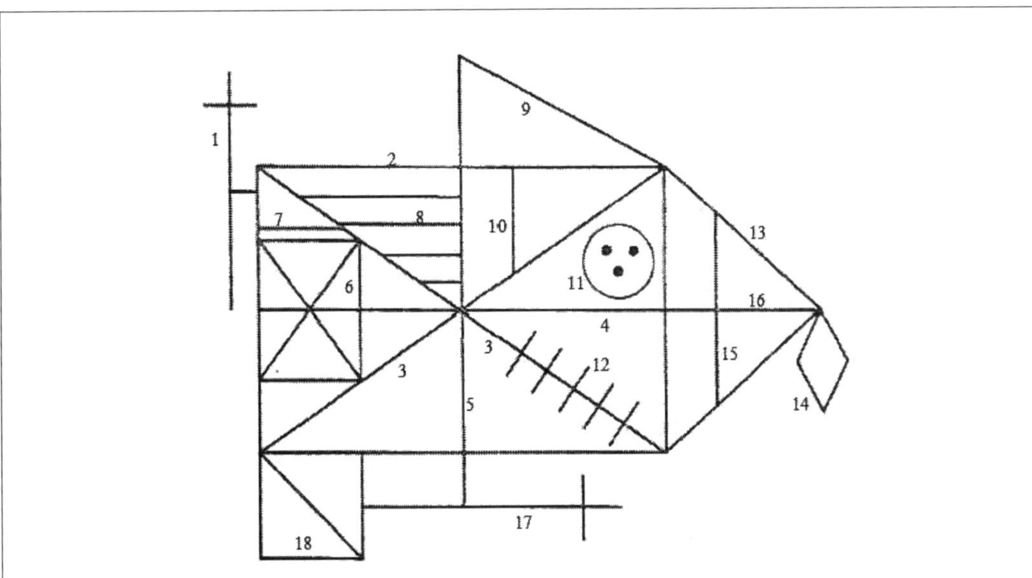

図4-1-1　Rey複雑図形

数字は表4-1-2の採点表に対応しているが、実際提示する図版には描かれていない。Lezak M D, 2004 より改変

表4-1-2　Rey複雑図形の採点法

	図形中の要素	得点
1	長方形外側の左上端にある十字形	0〜2
2	大きな長方形	0〜2
3	交差する対角線	0〜2
4	「2」の水平な中央線	0〜2
5	垂直な中央線	0〜2
6	「2」の水平な中央線左内部にある小さな長方形	0〜2
7	「6」上方の短い線分	0〜2
8	「2」内部の左上方にある4本の平行線	0〜2
9	「2」の上、右上方にある三角形	0〜2
10	「9」の下方、「2」の内部にある短い垂直線	0〜2
11	「2」の内部にあり、3個の点を有する円	0〜2
12	「2」内部の右下方にあり、「3」に交差する5本の平行線	0〜2
13	「2」の右側面に接する三角形	0〜2
14	「13」に接する菱形	0〜2
15	「13」の三角形内部の垂直線	0〜2
16	「13」の内部にあり、「4」の右端につながる水平線	0〜2
17	「2」の下方にあり、「5」に接する十字形	0〜2
18	左下方にあり「2」に接する正方形	0〜2

正反応	正確な配置	2点
	不完全な配置	1点
不完全な反応	正確な配置	1点
（歪んだ、または不完全な反応だが、それとわかる）	不完全な配置	1/2点
欠如または容認できない反応		0点
最高得点		36点

3．行動・心理症状の評価尺度

認知症の行動・心理症状（BPSD：Behavioral and Psychological Symptoms of Dementia）を評価することは、当事者に対しての面接形式で実施することは困難です。そのため、当事者の家族や介護者などへのある程度構造化された面接によって評価する方法がよく用いられます。信頼性、妥当性が示されており、比較的知られているものを紹介します。

①　日本語版Neuropsychiatric Inventory（NPI）

日本語版NPIはBPSDを介護者あるいは観察者への面接により、妄想、幻覚、興奮、うつ、不安、多幸、無為・無関心、脱抑制、易刺激性、異常行動の10項目（睡眠、食行動の２つを加えて12項目とすることもある）についてその頻度と重症度を判定するものです。

② Behave-AD (Behavior Pathology in Alzheimer's disease)

Behave-AD は、NPI と同様に情報提供者に対して面接を行って評価する認知症の BPSD に対する評価尺度です。妄想観念、幻覚、行動障害、攻撃性、日内リズム障害、感情障害、不安、恐怖という７つの項目、および介護者の負担と当事者の危険性を問う全体評価についてそれぞれ４段階で評価します。

③ BPSD-AS (BPSD-Assessment Scale)

前述の NPI、Behave-AD が認知症の人の家族や主介護者を対象に面接を実施する評価尺度なのに対し、リハビリテーションスタッフや看護師などの専門職が、主に施設利用者に対し直接観察を行う方式で作成されたのが BPSD-AS です。BPSD のことをより理解している専門職の視点で評価すること、家族などとの面接の手続きを踏まずにすむことなどが利点といえます。妄想、幻視・幻聴、指示・誘導・介助への興奮拒否、易刺激性、抑うつ気分、不安、脱抑制、繰り返し行動の８つの大項目について、症状の重症度（施設利用者本人にどれほど影響しているか）と、関係スタッフなどが感じている負担度（業務にどれだけ影響しているか）を評価します。

4．重症度判定のための評価尺度

認知症の重症度を判定するための検査・尺度は、当事者の認知機能を全般に評価して数値化するものと、認知機能、生活上の問題などを総合して重症度判定を行うものとがあります。ここでは代表的なものを紹介します。

① MMSE (Mini-Mental State Examination)

認知機能の**スクリーニングテスト**※として、広く世界中で使用されており、記録用紙、呼称のための物品２個、読解用短文カード、描画見本があれば施行できます。見当識（時間、場所）、記憶（単語直後再生、再想起）、注意（単純な計算：serial-7's）、言語（呼称、復唱、指示理解、読解、書字）描画の項目から構成されています（表4-1-3）。個々の問題をわかりやすく提示し、反応を記録していきます。比較的短時間で簡単に行うことができ、世界中で広く用いられているため信頼性が高いことが利点です。森らが1985年に紹介して以来、多少内容の変化したものも含めて長く臨床現場で使用されてきました。その後2006年に正規日本版として「MMSE-J 精神状態短時間検査改定日本版」が市販されていますが、まだ旧来からの MMSE を使用しているところも多いので、それぞれの職場で使用しているものについて施行方法を学ぶとよいでしょう。

※スクリーニングテスト
ある一定の集団から異常を選び出すテストのこと。神経心理学的検査においては、介入初期段階で認知機能障害の有無とその内容を比較的短時間でおおまかに把握するために用いる。

表4-1-3 MMSE(Mini - Mental State Examination)

設問	質問内容	得点
1	今年は何年ですか？	0/1
	今の季節は何ですか？	0/1
	今日は何曜日ですか？	0/1
	今は何月ですか？	0/1
	今日は何日ですか？	0/1
2	この病院の名前は何ですか？	0/1
	ここは何県ですか	0/1
	ここは何市ですか	0/1
	ここは何階ですか	0/1
	ここは何地方ですか？	0/1
3	物品名3個（桜、猫、電車）	0〜3
4	100から順に7を引く（5回まで）	0〜5
5	設問3で提示した物品名を再度復唱させる	0〜3
6	（時計を見せながら）これは何ですか？	0/1
	（鉛筆を見せながら）これは何ですか？	0/1
7	次の文章を繰り返す「みんなで、力を合わせて綱を引きます」	0/1
8	（3段階の命令）	0/1
	「右手にこの紙を持ってください」	0/1
	「それを半分に折りたたんで下さい」	0/1
	「それを私に渡してください」	
9	（次の文章を読んで、その指示に従って下さい）「右手をあげなさい」	0/1
10	（何か文章を書いて下さい）	0/1
11	（次の図形を書いて下さい）	0/1

ごく軽度の認知機能障害に検出力がやや低く、また、一定のレベルを下回る重度認知機能障害に対して計測に限界があるといわれます。得点は30点満点であり、カットオフ点は24/23点と提唱されています。

② 長谷川式簡易知能評価スケール(HDS-R)

HDS-Rは日本で考案された認知機能障害の評価スケールです（表4-1-4）。記録用紙と呼称のための物品5個があれば施行できます。見当識（自己、時間、場所）、記憶（単語直後再生、再想起、5物品の視覚記銘）、注意（serial-7's、数の逆唱）、言語（語想起）の項目で構成されており、30点満点でカットオフ点は20点（以下）とされています。目的、構成とも前述のMMSEと類似していますが、近時記憶課題の配点が大きいこと、動作の必要な課題のないことなどが特徴です（表4-1-5）。必ずしもMMSEと両方行う必要はないので、使いやすいほうを使用するとよいでしょう。

表4-1-4　長谷川式簡易知能評価スケール（HDS-R）

設問	質問内容		得点
1	お歳はいくつですか？（2年までの誤差は正解）		0/1
2	今日は何年の何月何日ですか?何曜日ですか? （年、月、日、曜日が正確でそれぞれ1点ずつ）	年	0/1
		月	0/1
		日	0/1
		曜日	0/1
3	私たちが今いるところはどこですか? 〈自発的に出れば2点、5秒おいて、家ですか?病院ですか?施設ですか?の中から正しい選択をすれば1点〉		0~2
4	これから言う3つの言葉を言ってみてください。あとでまた聞きますのでよく覚えておいてください。 以下の系列のいずれか一つで、採用した系列に○印を付けておく 1：a）桜　b）猫　c）電車　2：a）梅　b）犬　c）自動車		0/1
			0/1
			0/1
5	100から7を順番に引いてください。 100-7は?それからまた7を引くと?と質問する。最初の答えが不正解の場合、打ち切る	-93	0/1
		-86	0/1
6	私がこれから言う数字を逆から言ってください。（6-8-2、3-5-2-9） 〈3桁逆唱に失敗したら打ち切る〉	(2-8-6)	0/1
		(9-2-5-3)	0/1
7	先ほど覚えてもらった言葉をもう一度言ってみてください。 〈自発的に回答があれば2点、もし回答がない場合、以下のヒントを与え正解であれば1点〉 a）植物　b）動物　c）乗り物		a：012
			b：012
			c：012
8	これから5つの品物を見せます。それを隠しますので何があったか言ってください。 （時計、鍵、タバコ、ペン、硬貨など必ず相互に無関係なもの）		0~5
9	知っている野菜の名前をできるだけ多く言ってください。 〈答えた野菜の名前を右に記入する。途中詰り約10秒待っても出ない場合はそこで打ち切る〉 5個までは0点、6個=1点、7個=2点、8個=3点、9個=4点、10個=5点		0~5

表4-1-5　HDS-R、MMSEの実施方法

HDS-R、MMSEは比較的簡略で臨床現場で長く用いられてきたため、その教示方法や反応の解釈の仕方にはさまざまな変法が加えられているのが現状です。ここでは主にHDS-Rについて一般的な使い方を説明します。MMSEはHDS-Rと共通しているものも多いため、実施方法として特に留意しなければならない点についてふれておきます。

HDS-Rの使い方

被験者に会っていきなり問題に入らず、多少会話をしながら、できるだけ被験者がリラックスして最大の能力を発揮できるように準備します。

1. 年齢

「歳はいくつですか？」と満年齢を尋ねます。2年までの誤差は正答とします。

2. 日時の見当識

年月日、曜日を尋ねます。必ずしも表記の順でなくともよいです。例えば月を尋ねた際、「○月○日」というように日まで答えたような場合も、合っていればそれぞれを正答としてもよいです。

3. 場所の見当識

「私たちが今いる場所はどこですか？」と問い、施設名、住所など、現在の場所を正しく捉えていれば正答とします。この問いに自発的に答えられたら2点を与えます。5秒ほど待っても正しい答えが得られないときは「ここは家ですか？　病院ですか？　施設ですか？」などと正答を含んだ3つの選択肢を与え、これらの中から正しく選択できれば1点とします。

4. 3つの言葉の記銘

「これから言う3つの言葉を言ってみてください。あとでまた聞きますから、よく覚えておいてください」と言い、「桜・猫・電車」または「梅・犬・自動車」のどちらかの言葉の組を聞かせます。1回の提示で言えたものにそれぞれ1点を与えます。1回の提示で3点に満たないときは7の遅延再生のため、3回まで繰り返し提示します。3回の提示でも3点に満たないときはそこで打ち切り、7では言えた言葉の数に応じて遅延再生を求めます。

5. 計算問題（serial7's）

「100引く7はいくつですか？」と尋ね、正答が得られたら「それからまた7を引くといくつですか？」と質問します。2回目の計算を「93引く7は？」と聞いてはいけません。100-7で失敗したら次の計算は行わず打ち切ります。正答に対してそれぞれ1点を与えます。

6. 数字の逆唱

「これから言う数字を逆から言ってください」と言い、問題の数列を提示します。理解が悪い場合は指折りを見せながら「私が1-2-3と言ったら3-2-1というようにお願いします」などと理解を求めてもよいでしょう。3桁、4桁それぞれの正答に1点を与えますが、3桁に失敗したら4桁は行わず打ち切ります。

7. 3つの言葉の遅延再生

「先ほど覚えてもらった（3つの）言葉がありましたね。それをもう一度言ってください」と教示し、そこで自発的に再生できた言葉に対しそれぞれ2点を与えます。再生できなかった言葉に対しては、「植物」「動物」「乗り物」という上位概念のヒントを与え、そこで正答が得られれば各1点を与えます。

8. 5つの物品記銘

「これから5つの品物を見せます。見たらそれを隠しますから、ここに何があったかを言ってください。順番はどうでもかまいません」と教示します。物品は相互に関連の少ないものを選んで用意しておき、一つずつ名前を言いながら並べていきます。隠したらすぐに回答を求めます。正答に対し各1点を与えます。

9. 言葉の流暢性（野菜の名前）

「知っている野菜の名前をできるだけたくさん言ってください」と教示し、時間を計り始めます。5個までは得点とせず、6個以上に1点ずつを加算していきます。重複するものは採点しません。約10秒待っても次の野菜が出てこないときはそこで打ち切ります。

MMSEについて

基本的にHDS-Rと類似した項目もあるので、それらについては同様の教示・解釈をしてもよいです。日時の見当識中、季節は3～5月を春、6～8月を夏、9～11月を秋、12～2月を冬とし、境界の前後2週間は許容範囲とします。3単語の記銘はHDS-Rと同様に採点するのは1回目だけですが、遅延再生のための繰り返しは5回まで行ってよいこととします。

計算問題は100から7を5回引くまで繰り返します。教示ははじめに「100から7を次々と引いていきます。私が終わりと言うまで、前の答えから繰り返し7を引いてください」などと100から7を引き続けることを指示し、はじめに「100引く7は？」と言ったあとは「次は？」や「続けてください」などと答えを促し、数字を言ってはいけません。全く計算できない場合を除き、途中間違っても5回まで計算を行わせます。採点は、途中間違っていても、その次が正しく7を引いた数になっていれば正答として1点を与えます。3段階の命令は3つ全ての教示をまとめて言ってから行為を開始させます。

文章書字は具体的なヒントは与えず、自発的に書いてもらうことが要求されます。意味不明のものや単語のみのものは得点を与えません。図形の模写の採点の原則は「五角形が2つ重なっていて、重なっている部分が4つの辺からなっている」というものです。この条件を満たせば五角形が多少ゆがんでいても正答としてよいです。

両検査とも、教示は原則的に守ったうえで、画一的に決まった言い方にしなくともよいでしょう。“何をするのか”被験者の理解をしっかり促すことに留意して実施することが大事です。

③ ADAS (Alzheimer's Desease Assessment Scale)

ADASは記憶を中心とした認知機能検査であり、主に軽度から中等度アルツハイマー型認知症（AD）を対象とした認知機能の評価を目的にしています。施行には記録用紙、単語カード、時計、呼称のための物品、描画用図形、手紙文・封筒・切手・宛先見本など、やや多めの準備が必要です。単語再生、口頭言語能力、言語の聴覚的理解、喚語困難、口頭命令に従う、手指および物品呼称、構成行為、観念運動、見当識、単語再認、テスト教示の再生能力の11下位検査で構成され、採点はMMSEやHDS-Rと異なり減点法（得点が高いほど認知機能障害は強い）で行われます（表4-1-6）。施行時間は40分前後であり、MMSEやHDS-Rよりも、少し詳しく認知機能を評価し、治療成績の判定などに役立てることができます。

表4-1-6 ADAS（Alzheimer's Desease Assessment Scale）の下位検査項目と減点

設問	下位検査項目	減点（最大70点）
1	単語再生	0~10
2	口頭言語能力	0~5
3	言語の聴覚的理解	0~5
4	喚語困難	0~5
5	口頭命令に従う	0~5
6	手指および物品呼称	0~5
7	構成行為	0~5
8	観念運動	0~5
9	見当識	0~8
10	単語再認	0~12
11	テスト教示の再生能力	0~5

近時記憶課題に再生のみならず再認の項目を有していること、手紙を指定された相手に出せるように作り上げる観念運動の項目で行為自体だけでなく遂行機能も評価できる、などの点が特徴です。これらの下位検査を分析することで、ADのみならず、ほかの認知症についても見当識、注意、近時記憶、構成、言語機能、遂行機能の障害程度を評価することが可能ですが、重度認知機能障害の追跡にはあまり適していません。

④ SIB-J (Severe Impairment Battery 日本語版)

SIB-Jは高度ADの認知機能を評価するために開発された検査であり、施行には記録用紙、茶碗・箸などの日用物品とその写真、積み木などを用います。40の質問項目からなる9つの下位尺度（社会的相互行為、記憶、見当識、注意、実行、視空間能力、言語、構成、名前への志向）で構成されています。30分以内で施行可能なことや、あいさつや呼びかけへの反応、自由会話などの評価項目が含まれていること、そして課題に対する反応も能力に応じたいくつかの段階を経るなど、より高度の認知機能障害を評価するための配慮が施されています。

⑤ FAST (Functional Assessment Staging)

FAST（表4-1-7）は認知機能低下を日常行動の障害状況によって7段階に分類しています。AD患者の臨床診断との比較は表のとおりで、現在

表4-1-7　FAST（Functional Assessment Staging）
各ステージに判定するための日常生活上の行動などが詳しく規定されている

FAST stage	
1	認知機能の障害なし
2	非常に軽度の認知機能の低下
3	軽度の認知機能低下
4	中等度の認知機能低下
5	やや高度の認知機能の低下
6	高度の認知機能低下
7	非常に高度の認知機能低下

の重症度判定と予後の推測に役立てることができます。

⑥　臨床的認知症尺度（CDR：Clinical Dementia Rating）

患者の状態を熟知した主介護者への面接により、記憶、見当識、判断力と問題解決、社会適応、家庭状況および趣味・関心、パーソナルケアの6項目について5段階の評価を行います。評価尺度はCDR：0（健康）、0.5（認知症の疑い）、1（軽度認知症）、2（中等度認知症）、3（重度認知症）であり、各項目の結果から総合的な重症度も同様の尺度で判定できます。また、CDRの結果を総合的に得点化する方法として、CDR-SOB（CDR-Som of Boxes）が用いられています。これは、CDRの6つの下位項目の評定を単純に合計し、その得点を日常生活機能の障害の全般指標とするものです。CDR、CDR-SOBとも認知症の重症度の基準尺度として大変広く用いられています。

※ DASC-21
DASK-21 公式ホームページhttps://dasc.jp/:令和5年6月現在

⑦　DASC-21※（The Dementia Assessment Sheet for Community-based Integrated Care System-21 items）

DASC-21は東日本大震災を契機に開発が進められた、高齢者の認知機能障害と生活障害の把握、認知症の検出、重症度評価を目的とした質問紙式のアセスメントツールです。導入としての2つの質問事項とそれに続く21項目の質問で構成されています。認知機能と生活機能を総合的に評価できる、質問が具体的で観察法によって評価できる、道具を用いた手段的日常生活動作（IADL：後述）も評価するのでMCIの検出に長けている、などの特徴を有しています。

DASC-21は正しく用いるためにe-ラーニングなどによる講座の受講が求められています。

5. 機器を用いた検査

近年、IT技術の進歩により、コンピューター、タッチパネルなどを用いた認知機能の評価法が実用化されてきています。ここではその例としてもの忘れ相談プログラム（MSP）、TDASについて説明します。

①　もの忘れ相談プログラム

もの忘れ相談プログラムは、タッチパネル式コンピューターを用いた認知症のスクリーニング機器による検査です（図4-1-2）。主に地域でのMCIや軽度認知症の早期発見を目的にしており、①言葉の即時再認、②日時の見当識、③言葉の遅延再認、④図形認識1、⑤図形認識2という5つのテストで構成されています。被験者はプログラムの進行に沿って、自分でタッチパネルを操作してそれぞれの設問に回答し、結果はプリンターを使って印刷することができます。点数は15点満点であり、13点以上で「現時点ではもの忘れは心配いりません」、12点以下で「もの忘れが始まっている可能性が疑われます」というコメントが表示されます。5分程度で施行が可能であり、認知症検診などでの活用、認知症への予防的介入への効果が期待されています。

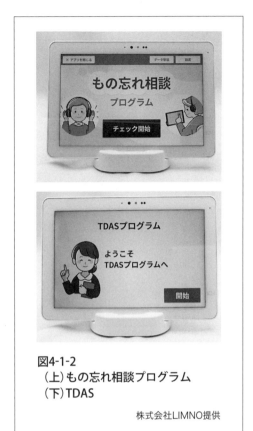

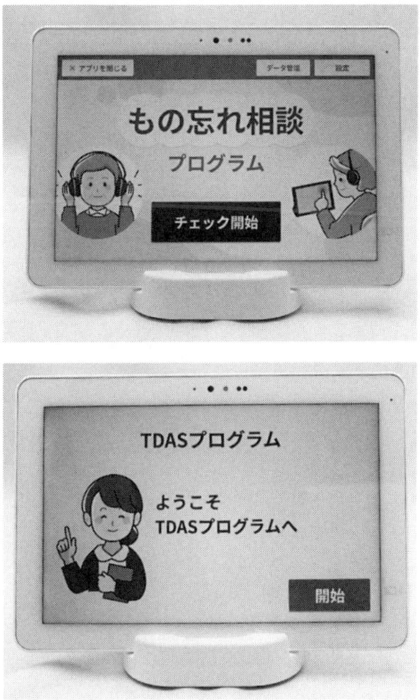

図4-1-2
（上）もの忘れ相談プログラム
（下）TDAS
株式会社LIMNO提供

② Touch Panel-Type Dementia Assessment Scale（TDAS）

TDASはもの忘れ相談プログラムのオプションプログラムであり、ADAS（前述）を一部改変してタッチパネル式でのテストを可能にしたものです。検査に要する時間は約20分で、もの忘れ相談プログラムで12点以下だった対象者への二次的検査としても用いられますが、単独での使用も可能です。テストは①単語再認、②口頭命令、③図形認識、④概念理解、⑤名称記憶、⑥日時の見当識、⑦お金の計算、⑧道具の理解、⑨時計の理解という9項目で構成されています。もの忘れ相談プログラムよりもやや詳細な認知機能を評価することで、認知機能の経時的変化や治療効果の確認に役立てることができます。

これらの機器を用いた検査は、被験者が単独で比較的気軽に短時間で受験できることや、必ずしも専門家による実施を必要としない点などが利点としてあげられます。実際の使用には、その有用性も踏まえつつ、あくまでも予防的介入のためのスクリーニングツールとして理解し、必要に応じて専門家の診断につなげることを目的に使用するようにします。

6. 日常生活動作（ADL）の評価尺度

ADLとは、一人の人間が独立して生活するために行う、基本的で毎日繰り返される一連の身体動作群のことです。さらにADLは基本的ADL（BADL：Basic Activities of Daily Living）と手段的ADL（IADL：Instrumental Activities of Daily Living）という概念に分けることができます。一般的にADLと呼ぶものはBADLを指す場合が多く、IADLはBADLより巧緻な動作を必要とする食事の用意や、部屋の掃除、買いもの、金銭の管理、交通機関の利用などを意味します。

ADLを一定の尺度で評価・把握することは認知症のみならず全ての疾患に対して生活の自立度を理解するための重要な手法であり、患者に関係するさまざまな職種・立場の人々に共通した概念を提供することが可能になるものです。ここでは、基本的なADLを評価する尺度として、リハビリテーションの分野で比較的用いられることの多い機能的自立度評価表（FIM：Functional Independence Measure）を取り上げて紹介します。

表4-1-8　FIMの測定項目

運動項目	
セルフケア	1.　食事
	2.　整容
	3.　清拭
	4.　更衣（上半身）
	5.　更衣（下半身）
	6.　トイレ動作
排泄コントロール	7.　排尿コントロール
	8.　排便コントロール
移乗	9.　ベッド、椅子、車椅子
	10.　トイレ
	11.　浴槽、シャワー
移動	12.　歩行／車椅子
	13.　階段
認知項目	
コミュニケーション	14.　理解
	15.　表出
社会的認知	16.　社会的交流
	17.　問題解決
	18.　記憶

表4-1-9　FIMの採点基準

自立（介助者なし）	7	完全自立（時間、安全性を含めて）
	6	修正自立（補助具の使用）
部分介助（介助者あり）	5	監視、準備
	4	最小介助（患者自身が75%以上）
	3	中等度介助（50%以上）
完全介助（介助者あり）	2	最大介助（25%以上）
	1	全介助（25%未満）

①　機能的自立度評価表（FIM）

FIMは1987年、Grangerらによって第1版が発表されました。測定項目は運動項目13項目、認知項目5項目、合計18項目であり、全て7段階で採点をします（表4-1-8、表4-1-9）。特徴としては、国際間、多施設間で比較可能な客観性をもっていること、一貫して介護負担度という観点から測定がなされることなどがあげられます。FIMはあくまでも病棟や自宅で「行っているADL」を評価するもので、リハビリ訓練室などで「（やれば）できるADL」をみるものではありません。医師やリハビリテーション専門職種だけに限らずだれでも採点することができますが、各項目における採点の基準などを詳しく学習しておくことが必要です。

介護負担度という観点からの点数の意味付けは表4-1-9に示すように、7点、6点が介助不要、5点以下が介助を要する状態です。要介助の段階は、介助量の割合によって5点から1点に採点されます。各項目について、点数に応じてどの程度の介助が必要かを学習しておけば、患者がどのくらいのADL能力を有しているかを具体的に理解し共有するために役立ちます。

FIMの評価項目を理解しておくことは、FIMの採点だけではなく、基本的な身の回りADLとはどのような動作を意味するのか、そしてそれらの上位に立つIADLとはどのような行動を対象とするのかを理解することにつながります。地域での認知症患者情報の共有のためにも一度学習しておくことが望まれます。

まとめ

認知症の評価には、これらの神経心理学的検査を目的に応じて適切に組み合わせ、さらにBPSDや日常の行動評価と併せて解釈を進めることで、より正確な診断に結びつけることができます。認知機能をみる検査や評価のための面接は、うまくいかないと患者に恥ずかしさや怒り、取りつくろいなどを生じさせやすいものです。常に患者の気持ちを考慮しつつ、できるだけ積極的に取り組んでいただけるよう工夫することも検査・面接技法の一つであるということを忘れないようにしましょう。

参考文献

・粟田主一、杉山美香、井藤佳恵・他「地域在住高齢者を対象とする地域包括ケアシステムにおける認知症アセスメントシート（DASC-21）の内的信頼性・妥当性に関する研究」老年精神医学雑誌、26巻6号、p.675-686、2015年
・粟田主一『地域包括ケアシステムにおける認知症総合アセスメント DASC-21標準テキスト 改訂版』2022年、メディア・ケアプラス
・千野直一、椿原彰夫、園田茂・他『脳卒中の機能評価-SIASとFIM［基礎編］』2012年、金原出版
・石合純夫『高次脳機能障害学　第2版』2012年、医歯薬出版
・John R Hodges、森悦朗（監訳）『臨床家のための高次脳機能のみかた』2011年、新興医学出版社
・M.D.Lezak著、鹿島晴雄 総監修『レザック 神経心理学的検査集成』2005年、創造出版
・才藤栄一、園田茂、辻内和人「リハビリテーション医療における障害　ADL評価法に関連してFIMを中心に」リハビリテーション医学、31巻5号、p.309-312、1994年
・綿森淑子、原寛美、宮森孝史・他『日本版リバーミード行動記憶検査〈解説と資料〉』2002年、千葉テストセンター
・Wechsler D、杉下守弘（訳著）『日本版ウェクスラー記憶検査法（WMS-R）』2001年、日本文化科学社
・山下光、博野信次、池尻義隆・他「Alzheimer's Disease Assessment Scale 日本版（ADAS-J cog.）の有用性の検討」老年精神医学雑誌、9巻2号、p.187-194、1998年
・山鳥重『記憶の神経心理学〈神経心理学コレクション〉』2002年、医学書院
・山鳥重『神経心理学入門』1985年、医学書院
・博野信次、森悦朗、池尻義隆・他「日本語版Neuropsychiatric Inventory-痴呆の精神症状評価法の有用性の検討」Brain and Nerve 脳と神経、49巻3号、p.266-271、1997年
・北村葉子、今村徹、笠井明美・他「認知症における行動心理学的症状（Behavioral and psychological symptoms of dementia：BPSD）の直接行動観察式評価用紙の開発：信頼性と妥当性の検討」高次脳機能研究、30巻4号、p.510-522、2010年
・Marshal F. Folstein, Susan E. Folstein、杉下守弘（日本版作成）『MMSE-J精神状態短時間検査改訂日本版』2019年、日本文化科学社
・新名理恵、本間昭、須貝佑一・他「SIB 日本語版および改訂ADCS-ADL日本語版の信頼性・妥当性・臨床的有用性の検討」老年精神医学雑誌、16巻6号、p.683-691、2005年
・今村徹、能登真一（編）『QOLを高める 認知症リハビリテーションハンドブック』2020年、医学書院
・朝田隆、本間昭、木村通宏・他「日本版BEHAVE-ADの信頼性について」老年精神医学雑誌、10巻7号、p.825-834、1999年
・森悦朗、三谷洋子、山鳥重「神経疾患患者における日本語版Mini-Mental State テストの有用性」神経心理学1巻2号、p.82-90、1985年

第4章
(2)

画像検査（CT、MRI、核医学など）

キーワード
・CT　・MRI　・SPECT　・DATスキャン　・VSRAD
・3D-SSP　・SPM　・アミロイドPET

はじめに

認知症に関する研究は、臨床および病理学を出発点として、画像診断、生化学、分子遺伝学、分子生物学的アプローチを含め、この30年余りの間に急速な展開をみせています。実際の臨床の場における認知症の診断においては、かつては神経心理学的側面から行われ、その確定診断は剖検脳においてなされてきましたが、脳の器質的病変を除外診断する目的で使用されてきた脳の形態学的情報を提供するCT（Computed Tomography）や核磁気共鳴装置（MRI：Magnetic Resonance Imaging）に加え、脳の機能・代謝情報を提供するポジトロン断層装置（PET：Positron Emission Tomography）やシングルフォトン断層装置（SPECT：Single-photon Emission Tomography）といった脳画像診断装置の普及による客観的診断法の確立や、MRIによる局所脳皮質の萎縮の検出によって、より客観性の高い生前診断が可能となってきています。

1. 認知症診断における画像の役割

認知症の診断までの流れは、まず初回診察時に、本人だけでなく家族からも丁寧な問診をとって病歴を確認し、神経所見や症状から神経局所症状や神経症候を見極め、認知機能の簡易テスト（MMSEなど）を施行し、さらに可逆性認知症を否定するために採血を行います。これらの情報から初診時には認知症かどうかを判断し、認知症が疑われる場合には原因となる認知症を推定します。さらに補助診断として画像検査や神経心理検査を行い、総合的に判断して診断を行います（図4-2-1）。この診断までのプロセスの中で最も重要なのは問診で、丁寧に聴取することによって、認知機能の低下が疑われる症状が毎日あるいはその行為をするたびに起きるのか、それにより生活上の支障があるかという観点から、認知症かどうかを

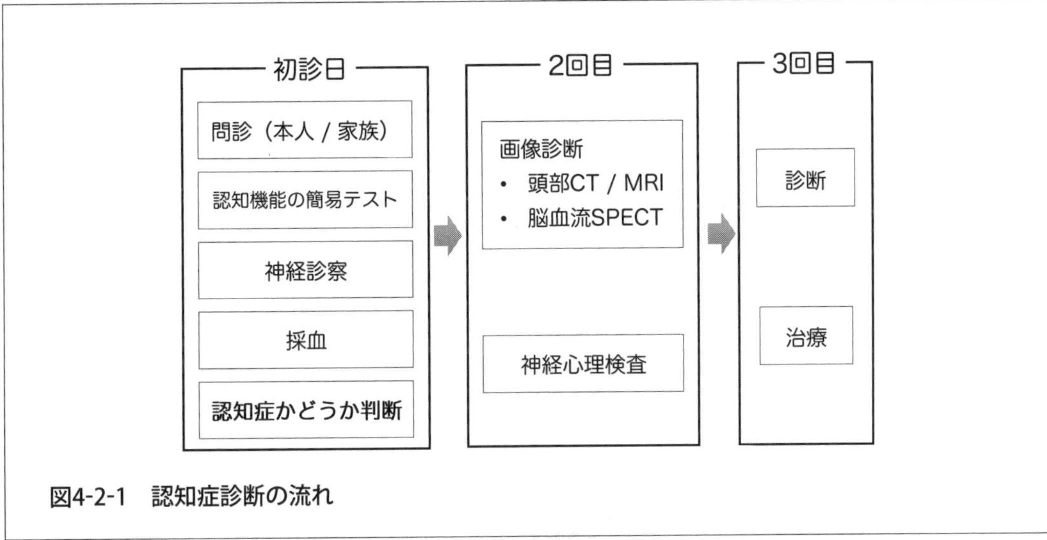

図4-2-1　認知症診断の流れ

判断します。

それに対して画像検査はあくまでも補助診断として利用するものです。臨床像と異なる画像所見が得られた場合は、臨床経過を慎重に追い、経時的な画像検査が必要になります。例えば、臨床的に AD を疑う所見が全くないにもかかわらず、MRI で明らかな海馬の萎縮があった場合、それは AD の診断にはなり得ません。画像検査は重要な情報を与えてくれる補助検査ですが、あくまでも臨床症状に基づいて診断することが重要です。

図4-2-2は認知症診断の中でも画像に注目した診断へのアプローチです。一般に、認知症が疑われる場合、スクリーニング画像検査として、CT や MRI を用いた形態学的評価によって、脳血管障害や頭蓋内占拠性病変などの、器質的疾患による認知症の鑑別を行います。これによって、変性型認知症と診断されれば、２番目のステップとして、神経障害マーカー画像検査の SPECT を施行します。SPECT は、MRI だけではわかりにくい脳機能つまり神経活動を評価することや、脳循環に関する情報を得ることができるので、脳動脈閉塞などの血管性病態を疑う場合、さらに変性疾患である、AD、レビー小体型認知症（DLB：Dementia with Lewy Bodies)、前頭側頭葉型認知症（FTLD：FrontoTemporal Lobar Degeneratio）などを疑う場合の鑑別に有用です。また、脳の神経細胞が機能低下していく「変性型疾患」と考えられた場合にも、この２番目のステップで MRI を用いた形態学的評価、すなわち萎縮の評価を詳細に行って、疾患をより絞り込んでいく場合があります。AD と DLB などの非 AD 型認知症との診断に迷う場合は、病態特異マーカー画像検査を組み合わせていくこともあります。このように変性型認知症でも、画像検査の組み合わせによって、早期の診断が可能となる場合があります。

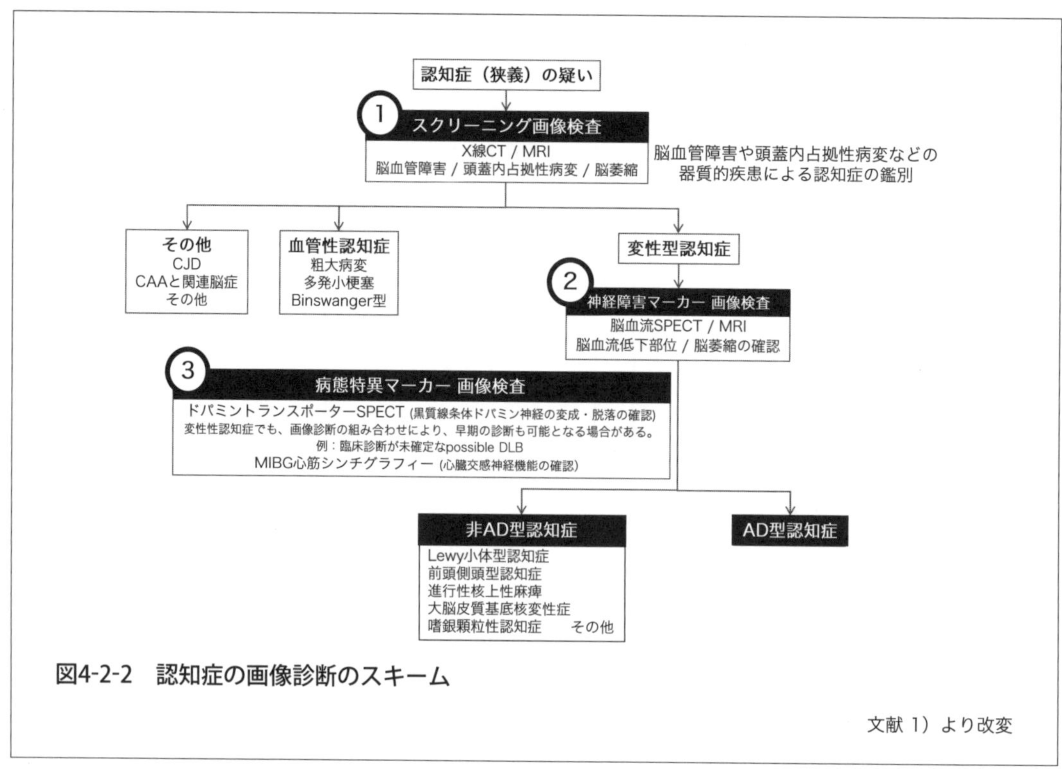

図4-2-2　認知症の画像診断のスキーム

文献 1）より改変

2．形態画像

①　MRI

認知症診断に用いる形態画像の CT や MRI は、器質的疾患の鑑別を行ったり、脳萎縮の評価を行うときに用います。MRI には複数の撮像方法があります（図 4-2-3、図 4-2-4）。T1 強調画像は主に形態学的変化を捉えることができるので、認知症症状と関連する萎縮の評価を行います。T2 強調画像は、脳梗塞や脳出血、炎症など組織学的変化を評価するのに役立つ画像です。この画像では脳梗塞は高信号（白）に描出され、脳脊髄液（脳室やクモ膜下腔に存在する液体）も白く描出されるため、脳の表面近くの病巣は両者の区別がつきにくいことがあります。これに対し、T2 強調画像の水成分（白）を黒くした画像が FLAIR 画像です。T2* 強調画像（図 4-2-4）は微小出血を描出することが可能で、出血は低信号（黒）になります。拡散強調画像（DWI：Diffusion Weiguted Image）は、急性期の病変を検出する画像ですが、脳梗塞や炎症、てんかんに加えて、認知症関連でいうとクロイツフェルト・ヤコブ病（CJD）の変化を捉えることができます。CJD では DWI と FLAIR 画像が重視されますが、DWI のほうが FLAIR 画像より信号変化が明瞭で精度が高いといわれています。

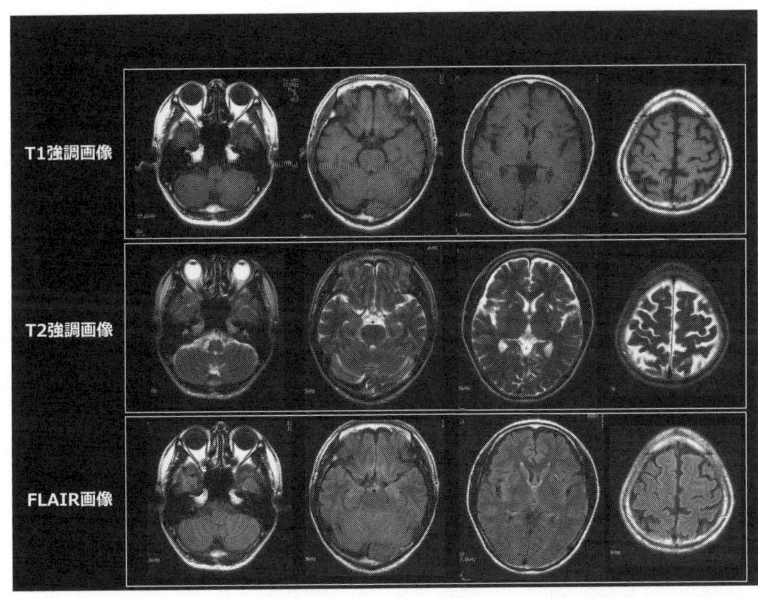

図4-2-3　MRIの撮像法（1）

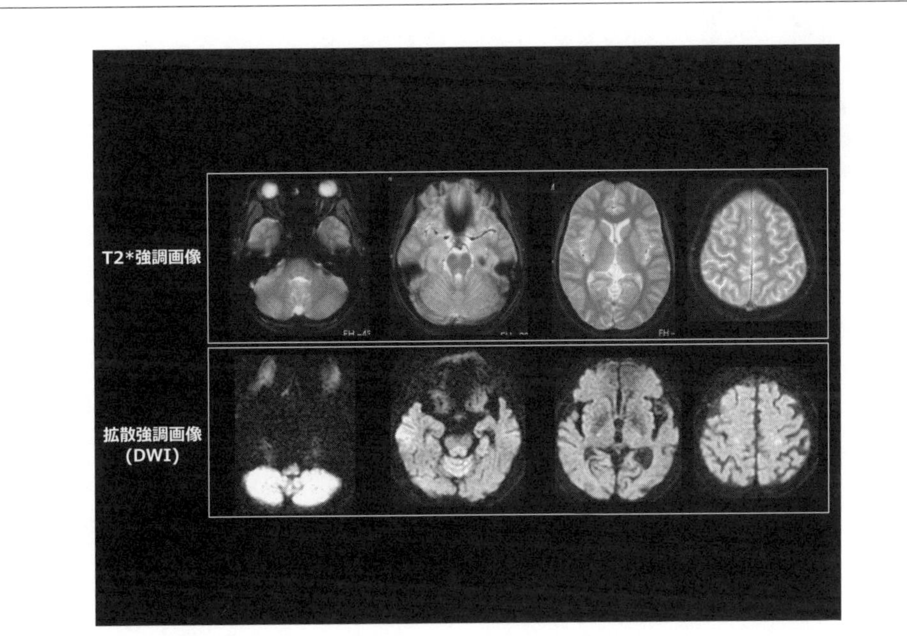

図4-2-4　MRIの撮像法（2）

②　CT

CTは、MRIと比較すると解像度が低く、得られる情報量は少ないので慢性の経過の場合には必ずしも施行するわけではありません。しかし、急

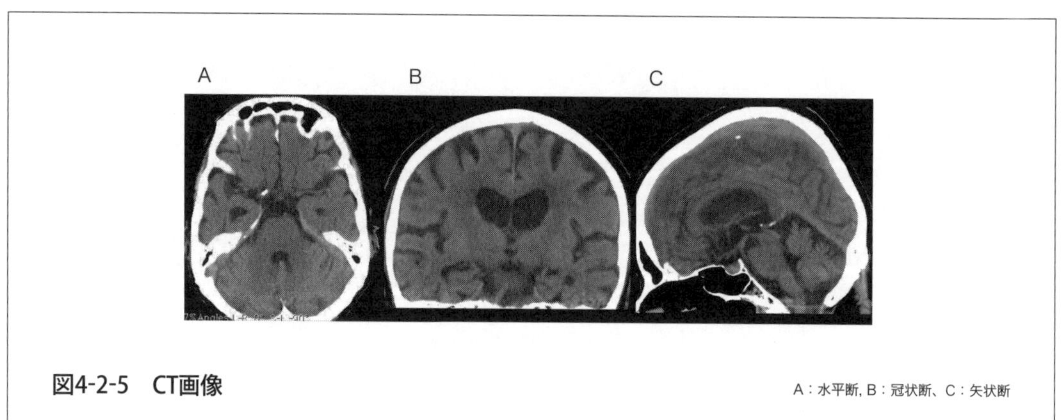

図4-2-5　CT画像　A：水平断, B：冠状断、C：矢状断

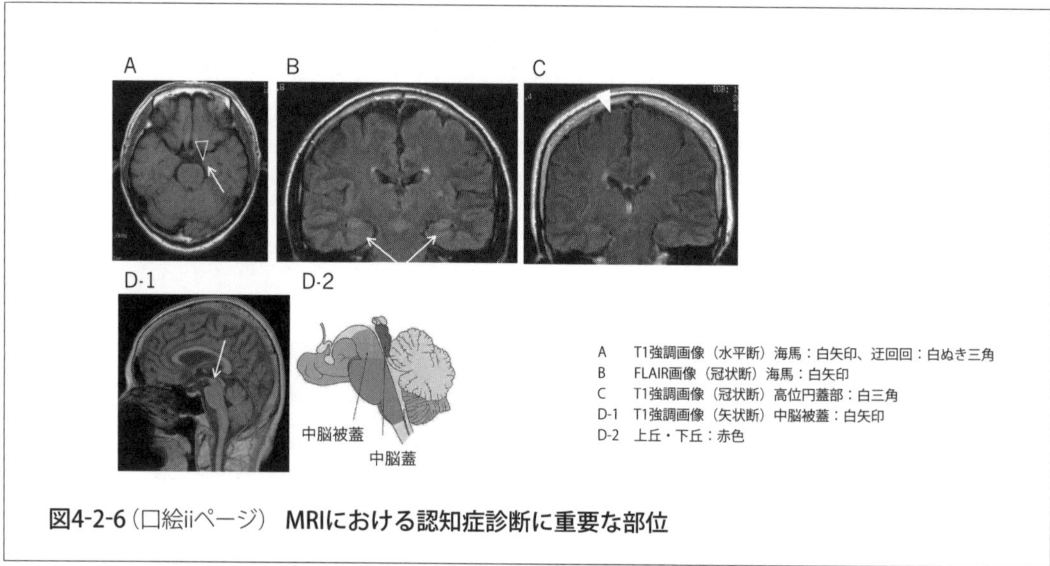

A　T1強調画像（水平断）海馬：白矢印、迂回回：白ぬき三角
B　FLAIR画像（冠状断）海馬：白矢印
C　T1強調画像（冠状断）高位円蓋部：白三角
D-1　T1強調画像（矢状断）中脳被蓋：白矢印
D-2　上丘・下丘：赤色

図4-2-6（口絵iiページ）**MRIにおける認知症診断に重要な部位**

性、亜急性の経過をたどっている場合は、頭部打撲などによる外傷性変化の鑑別も含めて、CT は簡便に行える検査であるため積極的に施行します。一方、慢性の経過で緩徐進行であっても、MRI に非対応のペースメーカー植え込み術後の人などには、CT しか施行することができません。その場合、得られる情報量は確かに少なくなりますが、MRI と同様に水平断以外にも冠状断、矢状断も撮ることができるので（図4-2-5）、諦めずに評価をすることが大切です。CT もこうした別の撮像方向の画像を加えることによって、変性疾患や正常圧水頭症などの鑑別に際して情報を得ることができます。

③　形態画像で覚えておきたい脳の部位

特に認知症診断のために形態画像を用いる際、知っておきたい部位について解説します。

○　海馬：記憶に重要な領域です。側頭葉の内側にあって、エピソード記憶と意味記憶の形成に必要不可欠です。海馬は新たに獲得した記憶を、徐々に大脳新皮質に移行していき、これによって記憶が保存されます（図4-2-6-A、B の白矢印）。

- ○ 迂回回：嗜銀顆粒性認知症といわれる認知症で萎縮する部位です。側頭葉内側前方に位置します（図4-2-6-A の白抜き三角）。
- ○ 高位円蓋部：正常圧水頭症といわれる、脳脊髄液が何らかの原因によって脳室に溜まり、周りの脳を圧迫する認知症では、頭頂部の高位円蓋部の脳の溝が狭くなる所見がみられます。これは高い感度と特異度で AD と鑑別ができる所見です（図4-2-6-C の白三角）。
- ○ 中脳被蓋：進行性核上性麻痺で萎縮する部位です。中脳は、矢状断でみると正中の中脳水道で２つの部位に分けられます。中脳水道より背中側は上丘と下丘という部位に分けられますが、これは鍋のふたのように見えるので中脳蓋と呼び、中脳水道よりおなか側は鍋の胴体で、ふたをされる側の部分であることから「中脳被蓋」と呼びます（図4-2-6-D-1 の白矢印）。

④ 撮像方向別みるべきポイント

形態画像の撮像方向は前述のように水平断に加え、冠状断、矢状断があります。冠状断では、海馬・扁桃核・迂回回の萎縮の有無を評価し、AD、嗜銀顆粒性認知症、DLB の鑑別を行います。脳室の拡大、シルビウス裂の拡大、脳梁角が90°以下か、高位円蓋部脳溝の狭小化の有無を評価し、正常圧水頭症の鑑別を行います。矢状断では、小脳・脳幹部の萎縮の有無を評価して多系統萎縮症の鑑別を、中脳被蓋部の萎縮の有無で進行性核上性麻痺の鑑別を行います（図4-2-7）。

⑤ VSRAD®（ブイエスラド）

形態画像の施行目的の一つは萎縮の評価で、特に認知症の原因疾患で最も多い AD に特徴的な海馬の萎縮の評価を行うことです。従来読影者が視覚的に萎縮の有無や程度を判定していましたが、現在では MRI に対する統計解析画像という手法を用いてより客観的な評価が可能となっています。この簡便な解析プログラムが、2005年に Matsuda らにより開発されたブイエスラド（VSRAD®：Voxel-based Specific Regional analysis system for Alzheimer's Disease）[2] です。

VSRAD®では、まず萎縮評価の解析対象となる灰白質の部位を抽出し、さらに、脳の形状の個人差をなくすために三次元的に標準脳に変形する解剖学的標準化を行います。そして正常データベースと比較して、海馬体積の萎縮を簡単な統計指標である **Z スコア**※で表します。Z スコアとは同

※ Z スコア
Zスコアは以下の計算式で算出されるため、同年齢の健常者と比較してどの程度（何SD）低下しているかを数値化することができる。
Zスコア=（健常者平均値−被検者の値）/健常者の標準偏差（SD）

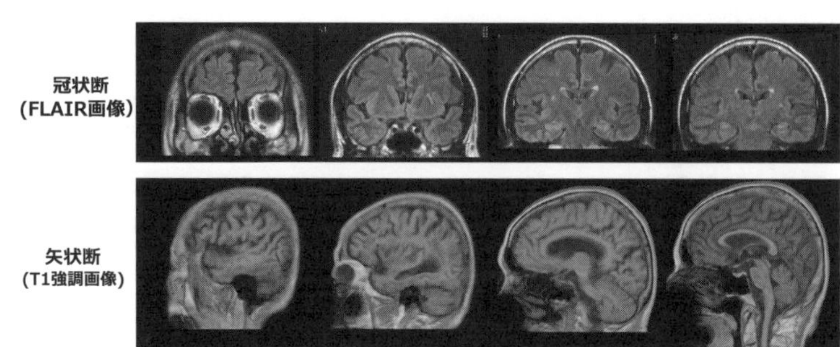

上段：冠状断
海馬・扁桃核・迂回回の萎縮の有無 → アルツハイマー病、嗜銀顆粒性認知症、レビー小体型認知症
正常圧水頭症の所見はないか → 脳室の拡大、Sylvius裂の拡大、脳梁角が90°以下か、高位円蓋部脳溝の狭小化の有無
下段：矢状断
小脳・脳幹部の萎縮の有無 → 多系統萎縮症
中脳被蓋部の萎縮 の有無→ 進行性核上性麻痺

図4-2-7　認知症診断における撮像方向別みるべきポイント

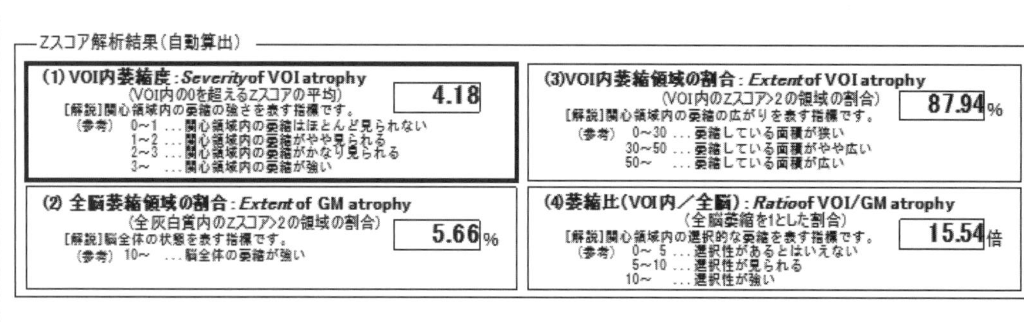
Zスコア解析結果（自動算出）

(1) VOI内萎縮度：*Severity* of VOI atrophy
（VOI内の0を超えるZスコアの平均）　**4.18**
［解説］関心領域内の萎縮の強さを表す指標です。
（参考）　0～1 ...関心領域内の萎縮はほとんど見られない
1～2 ...関心領域内の萎縮がやや見られる
2～3 ...関心領域内の萎縮がかなり見られる
3～ ...関心領域内の萎縮が強い

(3)VOI内萎縮領域の割合：*Extent* of VOI atrophy
（VOI内のZスコア>2の領域の割合）　**87.94**%
［解説］関心領域内の萎縮の広がりを表す指標です。
（参考）　0～30 ...萎縮している面積が狭い
30～50 ...萎縮している面積がやや広い
50～ ...萎縮している面積が広い

(2) 全脳萎縮領域の割合：*Extent* of GM atrophy
（全灰白質内のZスコア>2の領域の割合）　**5.66**%
［解説］脳全体の状態を表す指標です。
（参考）　10～ ...脳全体の萎縮が強い

(4)萎縮比（VOI内／全脳）：*Ratio* of VOI/GM atrophy
（全脳萎縮を1とした割合）　**15.54**倍
［解説］関心領域内の選択的な萎縮を表す指標です。
（参考）　0～ 5 ...選択性があるとはいえない
5～10 ...選択性が見られる
10～ ...選択性が強い

※脳全体における萎縮の程度をご確認ください。2.0以上が有意に萎縮している領域です。（この色で囲まれた領域が関心領域です。）

2.0　6　灰白質容積低下レベル　DBグループ:GM 武蔵病院DB for VSRAD advance　健常者DB：GM 54～86歳男女（80例）

■灰白質■／標準脳/axial　※背景に表示されているMRI画像は標準脳であり、被検者脳ではありません。

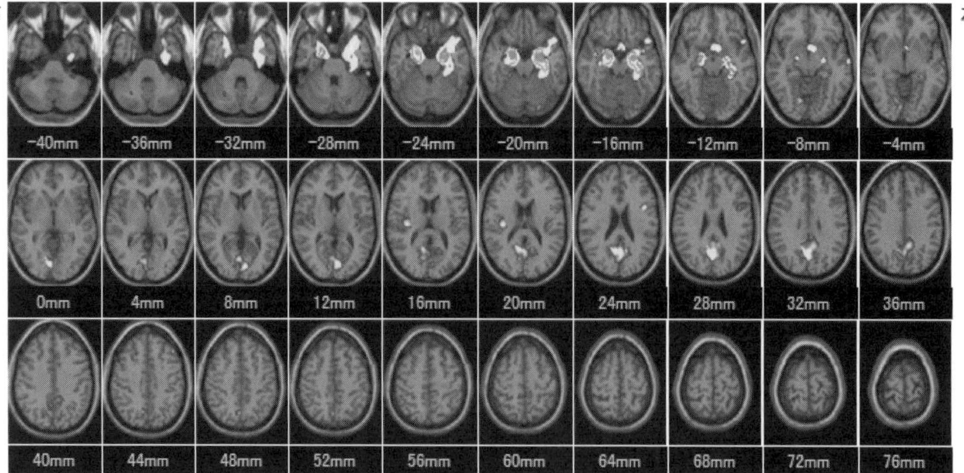

図4-2-8（口絵iiページ）VSRAD®の解析結果

年齢の健常者と比較してどの程度萎縮があるのかを数値化したものです。VSRAD® の解析結果は、海馬、扁桃体、嗅内野を標的関心領域として、4つの指標で表示されます（図4-2-8）。この中で実臨床で指標として使用頻度が高いのは、左上の VOI 内萎縮度（関心領域内の Z スコアの平均値）と右下の萎縮比（全脳萎縮を１としたときに標的関心領域の萎縮が何倍強いか）です。前者は Z スコアが２以上で病的萎縮と考えられ、後者の萎縮比の目安としては10倍以上で選択性が強い、すなわち関心領域だけが選択的に萎縮しており AD の初期の特徴を捉えていると考えることができます。

3．SPECT

①　トレーサー

CT や MRI を用いて、脳血管障害や頭蓋内占拠性病変などの器質的疾患が除外でき、変性型認知症と診断されれば、２番目のステップとして、脳機能画像である SPECT を用いることができます。わが国で汎用される検査用トレーサーは、**^{123}I-IMP**※と **^{99m}Tc-ECD**※ですが、それぞれ放射性核種や化合物の薬理動態が異なるので、それらを十分理解したうえで使い分ける必要があります。

^{123}I-IMP は、静脈投与後大半が肺に取り込まれますが、動脈血中に放出され、脳に達した ^{123}I-IMP は血液脳関門を通過して脳内に取り込まれます。^{99m}Tc-ECD と比較して、高血流域においても集積量と血流量との間に直線関係があり、健常部と病変部のコントラストが良好です。このように脳血流の忠実な評価が必要な脳血管障害において特に、^{123}I-IMP は優れているといえます。また静注後の脳組織放射能は数分間で急速に増加し、その後の増加は緩やかで、20 ～30分後に一定の状態になります。約30分間一定になったあと、徐々に減少します。灰白質からの洗い出しは早くて、３～４時間後には灰白質と白質の放射能の差が少なくなります。このため、投与後１時間以内に撮像が終わらないと正確な分布が得られないという欠点があります。

^{99m}Tc-ECD は脳内への移行は速やかで数分以内に最大集積を示し脳内分布はほぼ変化しないので、投与後時間が経過してからの撮像も可能です。しかし、極めて緩徐に脳から洗い出され、局所ごとの洗い出しが微妙に異なる可能性があります。高血流域では過小評価が生じますので補正が必要です。

認知機能低下が疑われる患者の検査では、安静が保てない可能性があるという問題があります。安静が保てず鎮静が必要な場合には、分布が決まっ

※ **^{123}I-IMP (N-isopropyl-p I-123 iodoamphetamin)**

脳血流SPECTに用いたれるトレーサーの一つ。123-IMPは、静脈投与後大半が肺に取り込まれるが動脈血中に放出され、脳に達したIMPは血液脳関門を通過して脳内に取り込まれる。99mTc－ECDと比較して、高血流域においても集積量と血流量との間に直線関係があり、健常部と病変部のコントラストが良好。このように脳血流の忠実な評価が必要な脳血管障害において特に、^{123}I-IMPは優れている。

※ **^{99m}Tc-ECD (99*mTc*-L, L-ethyl cysteinate dimmer)**

脳血流SPECTに用いたれるトレーサーの一つ。高血流域では脳血流量と脳内蓄積量の間の直線性が失われて、過小評価につながる。脳内分布は2-4分でプラトーに達し、その後ほとんど変化せず、洗い出しや再分布もないため、投与後に行うSPECT撮像の開始時間への制限はIMPと違って少ない。

たあと、例えばECDでは静脈投与の数分後以降に沈静を開始するなどの対応をすることになります。

②　評価方法とその変遷

SPECTの評価は、まずは視覚的評価を行うことが重要ですが、疾患の初期などでは脳血流の変化が軽微で評価しにくいことがあり、読影者間の経験による正診率の違いが起きたり、同一読影者でも起きる再現性の変化があったり、また病変の三次元的な広がりの把握が困難であるなどの問題点がありました。それに対して、関心領域を設定し、その部位のカウント値を測定する定量評価、関心領域設定法が行われるようになりましたが、これにおいても、関心領域設定者の主観が入ったり、関心領域から外れた部位での異常の検出ができなかったりといった問題点があります。

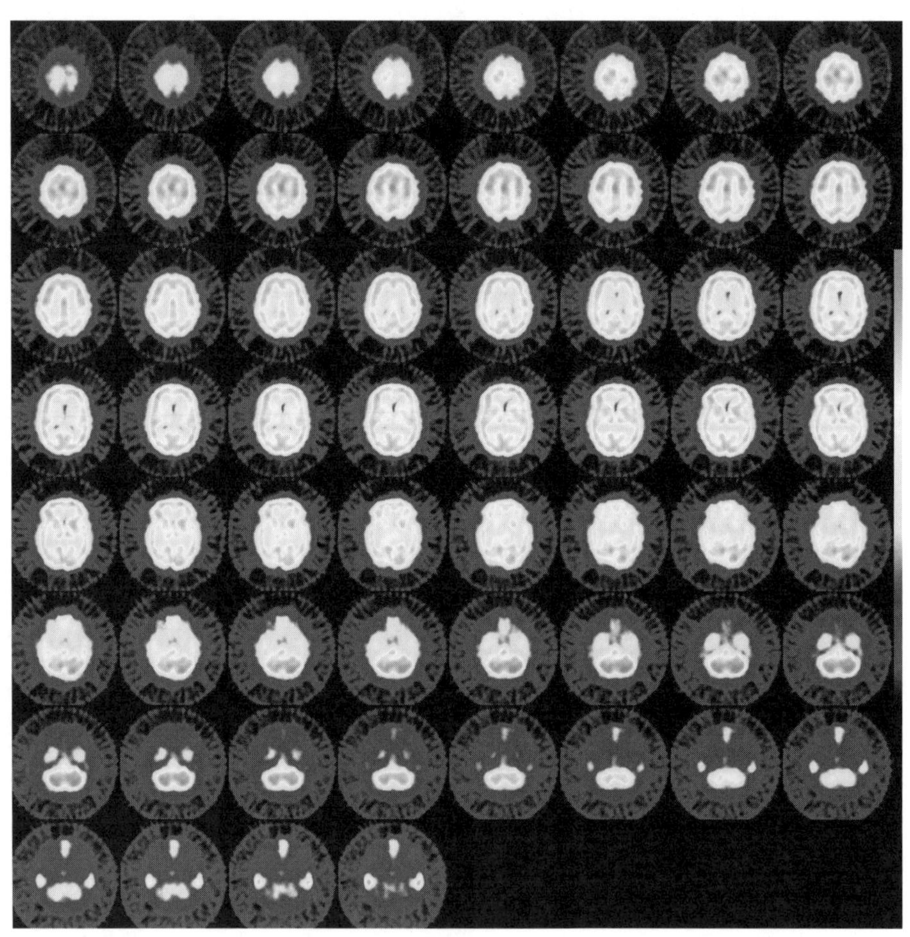

図4-2-9（口絵iiiページ）　SPECT画像　従来画像

これに対し、1980年代初期から、脳機能画像を定位脳座標系の標準脳に合わせて変換したあとに画像解析を行うという方法が開発され、評価が確立されるようになりました。代表的なものが三次元的定位表面投射法（3D-SSP：three-Dimensional Stereotactic Surface Projection）とSPM（Statistical Parametric Mapping）です。どのソフトウェアも基本的には、①形状にばらつきのある個々の脳を三次元的に変形し一定の標準脳の形にそろえる、②ピクセルごとに統計処理を行う、という2つの過程があります。

SPECTとは、静注した放射性同位元素の脳への取り込みをみる画像です。従来画像（図4-2-9）では、左右差はないか、正常の血流分布と相違がないかなどを視覚的に評価します。それに対して統計画像の3D-SSP（図4-2-10）では、あらかじめ作成してある正常データベースと比較して、ピクセルごとにどのぐらい正常から低下しているのかを、簡単な統計指標であるZスコアで表します。

4. DATスキャン

[123]I-ioflupaneを用いたSPECT検査をDATスキャンといい、黒質線条体ドパミン神経の神経終末に高発現している**ドパミントランスポーター（DAT）**※を画像化したものです。パーキンソン病をはじめとするパーキンソン症候群やDLBは、黒質線条体ドパミン神経細胞が脱落して神経終

※ドパミントランスポーター（DAT）

中脳黒質のドパミン作動性神経細胞の線条体の終末部にある構造物で，線条体に放出されたドパミンを再取り込みする働きを有する。したがって、ドパミン作動性神経細胞が壊れるとドパミントランスポーターが減少する。

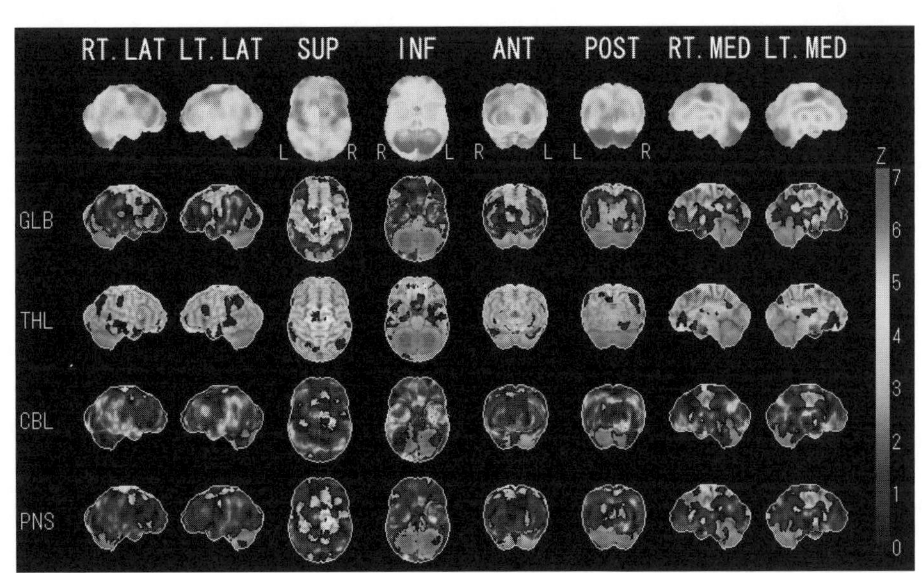

図4-2-10（口絵iiiページ）SPECT画像　統計画像（3D-SSP）

末でのドパミン放出量が低下し、その神経膜上に存在するDAT密度が低下します。DATはシナプス間隙に放出されたドパミンを再取り込みすることによって、シナプス間隙のドパミン量を減少させ、ドパミン神経伝達を調整する機能をもっています。つまりドパミン神経の変性・脱落がみられるパーキンソン病、パーキンソン症候群やDLBでは、ドパミン神経の減少とともにDATが減少します。

DATスキャンの施行目的の一つはシナプス前ドパミン障害の有無を評価することで、パーキンソン病と類似の運動疾患があった場合、線条体ドパミン神経脱落の有無を鑑別することができます。ただし、ドパミン神経はパーキンソン病のみならず、多系統萎縮症、進行性核上性麻痺、大脳皮質基底核変性症、DLBなど、パーキンソン病以外のパーキンソン症候群においても線条体集積低下の所見は認められることから、これらの疾患との鑑別には適さないとされています。

もう一つの目的は、DLBとADとの鑑別です。認知機能低下を示す症例で、DATスキャンを施行することで、ドパミン神経脱落を伴うDLBと、伴わないADとの鑑別に役立ちます（図4-2-11）。

5. アミロイドPET

2023（令和5）年12月に国内における抗A β 抗体による治療薬（レカネマブ）が承認され、それに対応する形でアミロイドPETも承認されました。アミロイドPETは、アミロイドの蓄積の有無とその局在性を可視

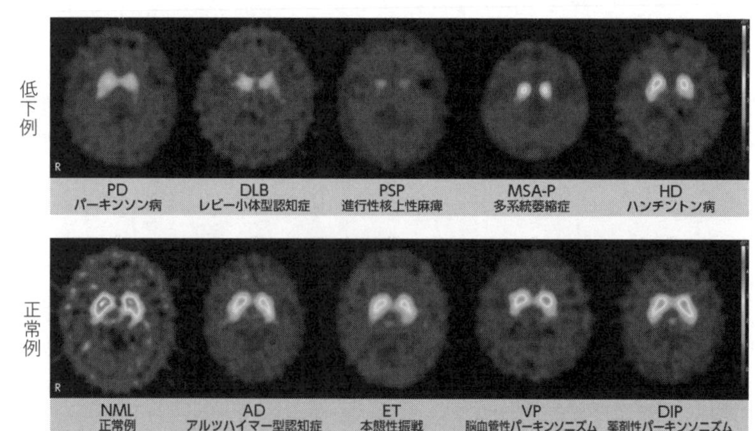

DATスキャンの読影のポイントは①線条体集積の形状、②線条体集積の左右差または対称性、③線条体と非特異的領域の集積差です。上段はDAT低下例、下段は正常例。脳血管性パーキンソニズム（VP）は線条体全体としての集積は保たれていますが、線条体あるいはその近傍にラクナ梗塞などによる器質的変化を伴う場合には、それに一致した低集積がみられます。しかし、パーキンソン病（PD）のような連続的な集積低下を示さず、限局的・不均一な低集積として描出されています。MRIも含めた評価が必要になります。

図4-2-11（口絵ivページ）**パーキンソン病類縁疾患におけるDATスキャンイメージ**

化しアルツハイマー型認知症の病理学的な裏付けを得ることができる画像検査です。これまでは治験や脳ドックなど保険適応外で使用されてきたこともありましたが、今後は、日本核医学会、日本神経学会、日本神経治療学会、日本精神神経学会、日本認知症学会、日本老年医学会、日本老年精神医学会のワーキンググループが作成した「**アミロイドPETイメージング剤合成装置の適正使用ガイドライン(改訂第3版)**※」に基づき使用されることになります。第2版からの改訂は、治療薬の承認に対応して、検査の目的として適切な使用に「軽度認知障害(MCI)または軽度認知症があり、背景としてアルツハイマー病が疑われるが、疾患修飾薬治療のために確定診断を要する症例」が追加されたことです。

AD は発症の約20年前から脳内にアミロイドが蓄積し始めるといわれ、AD の前段階の状態を多く含むといわれている MCI の段階でもすでに蓄積が認められています。これまでは臨床的に MCI と診断された場合、その背景病理を頭部 MRI や SPECT で推察ができるだけでしたが、アミロイド PET 検査を用いてアミロイド病理の裏付けができれば、「AD による MCI」と診断し、前述の治療を受けることが可能となりました。治療薬(レケンビ)は厚生労働省の「最適使用推進ガイドライン」に基づいて投与することになり、半年以内に撮像した頭部 MRI においてレカネマブ投与禁忌所見がないことが確認できた人のみが、アミロイド PET を受けることができるという流れになっていることには注意を要します。

※アミロイドPETイメージング剤合成装置の適正使用ガイドライン(改訂第3版)
https://jsnm.org/wp_jsnm/wp-content/uploads/2017/11/アミロイドPETイメージング剤の適正使用ガイドライン改訂第3版.pdf

6. 代表的な認知症の画像所見

① アルツハイマー型認知症(AD)

形態画像では側頭葉内側にある海馬の萎縮を、水平断および冠状断で認めます。海馬が萎縮すると側脳室下角の拡大が認められます(図4-2-12-A)。特に初期では海馬の萎縮のみが選択的に認められます。統計画像である VSRAD® では、Z スコアは2以上、萎縮比は10倍であれば、同年齢の健常者と比べて海馬の萎縮を病的に認め、選択性も高いと判断できます(図4-2-8)。SPECT では初期には後部帯状回、楔前部に加え、頭頂葉、後方連合野(縁上回、角回、上頭頂小葉からなる)の集積低下を認めます。初期のこうした後方優位型の集積低下から、病期の進行に伴い機能低下部位は前方へと広がりをみせますが、その間に位置する一次感覚運動野の機能は保たれていることが特徴です(図4-2-12-B)。

② レビー小体型認知症(DLB)

形態画像では AD と比較すると海馬の萎縮は軽度であることが特徴で、

これは2017年に改訂された診断基準の「支持的バイオマーカー」の中に記載されています[3)]（図4-2-13-A）。SPECTでは、後頭葉、一次視覚野の血流低下が特徴ですが（図4-2-13-B）、全例にみられるわけではないため、この所見がないからといってDLBを否定することはできません[4)]。これに対してPETにて帯状回島兆候（cingulate island sign）という後部帯

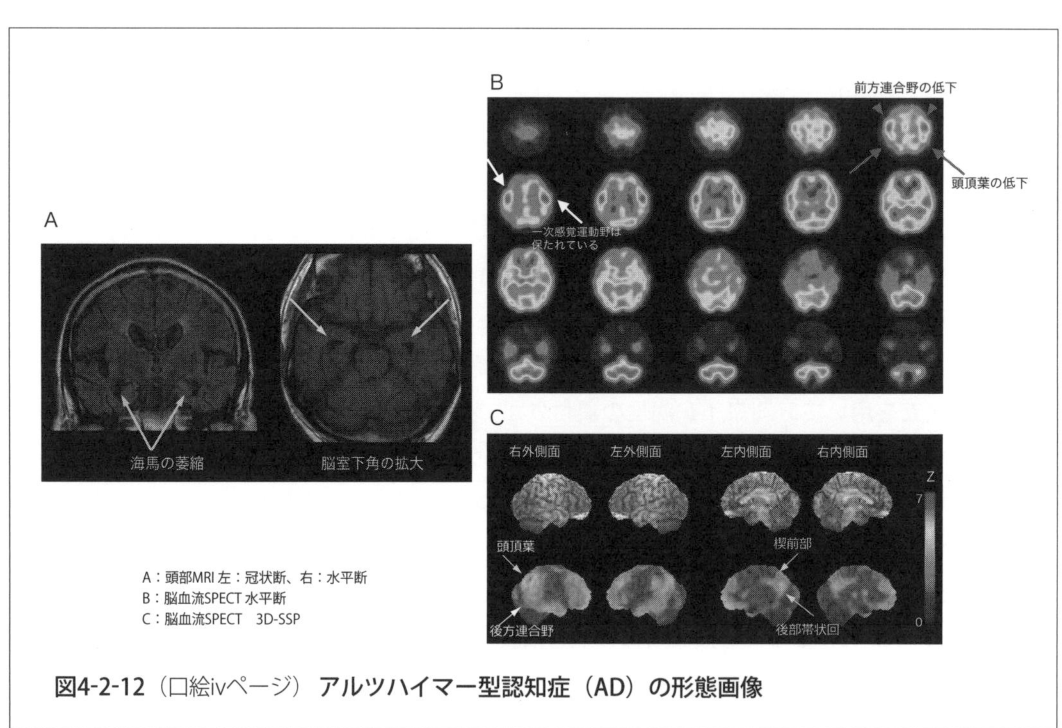

図4-2-12（口絵ivページ）**アルツハイマー型認知症（AD）の形態画像**

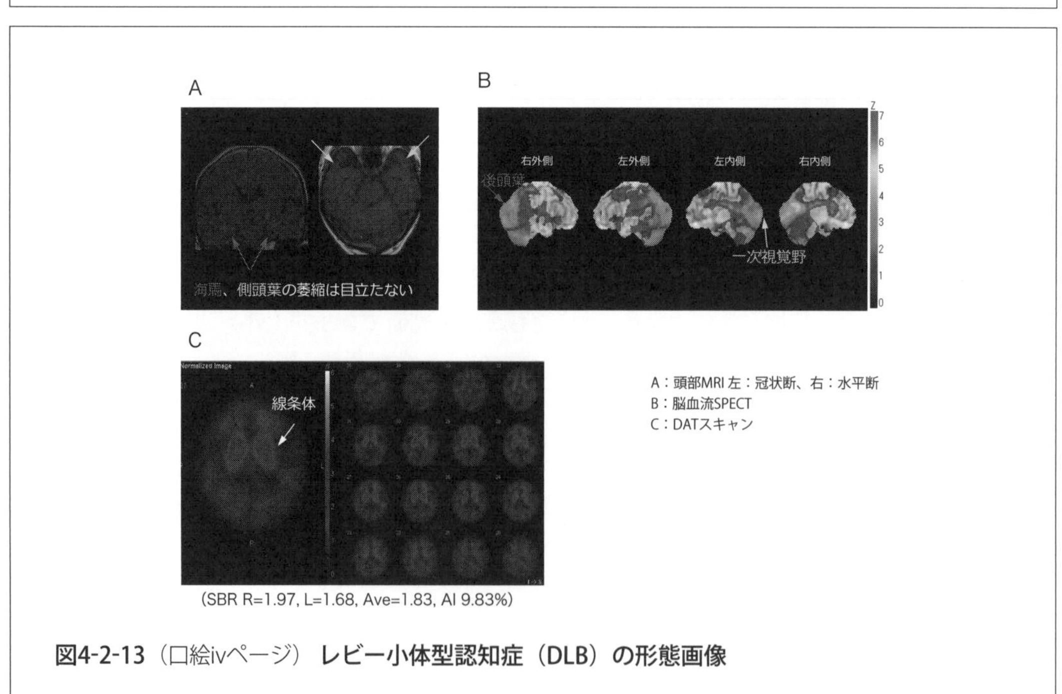

図4-2-13（口絵ivページ）**レビー小体型認知症（DLB）の形態画像**

A　ハチドリサイン

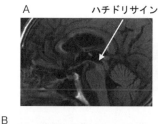

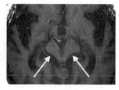

A：頭部MRI 左：矢状断、右：水平断、中脳被蓋の萎縮があり、矢状断ではハチドリサインを認める
B：脳血流SPECT　3D-SSP、アルツハイマー病やレビー小体型認知症とは明らかに異なる、前方優位の集積の低下があり、前頭葉、前部帯状回での集積低下が認められる

B

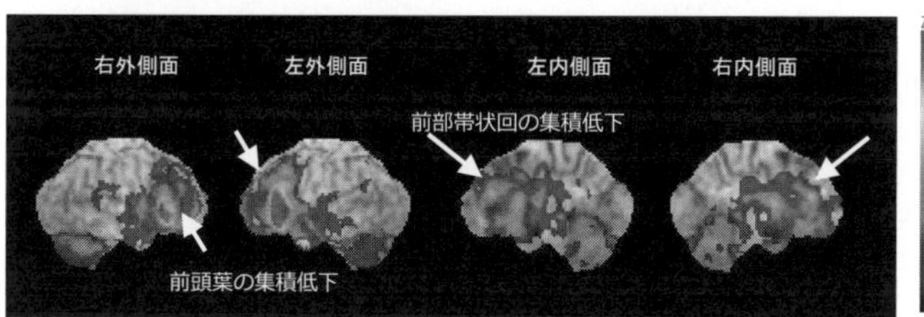

図4-2-14（口絵ivページ）**進行性核上性麻痺の形態画像**　**易転倒、認知機能低下、下方視制限を認める**

状回での代謝の保持が「支持的バイオマーカー」に盛り込まれています。DAT スキャンでは、線条体において左右対称性に、ドパミントランスポーターの密度が著明に低下します（図 4-2-13-C）。

③　進行性核上性麻痺（PSP）

進行性核上麻痺は、認知症の原因疾患の一つでパーキンソニズムを呈します。初期からよく転ぶのが特徴で、半数以上の患者が発病の 1 年以内に転倒を繰り返しています。形態画像では中脳被蓋が萎縮してハチドリのくちばしのように見えることからハチドリサイン、あるいはハミングバードサイン、ペンギンシルエットサインなどと呼ばれています。中脳被蓋は上に凸にみえる部位ですが、萎縮してくると最初はフラットになり、さらに萎縮が進行すると下に凹（くぼんで）みえてきます（図 4-2-14-A 左）。SPECT では前方優位型の機能低下を示し、前頭葉や前部帯状回での集積低下が認められます（図 4-2-14-B）。

④　正常圧水頭症（図 4-2-15）

認知機能低下、尿失禁、歩行障害の 3 つを特徴とする疾患ですが、治療可能な認知症の一つです。3 徴全てがそろわないこともあるので、画像所見から鑑別を考え、最終的にはタップテストで症状の改善の有無を診断します。形態画像では顕著な脳室の拡大に加えて、シルビウス裂の拡大があります（図 4-2-15-A- ①）。また、脳室が拡大しているわりには、高位円蓋部の脳溝の狭小化がみられます（図 4-2-15-A- ②）。通常、脳萎縮があ

A

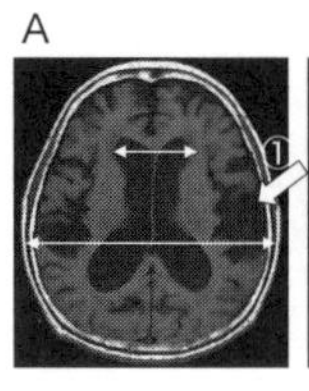

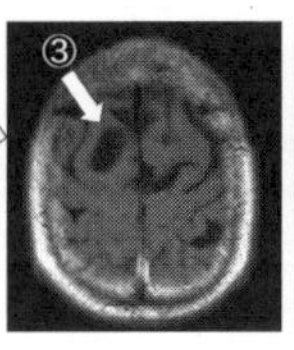

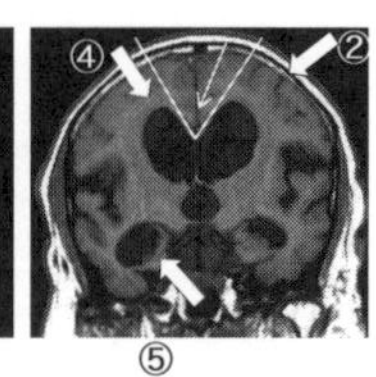

B

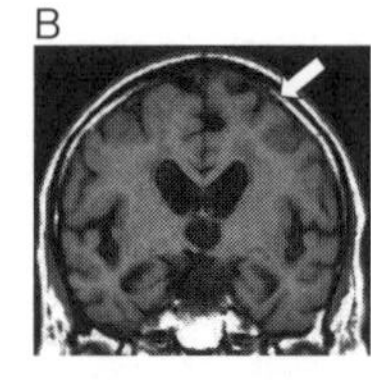

C

Evans index = 両側側脳室前角間最大幅 / その部位における頭蓋内腔幅比

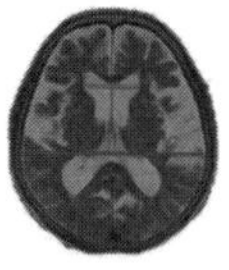

A：正常圧水頭症の頭部MRI 左２枚は水平断、右は冠状断。所見は以下のとおり
顕著な脳室拡大/ シルビウス裂拡大①/高位円蓋部の脳溝の狭小化②/脳溝の局所的拡大（DESH※）③/脳梁角 90° 以下④/Evans index > 0.3/海馬・海馬傍回の圧排⑤/PVH/PVLは必須ではない
B：脳萎縮を認める症例、高位円蓋部の狭小化はみられない
C：Evans index

※DESH：Disproportionately Enlarged Subarachnoid-space Hydrocephalus

図4-2-15　正常圧水頭症の形態画像

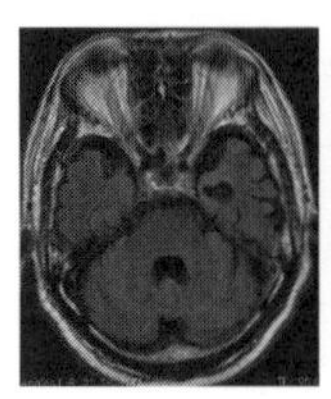

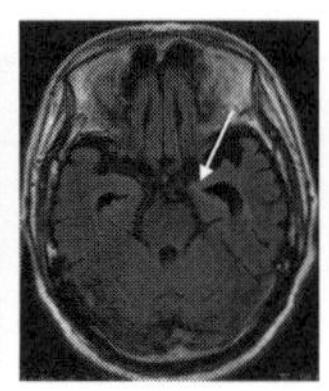

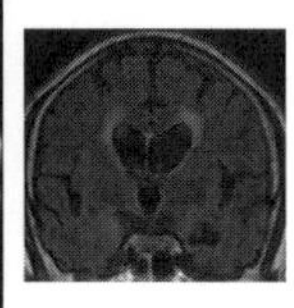

88歳、男性、2年前からの認知機能低下、MMSE 24/30（教育歴9年）、易怒性など陽性の周辺症状強い
頭部MRI　左と中央は水平断、右は冠状断、迂回回の萎縮がみられる

図4-2-16　嗜銀顆粒性認知症の形態画像

る場合には円蓋部にも脳溝の拡大がみられますが（図4-2-15-B)、正常圧水頭症の場合には、拡大した脳室によって円蓋部が圧排されて狭小化がみられます。DESHといわれるくも膜下腔のアンバランスさがあり、脳溝の局所的拡大がみられます（図4-2-15-A-③)。脳梁角は急峻で90°以下です（図4-2-15-A-④)。

⑤　**嗜銀顆粒性認知症**（図4-2-16）

高齢発症、緩徐進行の認知症で、高齢者タウオパチーの一つです。形態画像では、左右差を伴う、迂回回を中心とする側頭葉内側前方の萎縮を特徴としています。ここが萎縮をしてくると、側脳室下角が側頭葉の内側まで深く切り込んでみえます。VSRAD® などを用いた体積評価を行うと海馬傍回の萎縮の程度がMMSEに比して高い傾向にあります。

まとめ

画像検査について解説をしました。画像装置や解析法などの進歩に伴い、認知症診断に対して多くの情報が得られるようになりましたが、画像だけでは診断せず、適切に使用することが重要です。

引用文献

1） 石井賢二「画像診断（MRI, SPECT, PET）」日本内科学会雑誌、100巻8号p.2116-2124、2011年
2） Matsuda H, et al. Automatic voxel-based morphometry of structural MRI by SPM8 plus diffeomorphic anatomic registration through exponentiated lie algebra improves the diagnosis of probable Alzheimer Disease. AJNR Am J Neuroradiol. 33 (6)：1109-14. 2012.
3） McKeith,I.G, et al. Diagnosis and management of dementia with Lewy bodies：Fourth consensus report of the DLB Consortium. Neurology, 89 (1)：88-100, 2017
4） Kemp PM, et al. Nucl Med Commun. 2007

第4章
(3)

超音波を中心に

キーワード
・認知症と動脈硬化　・動脈硬化の評価　・経頭蓋内超音波検査
・頸動脈超音波検査（IMT評価・プラーク評価・狭窄評価）

はじめに

認知症には、脳梗塞や脳出血といった脳血管障害が原因となり発症する認知症や、動脈硬化の危険因子である高血圧、糖尿病、脂質異常症などが発症リスクを増加させる認知症があることが知られています。よって、動脈硬化を評価していくことは認知症発症予防の観点から重要となっています。

超音波検査は、非侵襲的検査であり、手技が簡便なため、動脈硬化の進行度や脳血管障害発生リスクを有する頸動脈病変の有無を評価していくうえで有用な検査法です。

1. 認知症と動脈硬化

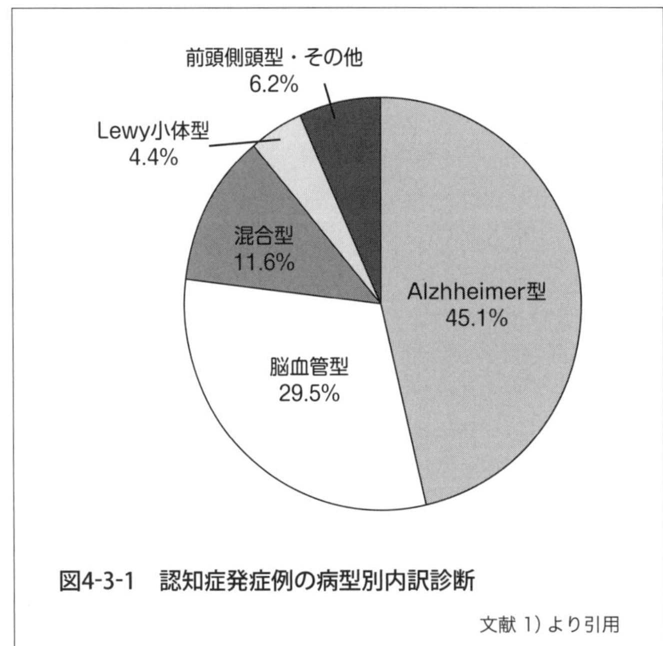

図4-3-1　認知症発症例の病型別内訳診断

文献 1) より引用

認知症を引き起こす原因疾患にはさまざまな疾患があります。その中でも図4-3-1に示すようにADが45.1%と最も多く、次に血管性認知症（VD）で29.5%となっています。どちらも最大のリスク要因は加齢と生活習慣病であるといわれています。

ADは、特殊なタンパク質であるAβが脳内に蓄積することが関与し、健康な神経細胞が壊され脳が萎縮し、認知機能の低下などを引き起こします。糖尿病、高血圧、脂質異常はADの危険因子として捉えられており、動脈硬化の広がりはADにおける認知機能低下の進展に関与するといわれています。

VDは、全認知症の中でADに次ぐ2番目の原因疾患であり、65歳未満の若年性認知症の中では約4割を占めています。脳梗塞や脳出血といった脳血管障害により脳細胞が壊死し、認知機能が著しく低下した状態がVDです。VDは、脳出血、脳梗塞いずれの脳血管障害でも起こりますが、脳梗塞による血管性認知症のほうが多いといわれています。脳血管障害は動脈硬化が基盤となり発症することが多く、動脈硬化の早期発見によりある程度の予防が可能となることから動脈硬化の早期診断は重要とされています。

以上のように動脈硬化の危険因子である高血圧、高脂血症、糖尿病はVDだけでなく、ADの危険因子と捉えられ、動脈硬化を評価していくことはこれらの認知症の予防に重要であると考えます。

2. 動脈硬化と生理機能検査

動脈の壁は内膜・中膜・外膜で構成されていて、血管の内膜には、血管を広げたり血液が固まるのを防ぐ働きをする内皮細胞があります。

動脈硬化は、高血圧など血流の乱れによる物理的なストレスや、喫煙などによる免疫系の反応が関与する炎症によるストレス、コレステロールの増加や高血糖など血液中の科学的な異常により内皮細胞が障害を受け、正常血管機能が破綻することから始まります。内皮細胞が正常に機能しなくなると内膜に血球成分の浸潤が起こり、内皮に入った単球は泡沫細胞へと変化し、コレステロールやそのほかの脂肪性物質を内部に蓄えるようになります。それにより動脈壁の中で平滑筋細胞が増殖するようになります。それらの細胞によって線維状の膜に覆われた沈着物（アテロームやプラークと呼ばれます）が形成され、蓄積されていきます。プラークにより動脈の内腔が狭くなり、血流の減少や遮断が起きたり、プラークの破綻により血栓が形成されることがあります（図4-3-2）。その発症や進展を促す危険因子としては、脂質異常症、糖尿病、高血圧などの生活習慣病や喫煙、加齢が知られています。

動脈硬化の評価には、動脈硬化によって生じた拡張能の低下や、血管壁の硬さを評価する血管機能検査と、壁肥厚や内腔の狭窄などを評価する形態学的検査があります。

血管機能検査には、血管内皮機能を評価する血流依存性血管拡張反応（FMD：Flow Mediated Dilation）、やRH-PAT（Reactive Hyperemia Peripheral Arterial Tonometry）があります。これらは、形態的な血

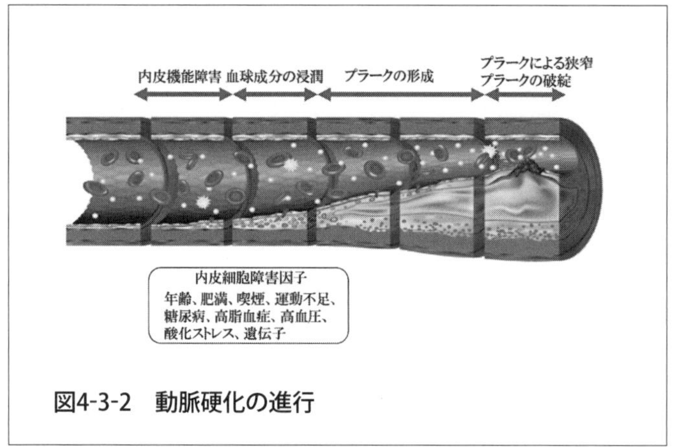

図4-3-2　動脈硬化の進行

管の変化が生じる前の機能的な異常を捉えられる検査であり動脈硬化の初期評価に有用です。動脈の硬化度を評価する検査には、脈波伝搬速度（baPWV：brachial-ankle Pulse Wave Velocity）、上肢下肢血圧比（ABI：Ankle Brachial Index），心臓足首血管指数（CAVI：Cardio-Ankle Vascular Index）、スティフネスパラメーターベータ（Stiffness Parameter β）などがあります。いずれも動脈の硬さをみる検査ですが、Stiffness Parameter βは局所の動脈壁固有の硬化度を示す指標とされ、CAVIは大動脈起始部から下肢足首までの動脈全体の弾性能を表す指標となっています。ABIは、主幹動脈の狭窄または閉塞病変の存在と**側副血行路**※による代償の程度を示す検査です。形態的な評価では、血管壁肥厚や血管内腔の狭小化を評価する頸動脈超音波検査や、MR血管造影法（MRA：MR Angiography）、CT血管造影法（CTA：CT Angiography）などがあり、評価目的により検査が選択されます。

※側副血行路
血行障害により主要な血管に閉塞がみられた際に，血液循環を維持するために新たに自然形成される血管の迂回路。

3．頸動脈超音波検査

頸動脈の動脈硬化は全身の動脈硬化を反映するといわれており、頸動脈超音波検査は動脈硬化の評価に有用な情報を提供するものと考えられています。頸動脈超音波検査では、リニア型プローブ（7～10MHz）の高周波プローブを使用し、総頸動脈、内頸動脈、椎骨動脈を観察していきます。内中膜厚（IMT：Intima-Media Thickness）の評価、プラークの検出および性状評価、狭窄度の評価などを行います。

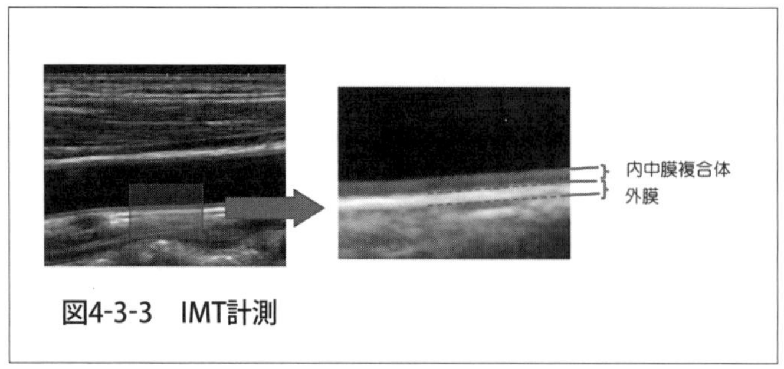

図4-3-3　IMT計測

①　IMT評価

血管壁は内膜、中膜、外膜の3層ですが、超音波検査では内膜と中膜を分離して計測できないため内中膜複合体（IMC：Intima-media complex）の厚みをIMTとして計測します（図

4-3-3)。IMT は動脈硬化危険因子と関連していて、喫煙、加齢や糖尿病、脂質異常症、高血圧などの生活習慣病があると内中膜複合体に肥厚が生じるといわれています。

② プラーク評価

プラークとは、「1.1mm 以上の限局した隆起性病変」と定義され、大きさ、表面の形態、内部性状について評価していきます。表面の形態は、平滑、凸凹不整、潰瘍形成があります。潰瘍形成はプラーク内で出血や脂質が破綻してできた陥没であり、潰瘍内は血栓ができやすく注意すべきプラークです（図4-3-4）。内部性状は図4-3-5に示すとおりに分類され、エコー輝度を評価する際は、プラーク周囲の非病変部の IMC を対象として輝度評価します。エコー輝度はプラークの病理組織性状を反映するとされていて、低輝度プラークは粥腫（しゅくしゅ）やプラーク内出血を反映し、等輝度プラークは線維性病変を、高輝度プラークは石灰化病変を反映しているといわれています。低輝度プラークは脳血管障害のリスクが高いという報告が多くされており、また、狭窄率が同じでも輝度が不均一なプラークのほうが症候性の病変である頻度が高いといわれています。

プラークが発達すると血管内腔の狭窄や閉塞を生じ、高度になると脳虚血性変化や脳梗塞の発生頻度が有意に上昇します。

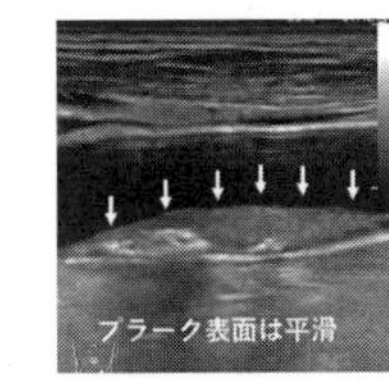

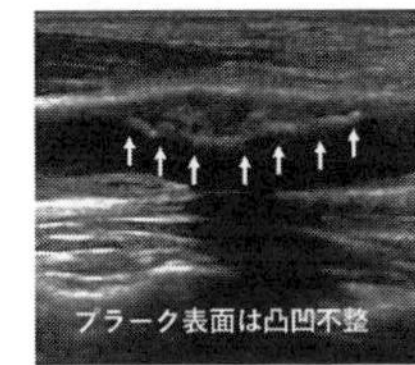

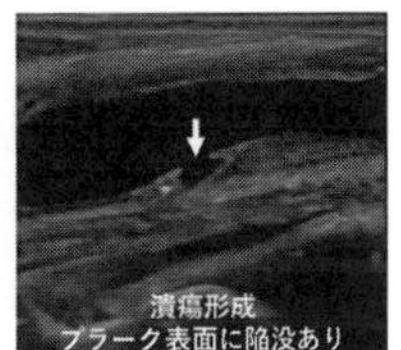

図4-3-4　プラーク表面の形状評価

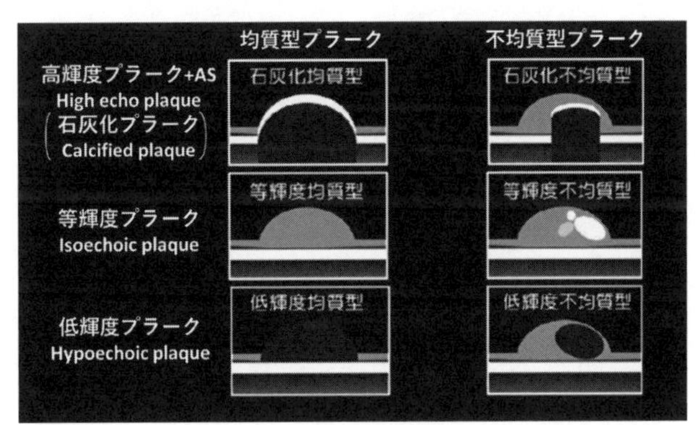

図4-3-5　プラーク内部性状の評価

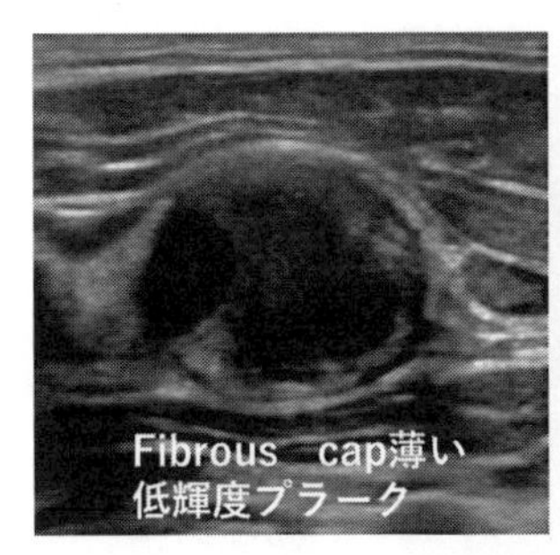

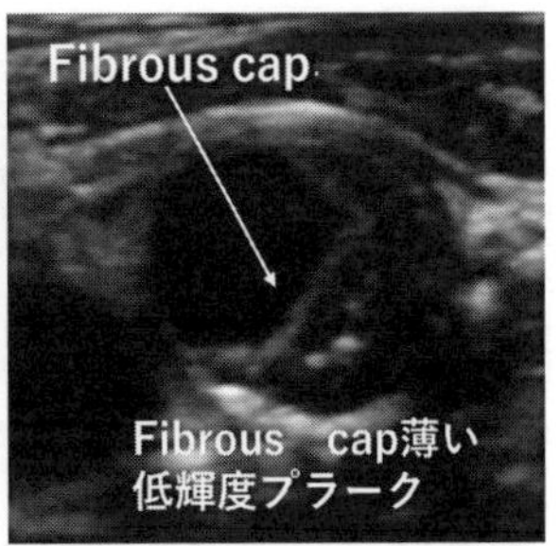

Fibrous capとはプラーク表面の線維性被膜のことをいいますが、このようにFibrous capが観察されないものや、薄くてプラーク輝度が低いものは、脂質コアをもつ脆弱な動脈硬化巣を反映していて、被膜が薄く破綻しやすいプラークと考えられています。
このような脳梗塞の塞栓源になりえるプラークを見落とさないためにも注意深い観察をしていく必要があります。

図4-3-6　低輝度プラークでプラーク表面のFibrous capが薄いプラーク

また、可動性プラーク、潰瘍形成、低輝度プラークで、プラーク表面のFibrous capが薄い、または見られないもの（図4-3-6）は、注意すべきプラークであり、塞栓症に注意して経時的な観察を行う必要があります。

③　狭窄の評価

狭窄の評価では血管狭窄部の短軸断面や長軸断面により狭窄率を算出します（図4-3-7、図4-3-8）。また、狭窄部のドプラ血流波形より収縮期最高血流速度（PSV：Peak Systolic flow Velocity）を算出することで、狭窄の程度を推測します。PSVが150cm/sを超える場合は、血管造影上のNASCET狭窄率50%に相当し、PSVが200cm/s以上は狭窄率70%以上の有意狭窄に相当します。

同一症例で各狭窄率を計測すると、算出方法が異なるので狭窄率も異なってきます。どの算出方法を用いたかを所見に明記する必要があります。また血管造影での狭窄率は、狭窄部位に仮想線を引いてNASCET法の狭窄率を求めています。超音波では血管造影では描出されない外膜間の距離を計測し狭窄率を算出しているため、血管造影での狭窄率と同じになるとは限りません。

また、ドプラ血流波形から描出できない末梢側や中枢側血管の高度狭窄を推定することも可能です。高度狭窄が末梢側である場合は、ドプラ波形の拡張期血流速度が低下し、中枢側である場合は、収縮ピークが収縮後期に移行した波形になります（図4-3-9）。このように血流波形からも局所の高度狭窄や、閉塞を推定することができます。

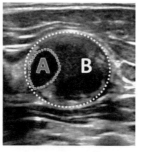

短軸断面径狭窄率

$$\frac{B-A}{B}\times 100(\%)$$

※AとBは同一線上での計測

短軸断面面積狭窄率

$$\frac{B-A}{B}\times 100(\%)$$

図4-3-7　短軸断面による狭窄率評価

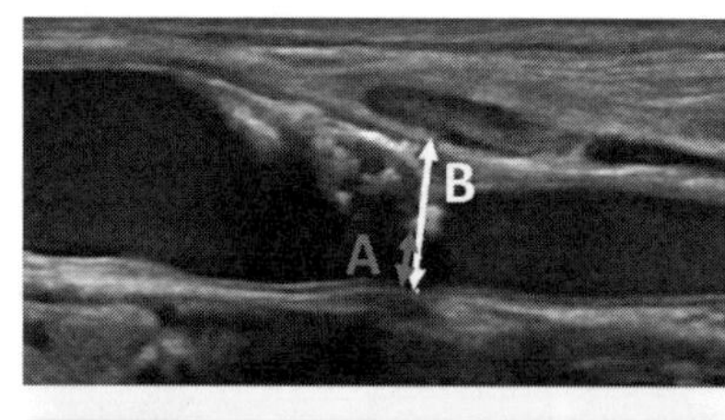

長軸断面径狭窄率（ECST法）

$$\frac{B-A}{B}\times 100(\%)$$

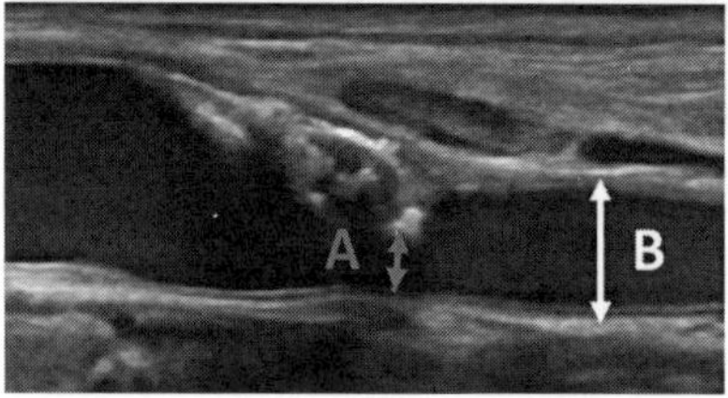

長軸断面径狭窄率（NASCET法）

$$\frac{B-A}{B}\times 100(\%)$$

図4-3-8　長軸断面による狭窄率評価

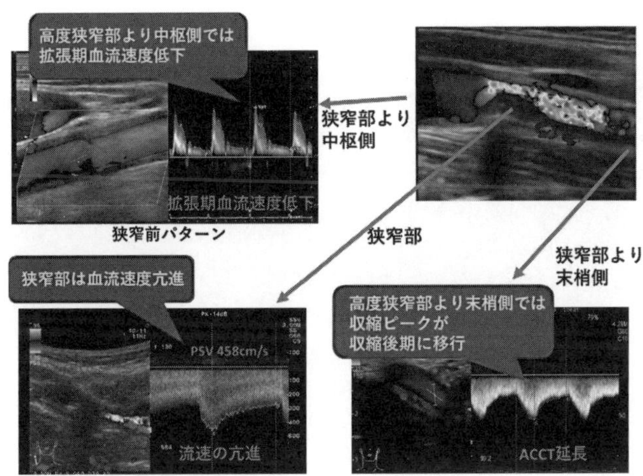

高度狭窄部では流速が速くカラードプラはモザイクパターンになり、血流速度が亢進します。高度狭窄部より中枢側では、狭窄のため血管抵抗が高くなり、拡張期血流速度が低下した波形になります。また、末梢側では狭いところを通過するのに時間がかかるため、収縮ピークまでの時間が延長した波形となります。

図4-3-9　ドプラ波形から有意狭窄の推定

4．経頭蓋内超音波検査

経頭蓋内超音波検査は、専用のパルスドプラ装置を用いて頭蓋内の血流速度を測定する経頭蓋超音波ドプラ法（TCD：Trans Cranial Doppler）と、一般的な超音波診断装置を用いてＢモード断層像とカラードプラ法により血管の同定、血流速度の測定をする経頭蓋カラードプラ法（TC-CFI：Trans Cranial Color Flow Imaging）があります。本節では TC-CFI を用いた検査法と評価について述べていきます。

経頭蓋超音波検査は硬い頭蓋部を超音波が透過しなければならないので、中心周波数が低いセクタプローブ（3MHz 以下）を用いて、骨が薄く超音波を透過しやすいこめかみから耳介前方あたりの側頭骨ウィンドウから観察していきます（図4-3-10）。側頭骨ウィンドウからは、中大脳動脈、前大脳動脈、後大脳動脈、Willis 動脈輪などが観察されますが、中大脳動脈が観察の主となります（図4-3-11）。プローブの方向、血管までの深さ、血流方向によって血管の同定を行い、中大脳動脈のパルスドプラ波形から収縮期最高血流速度度（PSV：Peak Systolic flow Velocity）、拡張末期血流速度（EDV：End-Diastolic flow Velocity）、平均

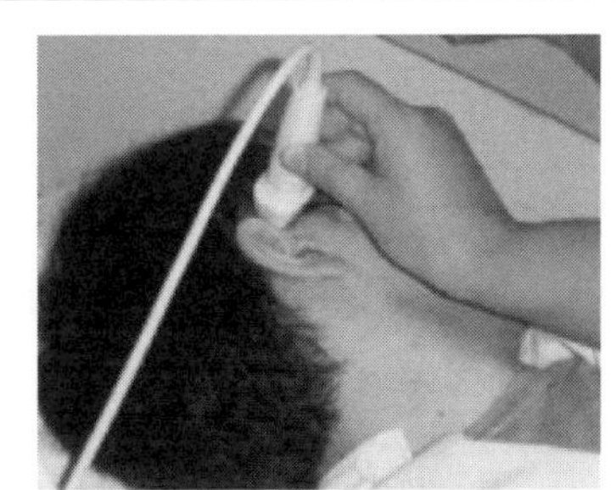

側頭骨ウィンドウからの検査においては、患者には仰臥位で頭部を検査側と対側に回旋してもらい側頭部（こめかみから耳介前方）にプローブを当てる。

図4-3-10　側頭骨ウィンドウ

文献2）より引用

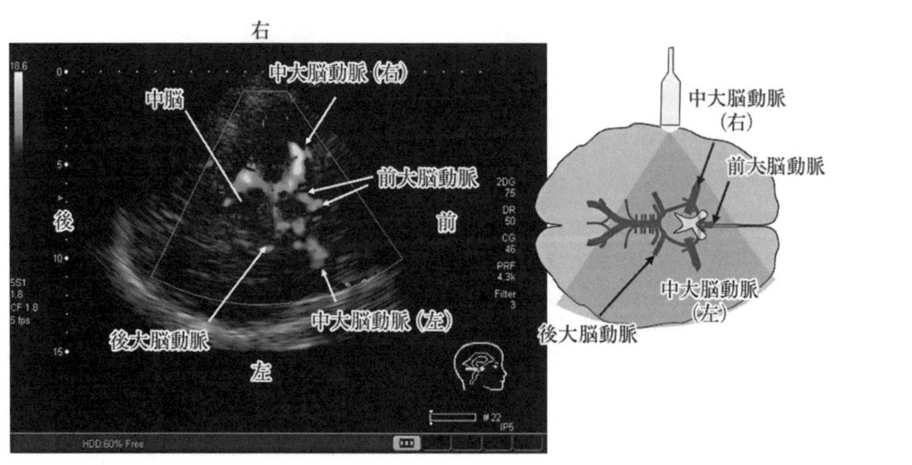

図4-3-11　カラードプラによる側頭骨アプローチ

中大脳動脈、前大脳動脈、後大脳動脈などが描出される。
側頭骨ウィンドウからプローブを当てBモード上で対側の側頭骨や蝶形骨稜が描出されるようにdepthやゲインを調整する。カラードプラまたはパワードプラに切り替え流速レンジ、カラードプラゲインの調整をしながら血管を同定していく。中大脳動脈はプローブに向かってくる血流として描出される。　文献2）より引用

血流速度（Vmean）、時間平均最高血流速度（TAMX：Time-Averaged MaXimum flow velocity）および末梢血管抵抗を表すPI（Pulsatility Index）[PI=（PSV-EDV）/Vmean]、RI（Resistance Index）[RI=（PSV-EDV）/PSV] などを算出し評価していきます。

ADでは、側頭葉、頭頂葉、および前頭葉などで脳萎縮が認められ、それに伴い病変部での血流低下がみられるのが特徴です。中大脳動脈は側頭葉、頭頂葉、前頭葉を血流支配領域としているため、この中大脳動脈の血流所見を得ることでADの程度を経過観察することができるといわれています。ADの脳萎縮に伴って平均血流速度の低下を認め、特に拡張末期血流速度の低下が進むことから、中大脳動脈のPI値が上昇するという報告があります[3)]。

また、VDでもADと同様に平均血流速度の低下とPI値が上昇するとい

表4-3-1　認知症における血管性認知症とアルツハイマー型認知症の比較

	血管性認知症		アルツハイマー型認知症		コントロール群	
中大脳動脈	右	左	右	左	右	左
平均血流速度（cm/sec）[SD]	46.1 (3.2) *	46.3 (3.1) *	39.3 (3.0) *	38.7 (2.9) *	52.1 (3.2)	54.9 (3)
PI [SD]	1.19 (0.06) *	1.1 (0.05) *	1.13 (0.06) *	1.08 (0.05) **	0.93 (0.06)	0.91 (0.05)

PI：pulsatility index（拍動指数）　SD：standard deviation（標準偏差）　＊p＜0.0001　＊＊p<0.05　（コントロール群との平均値比較）
アルツハイマー型認知症群と血管性認知症群において、中大脳動脈の平均血流速度はコントロール群に比し有意に低下し、PIはコントロール群に比し有意に高値を呈している。
文献3）より引用

われています（表4-3-1）[3]。

認知症において経頭蓋超音波検査は、確定診断につながるものではなく、基本的に病態の経過観察や脳血流動態の経時的変化を捉えることを目的としています。

まとめ

認知症の中には動脈硬化や危険因子が認知症発症と関連するものがあることが知られており、動脈硬化の早期発見や認知症予防の観点からも頸動脈超音波検査による評価は重要な役割となっています。頸動脈超音波検査は非侵襲的であり簡便に実施できますが、正しく実施するためには基礎知識が必要であり、また、頸動脈超音波検査も含め、動脈硬化検査全般の知識を深めることが大事だと考えます。

認知症患者の対応では、相手のペースに合わせ、話を真剣に聞き、相手を受け入れることが大切です。また，検査を進めていくうえでは、納得できるように話し、声掛けを多くすることで不安にさせないように心がけます。検査を受け入れてもらえないときは、無理せず、担当医や担当看護師あるいは付き添いの人と相談しながら安心できる検査環境を作ることが望ましいと考えます。

引用文献

1） 清原裕「認知症の疫学調査：久山町研究」日本生物学的精神医学会誌21（4）、p.251-256、2010年

2） 日本脳神経超音波学会・栓子検出と治療学会合同ガイドライン作成委員会「頭蓋内超音波検査ガイドライン」Neurosonology19（3）、p.113-131、2006年

3） 八鍬恒芳「認知症予防のための検査特集」医学検査 Vol.66、p.74-83、2017年

第4章
(4)

脳波

キーワード
・脳波　・活動電位　・電極　・周波数　・振幅　・プリオン病
・クロイツフェルト･ヤコブ病（CJD）　・周期性同期生放電（PSD）

はじめに

人間の脳には平均140億の神経細胞が存在するとされており、脳は身体に関する情報収集や情報処理を司っています。脳の働きは神経細胞の間で伝達物質が受け渡しされることによって行われています。この伝達物質が受け渡しされるときに、脳神経細胞の内と外でナトリウムイオンやカリウムイオンが出入をして電気が生まれます。この電気は、数μV（マイクロボルト：百万分の1V）の極微弱な電気ですが、頭の表面に電気を捉えるための電極を装着して脳波計を通してみることができます。これが「脳波」です。

脳波検査は脳の機能障害を簡便かつ非侵襲的に検査することができるため、てんかんなどの認知症類似疾患との鑑別に用いられます。

脳波は、患者の状態や装置の記録条件によって波形が大きく異なるので、正確な診断ができる脳波を記録するために検査の専門家である臨床検査技師が脳波検査を担当します。

1. 脳波の検査方法と注意点

脳波検査用の電極は、直径10㎜の銀製の皿型であり、その3倍の範囲の脳神経細胞から発生した電気を捉えることができます。したがって、脳全体をカバーするために頭皮に21個の電極を均等に装着します（図4-4-1）。電極の配置は国際標準電極配置法（10/20法）に従います[1]。

事前の準備として、検査前日には洗髪をしてもらい、当日はウイッグ（かつら）、ヘアピン、整髪料、ボリュームアップスプレーなどの頭部への装着物は外してもらいます。これは頭部への電極装着をスムーズにし、ノイズの原因を減らすためです。また、耳にも電極を装着しますのでメガネ、イヤリング、ピアスは外してもらいます。電極装着後はトイレに行くことが難しくなるため、検査前にトイレを済ませてもらいます。

電極の装着は、頭皮をアルコール綿などで強くこすって表面をきれいにしたあとで、ペーストといわれる電気が通りやすい糊のようなクリームを付けて頭皮に貼り付けます。全ての脳波電極を装着するのに15分程度を要します。電極装着の間に、患者の意識レベルや見当識障害の有無など現在の症状について確認を行います。患者がリラックスできるように世間話を交えながら聴取し、有益な情報は報告書に記載します。

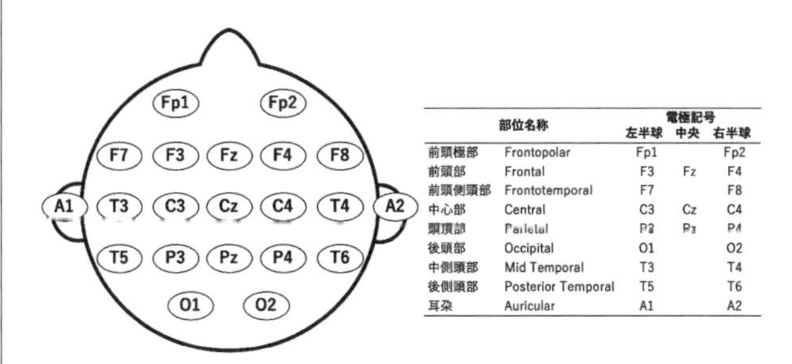

部位名称		電極記号 左半球	中央	右半球
前頭極部	Frontopolar	Fp1		Fp2
前頭部	Frontal	F3	Fz	F4
前頭側頭部	Frontotemporal	F7		F8
中心部	Central	C3	Cz	C4
頭頂部	Parietal	P3	Pz	P4
後頭部	Occipital	O1		O2
中側頭部	Mid Temporal	T3		T4
後側頭部	Posterior Temporal	T5		T6
耳朶	Auricular	A1		A2

国際標準電極配置法（10/20法）に準じて電極を配置する。

図4-4-1　脳波の電極位置と名称

脳波は部屋の明かりや音などで変化しますので、静かな部屋で照明をやや暗くした状態で記録し、患者にはベッドで軽く目を閉じた状態で安静にしてもらいます。脳波の記録には30分程度を要しますが、できるだけ動いたり話をしたりしないようにしてもらいます。

脳波の記録中に「目を開けてください」「目を閉じてください」「深呼吸を繰り返してください」などの指示をします。また、強い光を点滅させたり音を鳴らしたりすることもあります。これらの刺激による脳波の変化をみています。患者の記憶力や理解力が低下している場合は、付き添いの人にも協力してもらい、検査がスムーズにできるようにします。

認知症患者に対しては、個々の病態や症状に合わせた対応が必要となります。例えば、ADの人では記憶障害や理解力低下のために、検査の注意点や指示した内容を理解できなかったり忘れてしまったりすることがあります。そこで、必要な場面の直前に説明する、何度も繰り返し説明を行うなどの工夫が必要です。またVDで麻痺がある人や、DLBでパーキンソニズムがある人に対しては、ベッドへの移動や歩行の際には注意して観察し、必要に応じて介助します。

検査が終了すると担当の臨床検査技師が電極を外して頭皮に付いたペーストを拭きますが、完全に拭き取ることはできません。帰宅または病室に帰ってから洗髪をしてもらいます。ペーストは水に溶けますので通常の洗髪できれいに落とすことができます。

2. 脳波の波形

※活動電位

人体細胞の内側にカリウムイオンが多く存在し、細胞の外側にはナトリウムイオンが多く存在する。何らかの刺激によって細胞膜の状態が変化して、これらのイオンが入れ替わることによって生じる電気を活動電位という。

脳波は、脳の**活動電位**※の変化を頭皮上の電極から記録します。このときに、変動する電位差を縦軸に時間的推移を横軸に記録します。記録された脳波は、波の高さにあたる振幅と波の幅にあたる周期で構成されます（図4-4-2）。脳波の基本的な記録条件は50μV/5mmです。振幅が20μV以下の場合を低振幅といい、脳の活動が低下していると考えます。振幅が100μV以上の場合を高振幅といい、脳の活動が異常興奮していると考えます。

また、脳波の周期も脳の活動を反映しています。周期とは1つの波の持続時間で単位は秒です（図4-4-2）。周期が短いほど一定時間に現れる波が多く脳が活動していると考え、周期が長いほど一定時間に現れる波の数が少なく脳の活動が低下していると考えます。

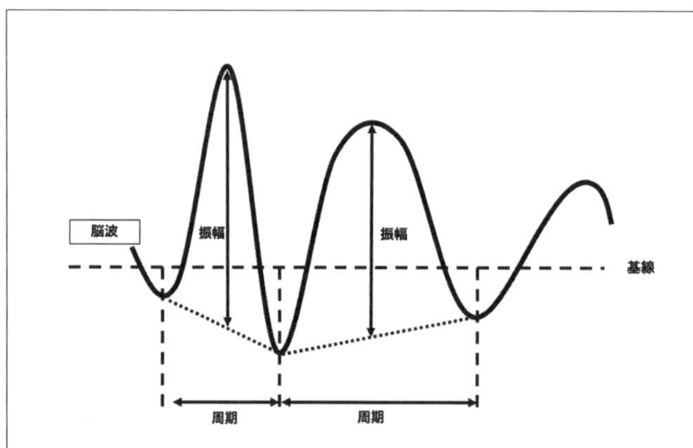

基線は脳波の上下の変動の中線であり、振幅は波の高さを表す。周期は波一つ分の持続時間のことで、1秒間に出現する波の個数は周波数と呼ばれる。

図4-4-2　脳波の周期（周波数）と振幅

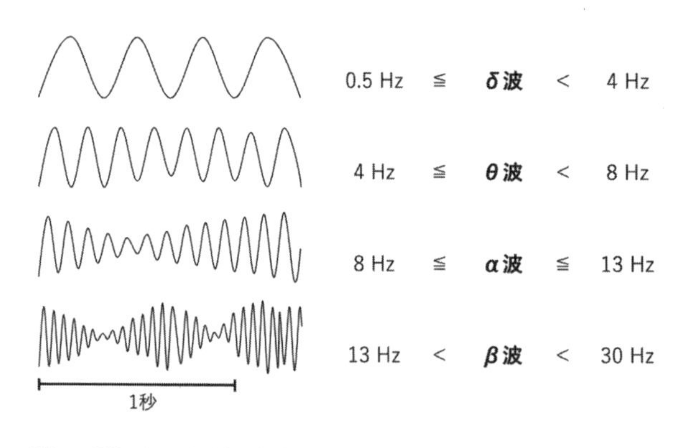

脳波は周波数によってδ（デルタ）波、θ（シータ）波、α（アルファ）波、β（ベータ）波に分類される。

図4-4-3　脳波の周波数による分類

脳波では、周期と同様な意味で、1秒間に何回の波が出現するかを示す周波数（Hz）を用いて波の分類がされています（図4-4-3）。例えば、1秒間に10個の波が出現する周期を10Hzの周波数といい、α（アルファ）波と名付けられています。α波は、正常な成人が安静な覚醒時に目を閉じた状態で頭頂部から後頭部で最も多く出現しますが、目を開いたり精神活動・思考活動を行ったりすると減衰します。この現象を応用して、脳波を記録している間に何回か目を開いたり、閉じたりを繰り返してα波を確認します。α波より周波数が遅い脳波を徐波といい、0.5～4Hz未満のδ（デルタ）波と4～8Hz未満のθ（シータ）波に分類します。両者とも覚醒状態にある正常成人の安静閉眼時にはほとんど出現しません。正常な状態で徐波がみられるのは、幼小児もしくは睡眠時です。病的状態としては、てんかん、脳腫瘍、脳血管障害などの器質的障害、意識障害、低酸素状態、低血糖状態など種々の脳の機能的障害で出現します。α波よりも周波数が速い波（14Hz以上）を速波といいβ（ベータ）波として分類します。β波は正常者にも出現しますが、低振幅（10～20μV）がほとんどです。β波の振幅が50μV以上の場合は、病的状態として精神遅滞、頭部外傷、脳手術後などがあげられます。

3. 脳波の読み方

脳波は、ほぼ同じような波が長時間にわたって連なる基礎活動と、基礎活動とは異なる形の波が短時間に連なる突発活動について脳の活動との関連を考えます。基礎活動における個々の波は、周波数、振幅、波形を読み取ります。健常成人では約10Hz、振幅は約50μVのα波が後頭部優位に出現します（図4-4-4）。

突発活動においては、波の連続性、出現量、規則性や、出現した場所の**広汎性、局在性**※を読み取ります。これらによって、意識障害・失神・痙攣・情緒障害・行動異常・中枢性運動感覚障害・言語障害などの病状を判断します。対象とされる病名は、脳梗塞・くも膜下出血・てんかん・ナルコレ

※広汎性、局在性

広汎性とは全般的で広い領域を示すものであり、局在性とは限られた部分を示すものである。広汎性の異常脳波は、脳全体に広がる病巣がある場合と、脳の深い部分に病巣があり表面に影響が広がってみえる場合がある。局在性の異常脳波は、脳の表在の限られた部分の病巣を表す。

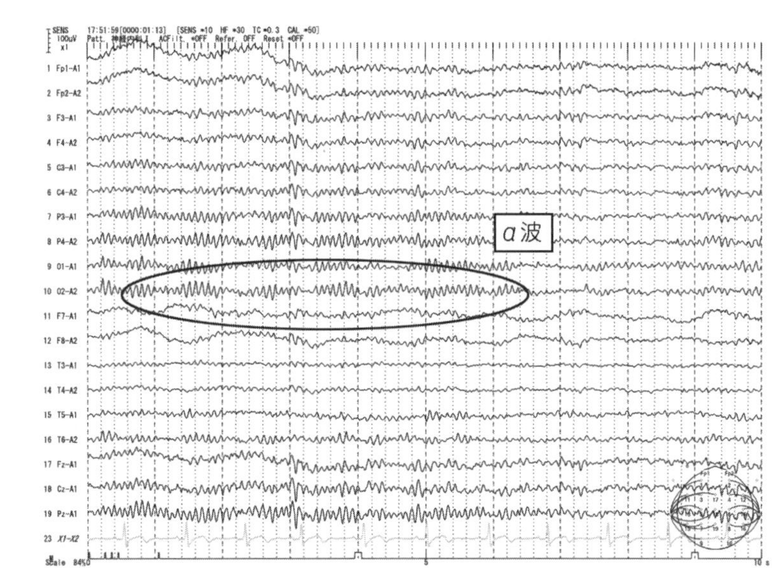

後頭部優位に11～12Hz、約50μVのα波を認める。α波には漸増・漸減を認める。左右の対応する部位にて明らかな左右差を認めない正常脳波である

図4-4-4　35歳男性、安静、覚醒、閉眼時の脳波

プシー・脳腫瘍・頭部外傷・脳炎・脳性麻痺・片頭痛・発作性自律神経失調・神経症状をもつ内分泌性または代謝性障害・非定型精神病などがあげられます。また、健康な人でも加齢によって脳波の変化がみられます。高齢者の特徴は、若年者でみられる後頭部に優位なα波が減少して、前頭部から中心部に徐波（θ波）が目立つようになります。また、開閉眼や深呼吸などの刺激による脳波の変化が低下します。これらの特徴は病的なものではありませんが、脳の活動性が低下している指標となります。

4．認知症の脳波

認知症にはさまざまな原因疾患や病態が存在しますが、AD、VD、DLB、前頭側頭型認知症の頻度が多いとされています。ADでは重症化するとα波が徐波化し、終末期になると徐波は減弱して脳波は平坦化します[2)]。VDでは脳の病変部位の範囲によって、異常脳波の出現部位や出現パターンが変化し、左右差が認められます。DLBでは脳波の徐波化がみられ、その程度はADよりも顕著という報告があります[3)]。前頭側頭型認知症では病気が進行すると、前頭部から側頭部で徐波化が立ちます[4)]。

※クロイツフェルト・ヤコブ病（CJD）

感染性の異常プリオン蛋白によって進行性の認知症や運動失調を示し、プリオン病とも呼ばれる。

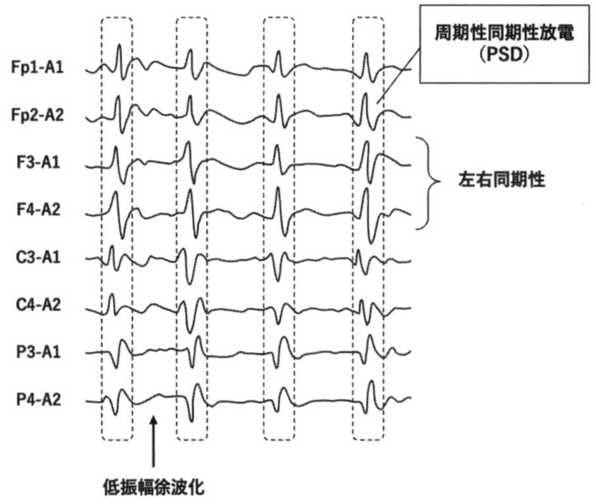

さまざまな原因による認知症では、脳の活動を表す脳波の所見は一様でなく、脳の障害の程度や部位によって脳波の特徴も大きく異なります。したがって、認知症に特異的な脳波の波形が存在するわけではありません。

一方、感染性認知症である**クロイツフェルト・ヤコブ病（CJD）**※の脳波は、病初期で徐波化・不規則化し、ミオクローヌスが出現するころに特徴的な周期性同期性放電（PSD）を呈し（図4-4-5）、末期には平坦化します[5)]。

低振幅で徐波化した基礎波に周期性同期性放電（PSD）という特徴的な異常波が認められる。PSDは一定の周期で左右同期性に出現する。

図4-4-5　周期性同期性放電（PSD）脳波の模式図

まとめ

認知症における脳波の主な所見は、全般的な低振幅や連続性不規則徐波があげられますが、脳波のみによって認知症を診断することは困難です。しかし、脳の障害の度合いに応じて変化する脳波によって認知症の状態を把握することと、ほかの脳疾患との鑑別において脳波の測定意義は高いといえます。脳波検査は患者の協力がなければ病状の判断ができる波形の記録ができません。丁寧に対応することで、患者の不安の軽減に努めることも大切です。

引用文献

1） Homan RW, Herman J, Purdy P : Cerebral location of international 10-20 system electrode placement. Electroencephalogr Clin Neurophysiol. 66 (4) 376-382, 1987
2） 所司睦文、小野澤裕也『臨床脳波検査スキルアップ　第2版』2017年、金原出版
3） van der Zande JJ, Gouw AA, van Steenoven I, et al : Diagnostic and prognostic value of EEG in prodromal dementia with Lewy bodies. Neurology. 95 (6) : e662-e670, 2020
4） Roman Meller M, Patel S, Duarte D, Kapczinski F, de Azevedo Cardoso T : Bipolar disorder and frontotemporal dementia: A systematic review. Acta Psychiatr Scand. 144 (5) : 433-447, 2021
5） Steinhoff BJ, Räcker S, Herrendorf G, et al : Accuracy and reliability of periodic sharp wave complexes in Creutzfeldt-Jakob disease. Arch Neurol. 53 (2) : 162-166, 1996

参考文献

・所司睦文、小野澤裕也『臨床脳波検査スキルアップ　第2版』2017年、金原出版
・大熊輝雄、松岡洋夫、上埜高志『脳波判読step by step「症例編」』2006年、医学書院
・音成秀一郎、池田昭夫『脳波判読オープンキャンパス　誰でも学べる7 STEP』2021年、診断と治療社

第4章
(5)

近赤外分光法(NIRS)

キーワード ・近赤外分光法 ・酸化ヘモグロビン ・前頭前野 ・光トポグラフィー

はじめに

脳機能を簡便に計測する方法として近赤外光を用いた脳血液量計測に関する研究が行われています。脳機能を計測する方法として、機能的 MRI（fMRI）や PET などがありますが、PET は放射性同位元素を使用することから放射線被ばくの問題があり、健常者を対象に簡単に計測することは難しいのが現状です。また、fMRI は磁気を使用しているため放射線被ばくの問題はありませんが、実施できる施設が限られるなどの問題があります。しかし、近赤外分光法（NIRS（ニルス）：Near-infrared Spectroscopy）による計測は身体に対して非侵襲的であり、繰り返し時計測することが可能です。また、最近ではウエラブル型の NIRS が開発されており、手軽に計測が可能になってきました。しかし、NIRS は光路長が不明確であるため、解析には注意が必要です。ここでは、NIRS の計測原理、NIRS 計測の実際、今後の活用法などについて紹介します。

1. 近赤外分光法(NIRS)

光によるヒト脳機能計測の基礎技術となっているのは、1933年に発表された Millikan の多波長分光法による組織酸素代謝計測と、1977年に発表された Jobsis の近赤外分光法による脳代謝計測です。近赤外分光法は約30年にわたって研究され、生体非侵襲計測法の一つとして広く応用されてきました。特に700～900**nm**※の近赤外波長域は、主としてヘモグロビンなどのヘムに由来する吸収を反映するため、生体の酸素代謝のモニター領域として広く用いられています。この近赤外光は水による強い吸収を受けず、皮膚や頭蓋骨に高い透過性があるため、頭蓋内を透過しやすいという性質をもっています。また、波長700～900nm 付近の近赤外光は、主にヘモグロビンなどの生体内色素によって吸収される性質があります。

※ nm
ナノメートル。光の波長の長さを表記する単位。
1nm＝10^{-9}m（10億分の1）

透過試料中において、ある波長の光が透明試料に照射されたときの吸光度はその試料中に存在する光吸収物質の濃度と光路長に比例する（Lambert-Beer 則）ことが知られていますが、散乱や反射による影響が一定であると仮定すると、非透明試料においてもこの法則（Modified Lambert-Beer 則）が成立すると考えられています。ここで、Lambert-Beer 則は、

$$-\log\left(\frac{I_0}{I}\right) = (C \times \varepsilon_\lambda \times d) \cdots\cdots\cdots\cdots\cdots (1)\text{式}$$

と表すことができ、Modified Lambert-Beer 則は、

$$-\log\left(\frac{I_0}{I}\right) = (C \times \varepsilon_\lambda \times d \times DPF) + G \cdots\cdots\cdots\cdots\cdots (2)\text{式}$$

となります。なお、I_0は入射光の強度、Iは検出光の強度、dは光が通過した距離（光路長）、Cは濃度、ε_λはモル吸光係数です。Modified Lambert-Beer則のGは散乱を表しており、DPFは散乱内における光路長です。そのため、Modified Lambert-Beer則によって算出できるものは「初期値からの濃度変化×光の通ってきた距離」となります。この法則を用いて脳内の酸化ヘモグロビンと脱酸化ヘモグロビン（還元ヘモグロビン）の濃度変化を求めているのがNIRSであり、NIRSは脳血液の変化量の計測に有用です。しかし、近赤外光は脳内に照射されると散乱が生じるため、現在の近赤外光を用いた装置は光路長の計測が不可能であるため、計測値は絶対値ではなく相対的な変化量であることに注意が必要です。

NIRS では酸化ヘモグロビンと脱酸化ヘモグロビンの濃度変化を計測できますが、酸化ヘモグロビンと脱酸化ヘモグロビンでは近赤外光に対する吸光係数が波長域によって異なっています。酸化ヘモグロビンは波長800nm を超えると吸光係数が高く、脱酸化ヘモグロビンでは750nm 付近で吸光係数が高くなります。この2つの波長を用いることで酸化ヘモグロビンと脱酸化ヘモグロビンの濃度変化を計測できます。酸化ヘモグロビンについては900nm の波長まで吸光係数が高くなりますが、900nm の波長は水の吸収率も高くなってしまうため、NIRS を用いた計測は700～900nm までの波長が広く用いられます。脳の活動は直接的には神経細胞の活動電位によって示されますが、この神経活動の結果、エネルギー代謝が活発となり、グルコースや酸素を脳に供給する血液量が二次的に増加します。そのため、ヘモグロビン濃度変化が脳機能の重要な指標となることから、近赤外光を用いた脳血液量の計測が広く研究されています。

2. NIRSと精神疾患

近赤外光を用いた脳血液量計測は主に精神疾患の領域で実施されており、光トポグラフィー検査は保険診療として認められています。光トポグラフィー検査はNIRSの原理を用いたものであり、光トポグラフィー検査が初めて保険適用されたのは2002（平成14）年4月です。保険診療としては脳外科手術前の言語優位半球の同定やてんかん計測を目的としたものがまず認可されました。これが適用拡大され、先進医療として2009（平成21）年4月1日に「光トポグラフィー検査を用いたうつ症状の鑑別診断補助」が承認され、2014（平成26）年4月1日からは「抑うつ症状の鑑別診断の補助に使用するもの」として、定められた施設基準を満たす医療機関において保険診療で実施されています。保険診療で行われる場合、近赤外光等により血液中のヘモグロビンの相対的な濃度、濃度変化等を測定するものとして薬事承認または認証を得ている医療機器であって、10チャンネル以上の多チャンネルにより脳血液量変化を計測可能な機器を使用することが必要です。また、算定できる患者はうつ病として治療を行っている患者であって、治療抵抗性であること、統合失調症・双極性障害が疑われる症状を呈することなどにより、うつ病と統合失調症または双極性障害との鑑別が必要な患者です。

近赤外光を用いた脳血液量計測は薬事承認を得ている装置や、研究用に開発された臨床用でないものなどさまざまな装置が開発されています。薬事承認を得ているものは計測部位が10チャンネル以上の多チャンネル装置ですが、研究用としては2チャンネルの装置から多チャンネルの装置まで開発されています。2チャンネルの簡易的な装置は、計測部位が前頭葉など限局的ですが、多チャンネルの装置は前頭葉や側頭葉、頭頂葉などの計測も可能です。

3. NIRSによる計測の注意点

NIRSにおける脳機能計測の際に最も重要となるのが、特定の脳機能を明らかにするための課題設定です。特に、課題の中に目的とする脳機能成分が含まれていたとしても、それ以外の脳機能成分も含まれている場合が多くあります。この場合、目的の脳機能成分とそれ以外の脳機能成分を分離する必要があります。例えば、言語流暢性課題では目的とする「語の想起」という脳機能成分と、それ以外の「発声」という脳機能成分が含まれており、これらを分離する必要があります。

目的とする脳機能成分をうまく抽出するための一般的な方法として引算

法があります。引算法とは、課題で得られた脳機能成分からベースライン課題から得られた脳機能成分を引き算する方法です。NIRSデータはヘモグロビンの相対的な変化であるため、引算法を利用して目的とする課題から統制条件課題を引き算し、目的以外の脳機能成分を取り除く処理が必要となるのです。例えば、言語流暢性課題では言語流暢性課題を行った際の脳機能成分から、統制条件課題として「あいうえお」の発声を繰り返し行った際の脳機能成分を引き算することで、言語流暢性課題の脳機能成分として評価することができるのです。

4. 認知症患者におけるNIRS計測の実際

筆者らは頭部近赤外光計測装置を用いて、言語流暢性課題やストループ課題などの課題遂行時の認知症患者と健常高齢者の前頭前野における脳血流を計測し比較を行い、NIRS計測による認知症診断への応用について検討しました。認知症患者と健常高齢者におけるカテゴリー流暢性課題の回答数は認知症患者では3.4±2.4、健常高齢者は8.2±2.2となり、健常高齢者の課題回答数は認知症患者に比べ有意に高くなりました($p<0.001$)。左脳は言語優性、右脳は言語劣性であると考えられていますが、左前頭極(Fp1)における脳血流増加量は認知症患者で−0.0095±0.1436 mMol･mm、健常高齢者では0.0568±0.1572mMol･mmと健常高齢者における左脳の脳血流増加量が高かったものの、健常高齢者の左脳の脳血

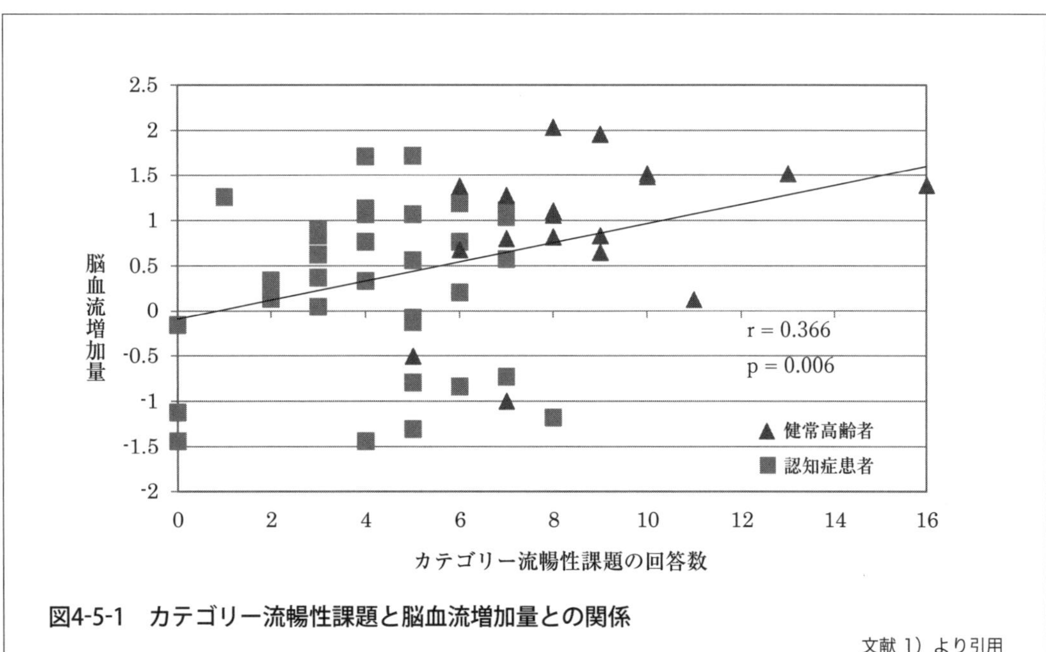

図4-5-1 カテゴリー流暢性課題と脳血流増加量との関係

文献 1) より引用

流に有意な増加は認められませんでした。さらに、MMSE と左脳における脳血流増加量に有意な正の相関が認められたことから、NIRS 計測によって高齢者の認知機能を推定できる可能性があることが示唆されました（図4-5-1）。

5. 認知症高齢者を対象としたニューロフィードバック

認知機能トレーニング中に前頭前野の活動が高いほど、その後の認知機能向上効果が高くなるといわれています。認知トレーニング中の前頭前野活動をリアルタイムで計測し、より脳活動を上げようと努力をすることで、**ニューロフィードバック**※効果が生じ、より高い認知機能向上効果が期待できます。筆者らは高齢者に対して NIRS 技術を応用した超小型脳活動計測装置（NeU 製、XB-01）を使用し、脳活動をフィードバック（図4-5-2）しながら脳トレドリルを実施し、脳機能が改善するかどうかについて検討しました。超小型脳活動計測装置は微弱な近赤外光を用いて脳の血流量変化を計測することで、脳の活動状態を可視化することが可能です。可視化情報はスマートフォン上で簡便に観察でき、重さは約30g と世界的にも最軽量です。グループホームに入所もしくはデイサービスセンターに通所している65歳以上の高齢者（MCI もしくは軽度の認知症）で、3ヵ月間、週2回以上15～30分程度の超小型脳活動計測装置による脳活動のフィードバックをしながら脳トレドリルを実施できた7人を対象に実験を行いま

※ニューロフィードバック
自分の脳波や脳血流などの脳活動を音や映像などによって可視化し、リアルタイムで確認しながら学習していくトレーニング方法。

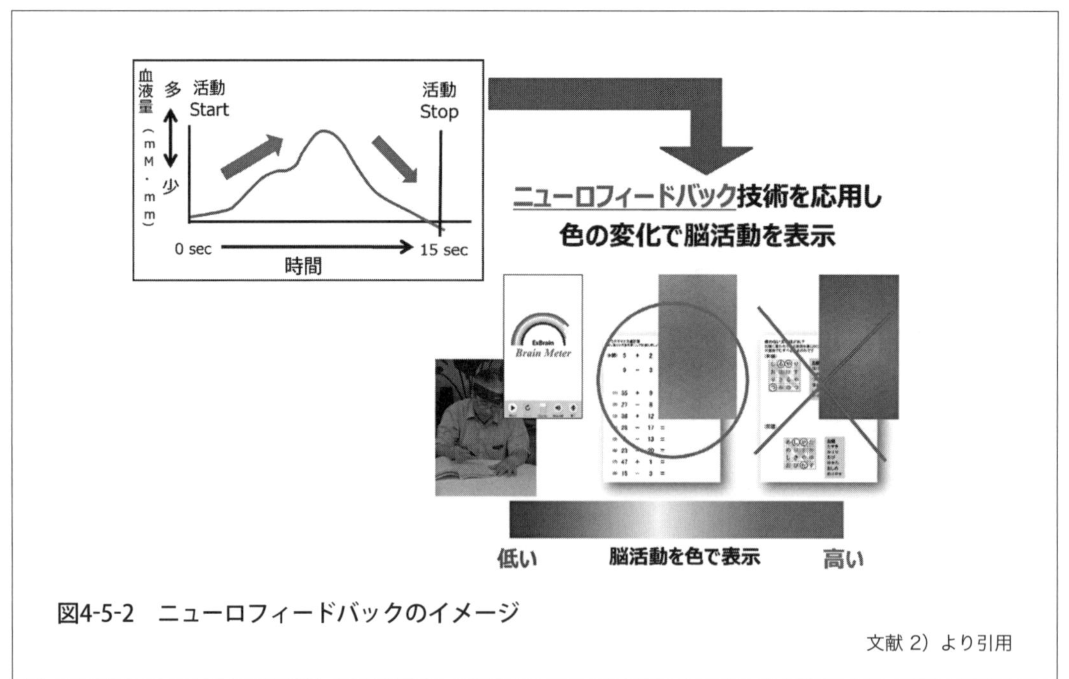

図4-5-2　ニューロフィードバックのイメージ

文献 2）より引用

した。3ヵ月計測した結果、認知機能検査であるMMSEのスコアは20.7点から23.6点へ有意に上昇し、脳トレなどの認知負荷を与えたときの前頭前野の血流量の変化を解析し、スコア化（100点満点）して表示した脳活動スコアは、28.7点から39.8点へ有意に向上しました。ニューロフィードバックにより、脳活動を可視化することが可能であるため、対象者のみならず介護者や施設職員のモチベーションアップにもつながるものと考えられました。また、脳活動のフィードバックは在宅においても実施可能であり、新型コロナウイルス感染症などの影響により外出できない状況においても、本システムは活用することができることが示されました（図4-5-3）。

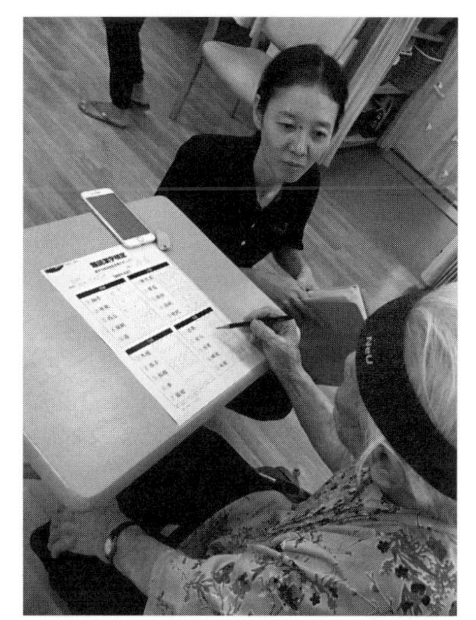

図4-5-3 高齢者施設で実施している高齢者に対するニューロフィードバック

文献2）より引用

まとめ

NIRSによる脳血液量計測は非侵襲的であり、かつ簡便に計測を行うことができるため、健常者や認知症の前段階であるMCIの人、認知症高齢者に対して継続的に計測を行うことが可能です。また、神経心理学的検査との併用により、認知症診断の精度が高くなると考えられます。

高齢者に対して継続的にNIRS計測することで、早期の段階で脳血液量の低下を検出することが可能となれば、MCIや軽度認知症の早期診断に大きく寄与できるものと考えられます。認知症を対象としたNIRSによる脳血液量計測については、今後さらなる計測データの蓄積が重要になってきます。

引用文献

1) 高橋真悟、児玉直樹、小杉尚子、竹内裕之「カテゴリー流暢性課題と近赤外光を用いた認知症診断の可能性」電気学会論文誌C、Vol.135 No.4、p.381-386、2015年
2) 児玉直樹「認知症の早期発見と予防」新潟医療福祉学会誌、20 (3)、44-53、2021年

参考文献

・高橋真悟、児玉直樹、小杉尚子、竹内裕之「近赤外光を用いた認知症患者における前頭前野血流量の検討」電気学会論文誌C、Vol.134 No.1、p.35-40、2014年
・高橋真悟、児玉直樹、小杉尚子、竹内裕之「近赤外光を用いたストループ課題遂行時の脳血液量動態」電気学会論文誌C、Vol.136 No.1、p.86-91、2016年
・清水祐介、高橋真悟、児玉直樹、小杉尚子、竹内裕之「アルツハイマー型認知症における近赤外光を用いた脳血液量と脳萎縮の関連」日本認知症予防学会誌、5 (1)、19-24、2016年
・高橋真悟、児玉直樹、一志哲夫、馬場哲平、渡邊朗子「高齢者を対象とした色彩ブース空間におけるOxy-ヘモグロビンへの影響」日本認知症予防学会誌、7 (2) ,43-48,2016年
・高橋真悟、児玉直樹、川瀬康裕、竹内裕之「認知症患者と健常高齢者における酸素化ヘモグロビンおよび総ヘモグロビンの比較」電気学会論文誌C、138 (11)、1348-1354、2018年
・灰田宗孝「NIRS (信号変化の原理と臨床応用)」日本脳循環代謝学会、Vol.17 No.1、p.1-10、2005年
・福田正人「精神疾患の診断・治療のための臨床検査としてのNIRS測定」MEDIX、Vol.39、p.4-10、2003年
・A.J.Fallatter, M.Roesler, L.Sitzmann ："Loss of functional hemispheric asymmetry in Alzheimer' s dementia assessed with near-infrared spectroscopy", Cognitive Brain Research, Vol.6, No.1, p.67-72, 1997
・H.Arai, M.Takano, et al ："A quantitative near-infrared spectroscopy study ： a decrease in cerebral hemoglobin oxygenation in Alzheimer' s disease and mild cognitive impairment", Brain and cognition, Vol.61, No.2, p.189-194, 2006
・児玉直樹「認知症への進行予防とリハビリテーションの最前線」認知症ケア21 (2)、40-45、2020年

第4章 (6)

血液・脳脊髄液検査

キーワード ・バイオマーカー ・CSF ・タウ蛋白 ・リン酸化タウ蛋白 ・アミロイドβ蛋白 ・腰椎穿刺

はじめに

近年 AD の新たな治療薬の話題を耳にすることが多くなってきています。認知症を適切に診断し、治療や予防につなげるためには「早期発見」が最重要課題であり、そのための生体指標（バイオマーカー）はますます重要となってきているといえるでしょう。脳内のアミロイドやタウの病変を画像化する技術、また血液中の指標の測定技術もずいぶん発展してきていますが、これらの正確性を判断するためには脳脊髄液（CSF：Cerebro Spinal Fluid）中のアミロイドやタウとの相関が重要であり、やはり CSF 中のアミロイドやタウは、認知症の診断にとって重要な指標であることに変わりはありません。認知症の病態にとってのキーワードであるアミロイドやタウについては、病態との関連についてはもちろんのこと、バイオマーカーの変化と関連付けて解釈できるよう、基礎知識として身に付けておくことが重要です。

本節では、認知症の診断に関わる指標であるタウ蛋白とリン酸化タウ蛋白、AD の診断に重要であるアミロイドβ蛋白（Aβ：Amyloid β protein）のほか、血液検査の意義と最近の動向についても紹介します。

1．髄液検査

① タウ蛋白・リン酸化タウ蛋白

本来タウ蛋白は、神経細胞の形態や機能を維持する**微小管**※に関連した蛋白の一つであり、微小管の安定化や構造を維持する役割を担っている重要な蛋白です。またリン酸化タウ蛋白とは、このタウ蛋白が過剰にリン酸化された状態のものをいいます。この過剰にリン酸化されたタウ蛋白の凝集・重合したものが PHF（Paired Helical Filaments）と呼ばれる構造となり、AD をはじめとした多くの神経変性疾患の細胞内にみられる神経

※微小管
線維状の形態である細胞骨格と呼ばれる構造物のうちの一つ。チューブリンという蛋白により形成された細長い管状の構造をした線維で、細胞分裂や細胞内の物質輸送に係る重要な機能を担っている。

原線維変化という病理変化に至ります。本来これらの蛋白は細胞内に存在していますが、CSF 中でタウ蛋白、リン酸化タウ蛋白が検出され増加するということは、何らかの要因によって細胞外に放出されていることであり、その状態とは神経細胞が壊れて内容物が CSF 中に漏れ出している、つまり神経変性と神経細胞死が起こっていること、またその程度の指標である[1) 2)]といえるのです。

タウ蛋白は、現在クロイツフェルト・ヤコブ病（CJD）の診断用として保険収載されています。CJD では急激かつ進行性の神経細胞死が起こることからタウ蛋白が大幅に上昇します[3) 4)]。また、髄膜脳炎でも顕著な上昇がみられること、AD をはじめとしたいくつかの神経変性を伴う疾患でも上昇していることには注意が必要です[3) - 6)]。

リン酸化タウ蛋白は、認知症の診断に 1 患者につき 1 回のみの測定に限り保険が適用になります。タウ蛋白にはリン酸化され得る部位は多数ありますが、181 番目のスレオニンがリン酸化されたタウ蛋白（p-tau181）[2)]が現在認知症診断のために最も多く測定されています。測定方法は、酵素免疫測定法（ELISA 法：Enzyme-Linked Immuno Sorbent Assay）、質量分析、蛍光ビーズ発光法など、複数の測定法が開発され、測定キットが販売されています。近年では、化学発光酵素免疫測定法（CLEIA 法）を用いた全自動測定システム「ルミパルス®」による p-tau181 の測定が体外診断用医薬品として販売され保険収載されています。

またリン酸化タウ蛋白は AD 以外の認知症でも上昇すること、近年では神経細胞内ではなくグリア細胞内に神経原線維変化が蓄積する認知症（グリア･タングル型と総称される）やタウ遺伝子変異の認知症も明らかとなっており、CSF 中のリン酸化タウ蛋白が上昇する疾患として鑑別に注意が必要です。

② アミロイドβ蛋白（Aβ）

AD では老人斑が神経原線維変化に並ぶ二大病態の一つであり、その主要成分が Aβです。本来、脳内と CSF 中の Aβ量は産生と分解のバランスが保たれ平衡状態にあるといわれています。しかし AD では、脳内の Aβが過剰産生されたあと凝集して分解されないまま老人斑として蓄積するため、CSF 中の Aβは減少するといわれています。したがって CSF 中の Aβはタウ蛋白・リン酸化タウ蛋白同様に AD の有用なバイオマーカーとして測定されてきました。老人斑を構成する主要な Aβは40アミノ酸からなる Aβ40と42アミノ酸からなる Aβ42ですが、Aβ42のほうが神経細胞に対する毒性が強いうえに凝集性が高く先行して沈着することがわかっています。Aβ測定は長らく保険収載されていませんでしたが、

2023（令和5）年9月のADの新たな治療薬「レカネマブ」の承認にあたり、その保険収載に合わせて同12月にはルミパルス®「β - アミロイド1-42」「β - アミロイド1-40」での測定によるAβ42/40比が保険収載されました。ただし、保険にはリン酸化タウ測定のどちらか一方を用いることとなっており、保険診療内で検査をする場合は病態などを踏まえてどちらを測定するのか、慎重な判断が必要とされます。さらにAβの脳内での凝集量とCSF中の低下量は必ずしもパラレルでないこと、CSF中のAβは日内変動があることについても把握し、判断する必要があります。

③　検査データの判断について

現時点では、タウ蛋白、リン酸化タウ蛋白、Aβいずれも明確な基準値（カットオフ値）が設定されていません。またその測定値は個体差や測定時期（病気経過中のどの時期に採取するか）を考慮すること、測定キットのロット差や施設間差があることを把握しておくことが重要です。現時点ではそれぞれの特徴をよく把握し、測定システムをよく考え途中で変更しないことや、文献[7]を参考にしたり、測定する施設ごとにデータを蓄積したうえで判断するなどの検討が重要となります。また、それぞれの指標単独ではなく、Aβ42だけでなくタウ蛋白やリン酸化タウ蛋白とも併せて判断することによってADとほかの認知症との鑑別の精度が高くなるため[8]、複数の指標を併せて検討することが望ましい場合もあることを理解し、適宜活用することも重要です。

④　CSF採取と採取後の取り扱いについて

CSFを採取するためには、腰椎穿刺（ようついせんし）をする必要があります。腰椎穿刺とは、腰椎の間から針を刺し込み、その中に流れているCSFを流出させて採取する方法です。たいていは腰椎穿刺の前に局所麻酔を行い痛みに適切な対処をします。特殊な検査と思われがちですが、髄膜炎など脳脊髄内の疾患の検査や手術前の麻酔などにも用いられる手法であり、基本的な医療手技の一つです。採取は順調に進めば針を刺してから15～20分程度で終了しますが、終了後は1～2時間安静にする必要があります。骨に変形があるなど、腰椎穿刺が難しい人に対しては、無理に検査をすることは避けましょう。

採取したCSFは、ガラス製やポリスチレン製の容器には蛋白が吸着される恐れがあるため、ポリプロピレン製の容器を用いてください。採取後は、速やかに測定することが望ましいですが、難しい場合は－80℃で凍結保存することも可能です。また凍結融解は最小限にとどめるよう、気を付けて取り扱ってください。

2．血液検査

①　除外診断としての血液検査

認知機能の低下を引き起こす要因には、神経変性以外にもさまざまなものがあり治療が可能な場合もあること、一見認知症のようにみえても実はほかの病気だったりすることもあります[9)]。これらの認知症以外の疾患や「治る認知症」といわれる疾患を見逃さず適切な対処･治療を行うためにも、認知機能の低下を引き起こす原因をよく知り、まずは血液検査やそのほかの検査を実施して慎重に見極めることが重要です。認知症に間違われやすい要因に関連した血液・髄液検査の概要を図4-6-1に示します。

②　リン酸化タウ蛋白、アミロイドβ蛋白（Aβ）

血液中のリン酸化タウ蛋白、Aβは、測定技術やシステムがずいぶん盛んに研究され開発されてはいますが、未だ診断に応用できる精度がCSFのリン酸化タウ蛋白、Aβのレベルに及んでおらず、バイオマーカーとして実用を目指すにはさらにデータの蓄積と検証が必要といえます。ただいくつかの研究では、複数のリン酸化タウ蛋白がADで上昇していること、Aβ42/40比がアミロイドPETで画像化した脳内の蓄積と相関し脳内の病態を反映し得ることなどが報告されており、バイオマーカーとして応用できる可能性が高まっています。今後のさらなる発展が期待されます。

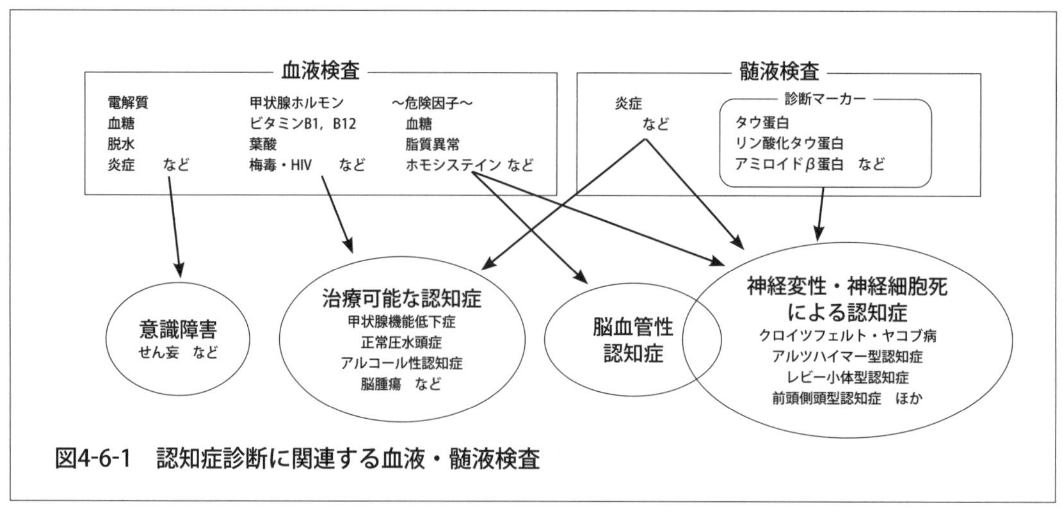

図4-6-1　認知症診断に関連する血液・髄液検査

まとめ

認知症の脳内で起こっている病態の変化を適切に判断できるバイオマーカーは、認知症の早期発見、診断、鑑別診断のためのツールにとどまらず、発症予測や病態の進行度の判断指標、また治療指標としての活用も期待されます。ただし、タウ蛋白・リン酸化タウ蛋白・Aβの明確な基準値もしくはカットオフ値が設定されておらず、どこでも同じ精度の診断を行うことができるようなシステムと基準値の早急な整備が待たれるところです。ただ、CSFや血液のバイオマーカーのみでこれらを判断することは想定されておらず、認知症についてのあらゆる知識を踏まえ、症状やほかの検査指標を総合して判断することが求められます[10)]。そのためにも、正しいCSFや血液のバイオマーカーの知識は必須といえます。

引用文献

1) Arai, H. et al : Tau in cerebrospinal fluid : a potential diagnostic marker in Alzheimer' s disease. Ann Neurol 38 (4) : 649-652, 1995
2) Blennow K, Hampel H : CSF markers for incipient Alzheimer' s disease. Lancet Neurol 2 (10) : 605-613, 2003
3) Itoh, N. et al. : Large-Scale, Multicenter study of cerebrospinal fluid tau protein phosphorylated at serine 199 for the antemortem diagnosis of Alzheimer' s disease. Ann Neurol, 50 (2) : 150-156, 2001
4) Schoonenboom, N. S. et al. : Cerebrospinal fluid markers for differential dementia diagnosis in a large memory clinic cohort. Neurology. 78 (1) : 47-54, 2012
5) Urakami, K. et al. : A comparison of tau protein in cerebrospinal fluid between corticobasal degeneration and progressive supranuclear palsy. *Neurosci Lett*, 259 (2) : 127-129, 1999
6) Shoji, M. et al. : Cerebrospinal fluid tau in dementia disorders : a large scale multicenter study by a Japanese study group. *Neurobiol Aging*, 23 (3) : 363-370, 2002
7) 河月稔「脳脊髄液検査 医学検査」66 : p.39-46、2017年
8) Kanai, M. et al. : Longitudinal study of cerebrospinal fluid levels of tau, Aβ 1-40, and Aβ 1-42 (43) in Alzheimer' s disease : A study in Japan. *Ann Neurol*, 44 (1) : 17-26, 1998
9) 浦上克哉『認知症 よい対応わるい対応』2010年、日本評論社
10)「認知症に関する脳脊髄液・血液バイオマーカー」APOE検査の適正使用指針(改訂第2版)、日本精神神経学会

第4章
(7)

遺伝子検査

キーワード
・メンデル型遺伝　・アミロイド前駆体蛋白遺伝子（*APP*）
・プレセニリン1遺伝子（*PSEN1*）　・プレセニリン2遺伝子（*PSEN2*）
・アポリポ蛋白E遺伝子（*APOE*）

はじめに

長年にわたる分子遺伝学の進歩により、多くの認知症疾患の原因遺伝子、発症の危険（リスク）因子が発見され、認知症の病態が明らかにされてきました。認知症疾患の遺伝子検査は1つの遺伝子の変異により発病する（メンデル型遺伝形式）単一遺伝子疾患の診断と疾患罹患性（発病リスク）の遺伝子多型（バリアント）の検査に分けられます。現在までにメンデル型遺伝形式をとる遺伝性認知症疾患の原因遺伝子が同定されており、遺伝子変異を同定することで診断を確定することが可能です。メンデル型遺伝形式を呈する家族性認知症の主な原因遺伝子が近年の研究により報告されています（表4-7-1）[1)-3)]。

1. アルツハイマー病（AD）

家族性ADの原因遺伝子として、1991年、アミロイド前駆体蛋白遺伝子（*APP*）のC末側に点変異（V717I）により、発症することが最初に明らかにされ、次いでN末側での変異（KM670/671NL）がスウェーデンの家族性ADで報告されました（図4-7-1）。717番目のアミノ酸に隣接する716および715、714番目の点変異においてもADが発症することも知られています。Aβのほぼ中間部位の693番目のアミノ酸変異（E693Q）により、オランダ型遺伝性脳出血（HCHWA-D）認知症が発病することが明らかにされています（図4-7-1）。少数ですが、*APP*の二重重複変異や三重重複変異も報告されています[1)]。一方、Aβ上のA673T変異（Iceland）はAD発症の保護的因子として知られています。これらのほかにも、*APP*変異は数多く報告されています（図4-7-1）[1)]。家族性ADの常染色体顕性（優位）遺伝形式を呈し、最も頻度が高い原因遺伝子であるプレセニリン1（*PSEN1*）[4)]が1995年に発見され、同年、プレセニリン2（*PSEN2*）[5] が明らかになりました。変異 *PSEN1* 保有 AD では30代後半から65歳未満で発症し、変異 *PSEN2* 保有 AD では45歳から85歳で発症することが知られています。家族性 AD では世界的にみても、*PSEN1* 変異が最多であり [1]、わが国においても *PSEN1* 変異は多数報告されています [6)-8)]。変異を有する *PSEN1*、*PSEN2* によるプレセニリン複合体は γ セクレターゼとして APP 蛋白に作用し、Aβ 42が分泌され、オ

表4-7-1　メンデル型認知症疾患と原因遺伝子

疾患名	OMIM	原因遺伝子
常染色体顕性（優性）遺伝		
アルツハイマー病	104760	*APP**
	104311	*PSEN1*
	600759	*PSEN2*
前頭側頭葉変性症（FTLD）	600274	
FTLD-tau	157140	*MAPT**
FTLD-TDP	138945	*GRN*
	605078	*TARDBP（TDP-43）*
	614260	*C9orf72***
	601023	*VCP*
FTLD-FUS	608030	*FUS*
FTLD-UPS	609512	*CHMP2B*
レビー小体型認知症	127750	*SNCA**, *GBA*
クロイツフェルト・ヤコブ病	123400	*PRNP*
ハンチントン病	143100	*HTT***
歯状核赤核・淡蒼球ルイ体萎縮症	125370	*ATN1***
筋強直性ジストロフィー症	160900	*DMPK***
CADASIL	125310	*NOTCH3*
ALSP/HDLS	221820	*CSF1R*
PFBC	213600	*SLC20A2*, *PDGFR8*, *PDGF8*
ADLD	169500	*LMNB1**
神経核内封入体病（NIID）	603472	*NOTCH2NLC***
常染色体潜性（劣性）遺伝		
CARASIL	600142	*HTRA1*
那須・ハコラ病	618193	*DAP12*, *TREM2*
AARS 2 関連白質脳症	615889	*AARS2*
X染色体連鎖遺伝		
FXTAS（脆弱X随伴振戦／運動失調症候群）	309548	*FMR1***

*遺伝子重複が原因になりうる．**反復配列の異常伸長が原因になる．
下線：保険収載されている遺伝学的検査（2022年10月）．
OMIM ：Online Mendelian Inheritance in Man．FTLD ：frontotemporal lobar degeneration（前頭側頭葉変性症）．CADASIL ：cerebral autosomal dominant arteriopathy with subcortical infarct and leukoencephalopathy（皮質下梗塞と白質脳症を伴う常染色体顕性脳動脈症）．ALSP ：Adult-onset leukoencephalopathy with axonal spheroids and pigmented glia（腫大神経軸索［スフェロイド］を伴う遺伝性大脳白質変性症）．HDLS ：hereditary diffuse leukoencephalopathy with spheroid（神経軸索スフェロイド形成を伴う遺伝性びまん性白質脳症）．PFBC ：primary familial brain calcification．ADLD ：autosomal dominant leukodystrophy（成人発症型常染色体顕性白質ジストロフィー）．NIID ：neuronal intranuclear inclusion disease（神経核内封入体病）．CARASIL ：cerebral autosomal recessive arteriopathy with subcortical infarcts and leukoencephalopathy（禿頭と変形性脊椎症を伴う常染色体潜性白質脳症）．FXTAS ：fragile X-associated tremor/ataxia syndrome（脆弱X随伴振戦/運動失調症候群）．
APP ：アミロイド前駆体蛋白遺伝子．*PSEN1* ：プレセニリン1遺伝子．*PSEN2* ：プレセニリン2遺伝子．*MAPT* ：微小管結合蛋白タウ遺伝子．*GRN* ：プログラニュリン遺伝子．*TARDBP*（*TDP-43*）：43kDaトランス活性化応答DNA結合蛋白遺伝子．*C9orf72* ：染色体オープンリーディングフレーム72遺伝子．*VCP* ：バロシン含有蛋白遺伝子．*CHMP2B*：荷電多発空砲体蛋白2B遺伝子．*SNCA*：αシヌクレイン遺伝子．*PRNP*：プリオン蛋白遺伝子．*HTT*：ハンチントン遺伝子．

文献2）より一部改変

リゴマー、プロトフィブリル、フィブリル、Aβの蓄積、さらにリン酸化タウの凝集、神経変性、最終的に認知症が発病すると想定されています（図4-7-1）[9)10)]。*APP*、*PSEN1*、*PSEN2*の変異保有者ではAβとリン酸化タウの蓄積がADの主たる病態ですが、臨床的表現型では軽度ながら差異がみられます（表4-7-2）[11)]。

アポリポ蛋白E遺伝子ε4アレル（*APOE* ε4）はAD発症の遺伝学的リスク因子です[12)]。一般集団においては*APOE* ε3が高頻度ですが、ADでは約半数が*APOE* ε4の保有者です。*APOE* ε2保有者の発症頻度は低いため、*APOE* ε2はAD発症の保護的因子と考えられています[13)]。一方で、脳アミロイドアンギオパチー（CAA）による脳出血では、*APOE* ε2保有者の発症頻度は*APOE* ε4と同等に高頻度であることが報告されています[14)]。つい最近発表された抗Aβ抗体薬レマネカブに関するClarity試験では、*APOE* ε4保有者では**ARIA**※が発生しやすいことが明らかになりました[15)]。*APOE* ε2以外にも、R136S多型（Christchurch）、V236E多型（Jacksonville）、R251Gの各多型はAD発症の保護的因子として報告されています（図4-7-2）[16)]。*TREM2*遺伝子（Triggering

※ ARIA

アミロイド関連画像異常（Amyloid-related imaging abnormalities）は抗Aβ抗体薬の投与により生じる脳浮腫および出血性病変をいう。同薬の投与がなくても自然発生することもある。

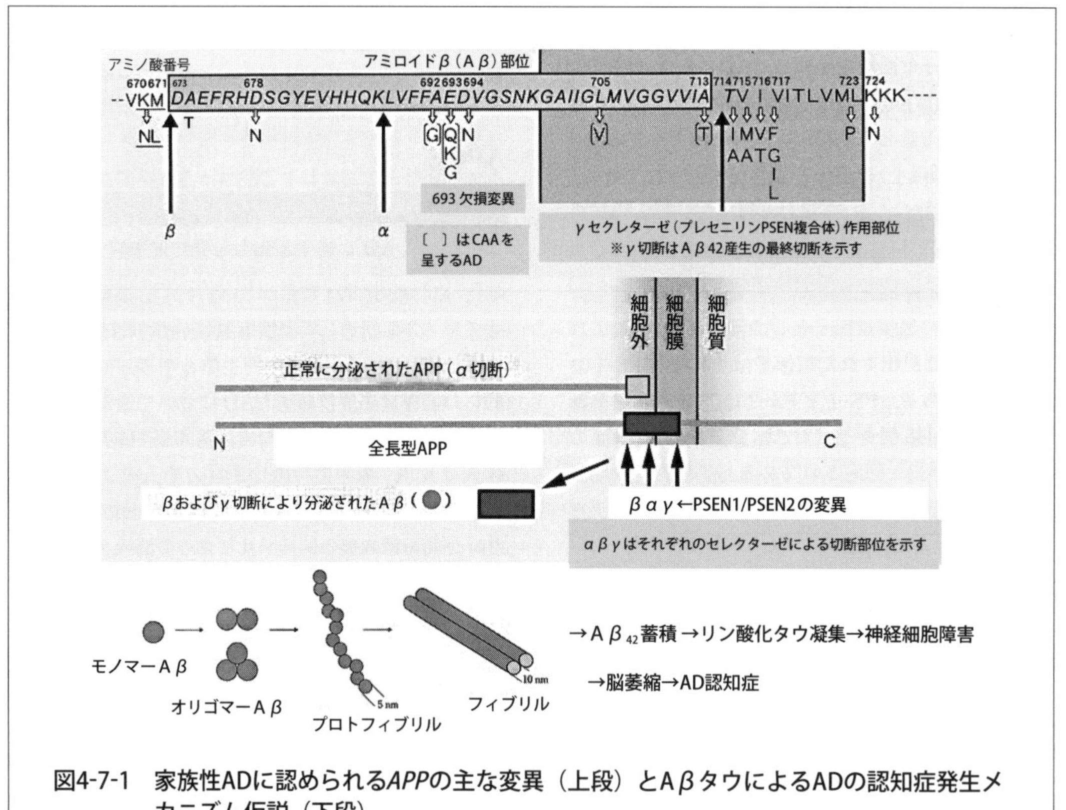

図4-7-1　家族性ADに認められる*APP*の主な変異（上段）とAβタウによるADの認知症発生メカニズム仮説（下段）

文献9）10）より引用改変

表4-7-2 AD,CAA,FTLDの原因遺伝子と臨床的表現型

原因遺伝子	主要蛋白分類（病理学的亜型）	臨床的表現型					
		AD	CAA	bvFTD	PPA	PSP/CBS	MND (ALS)
APP	Aβ,tau	+++	+++	−	(+)	−	−
PSEN1	Aβ,tau	+++	++	(+)	(+)	(+)	−
PSEN2	Aβ,tau	+++	++	(+)	−	−	−
MAPT	FTLD-tau	(+)	−	+++	+	++	(+)
GRN	FTLD-TDP (TypeA)	(+)	−	+++	++	++	(+)
C9orf72	FTLD-TDP (TypeB)	(+)	−	++	+	+	+++
VCP	FTLD-TDP (TypeD)	−	−	+	−	−	+
TARDBP (TDP-43)	FTLD-TDP	−	−	+	+	−	++
FUS	FTLD-FUS	−	−	+	−	−	++
CHMP28	FTLD-UPS	−	−	+	−	+	+

（+）mimicsあるいはごく稀少，＋少数の報告あり，++ やや多い，+++ 多い.
AD：Alzheimer's disease, CAA：cerebral amyloid angiopathy, bvFTD：behavioral variant frontotemporal dementia, PPA：primary progressive aphasia, PSP：progressive supranuclear palsy, CBS：corticobasal syndrome, MND：motor neuron disease, ALS：amyotrophic lateral sclerosis.

文献11）を一部改変

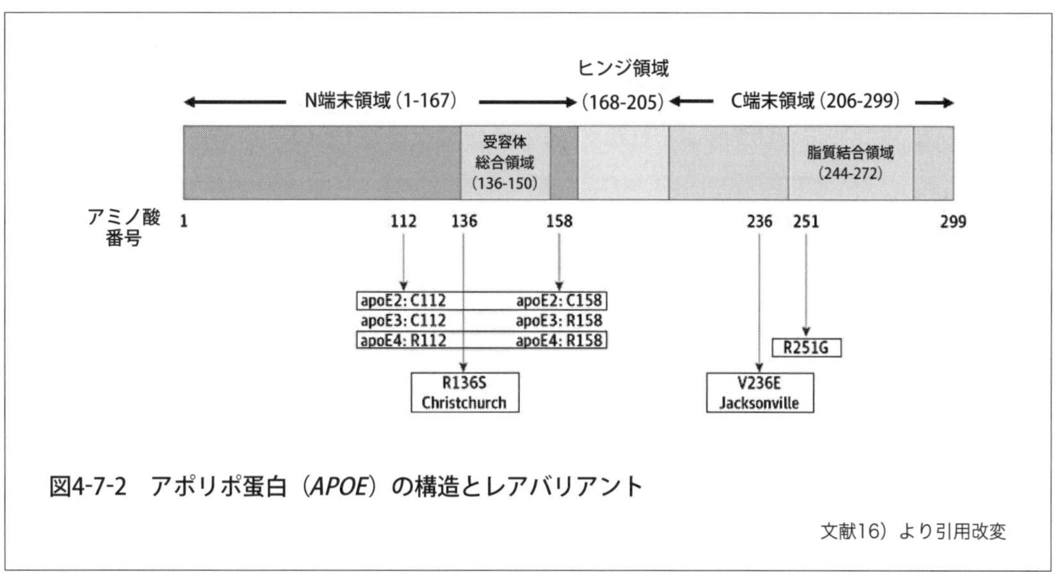

図4-7-2 アポリポ蛋白（*APOE*）の構造とレアバリアント

文献16）より引用改変

Receptor Expressed on Myeloid cells 2）は那須・ハコラ（Nasu-Hakola）病の原因遺伝子として知られ、*TREM2* R47H のバリアント・ヘテロ接合体は、一般集団では稀ですが（0.5～1%）、遅発型 AD では、統計的に有意な危険因子であると報告されました。この *TREM2* R47H バリアントと *APOE* ε4との相互作用により、遅発型 AD の発症リスクが増大したと報告があるものの、これらはいずれも白人種を対象にした検討であり、わが国における解析では有意な結果は得られていません[17]。AD の診断の目的に *APOE* 多型や *TREM2* 多型の解析を実施することは勧められていません[18]。

2. 前頭側頭葉変性症（前頭側頭型認知症）

前頭側頭葉変性症（FTLD）は、前頭葉、側頭葉に限局した進行性の神経変性をきたし、特徴的な行動異常、言語障害、認知機能障害などの神経症候を呈し、さまざまな原因遺伝子と蛋白および病理分類の総称ですが、臨床病名としては前頭側頭型認知症（FTD）も使われています（表4-7-2）。欧米では、FTLDの30～50%に家族歴があるとされ、1998年に染色体17番に連鎖する家族性FTLD（FTDP-17：frontotemporal dementia and parkinsonism linked to chromosome 17）において微小管結合蛋白タウ遺伝子（*MAPT*）の遺伝子変異が発見されました。さらに、2006年、染色体17番に連鎖し、病理学的にタウ陰性ユビキチン陽性封入体を認める疾患群（FTLD-U）に関して、プログラニュリン遺伝子（*GRN*）の変異が報告され、続いて、FTLD-UとともにALSにみられる*TDP-43*遺伝子に変異が確認されました。その後、**骨パジェット病**※と前頭側頭型認知症を伴う**封入体ミオパチー（IBMPFD）**※においてバロシン含有蛋白遺伝子（*VCP*）にミスセンス変異が認められ、さらに第9染色体に連鎖し、MNDを伴うFTLDの*C9orf72*遺伝子にGGGGCCの反復配列の異常伸長が報告されました[2)]。わが国の遺伝性FTLDでは、微小管結合蛋白タウ遺伝子（*MAPT*）変異が多く、欧米では頻度の高い*GRN*、*C9orf72*やバロシン含有蛋白（*VCP*）などの各遺伝子変異が多く報告されていますが、これらの報告はわが国では稀です（表4-7-1）。

※骨パジェット病

過剰な骨形成が生じる結果、骨の局所に形態的な腫大・変形とそれに伴う局所骨強度の低下をきたす疾患。

※封入体ミオパチー（IBMPFD）

中高年以降に発症し、大腿部、手指・手首屈筋が障害される症状が緩徐に進行する。筋生検では筋細胞の変性とともに筋線維の縁取り空胞を認める。

3. 家族性パーキンソン病および家族性レビー小体型認知症

家族性パーキンソン病の原因遺伝子としてのαシヌクレイン（*SNCA*）のミスセンス点変異A53T、A30P、E46Kなどが報告され、さらに、三重重複変異および二重重複変異が知られています。これらの*SNCA*ミスセンス点変異を有する家系内にパーキンソン病認知症（PDD）の発症者が報告されています。

これらの重複変異では、遺伝子コピー数の増加に伴い、SNCAのRNA発現量が増加し、PDDやDLBの原因になっていると考えられています[19)]。また、ゴーシェ病の原因遺伝子であるGBAの変異がPDDおよびDLBに関与することが知られています[2)19)]。

4. 家族性血管性認知症

カダシル（皮質下梗塞と白質脳症を伴う常染色体顕性脳動脈症：CADASIL）は、常染色体顕性遺伝形式を示し、20～30代から前兆を伴う片頭痛が先行、CT・MRIで同定される大脳白質病変が徐々に進行し、側頭極の白質病変や皮質下白質にラクナ梗塞、脳微小出血、脳萎縮がみられ、認知症、うつが出現します。*NOTCH3*遺伝子の主にシステイン残基に関連する点変異あるいは欠失を認めます[20)]。カラシル（禿頭と変形性脊椎症を伴う常染色体潜性白質脳症:CARASIL）は、青年期から若年成人期に、進行性の大脳白質病変、認知症、多発性ラクナ梗塞、禿頭、変形性脊椎症を発症する常染色体潜性遺伝形式の疾患です。*HTRA1*遺伝子の異常によって起こります[20)]。

5. 神経核内封入体病（NIID）

神経核内封入体病（NIID）は、健忘、縮瞳、運動失調、腱反射消失、膀胱直腸障害、意識障害、神経伝導検査異常など多彩な症状をきたし、進行性の認知機能障害を呈し、MRI拡散強調画像では大脳の皮髄境界に沿って持続的異常高信号変化を高率に認めます。家族性あるいは孤発症のNIIDの原因遺伝子は、第1染色体の*NOTCH2NLC*遺伝子上のGGC反復配列の異常延長であることが同定されました[21) 22)]。脳画像上、脳梗塞との鑑別が重要な疾患です。

6. 遺伝子検査を行う際の注意点

遺伝子検査を行う場合には、担当医師は被検者に、検査の目的、方法、予想される検査結果、被検者の取り得る選択肢、実施における危険性などについて十分に説明を行う必要があります[23)]。遺伝子検査は、十分な知識・経験を有する専門家（臨床遺伝専門医）による遺伝子カウンセリングを受け、本人、家族が同意したうえで行うことが望ましいとされています。発症者を対象とする遺伝子検査は、発症者の確定診断を目的として行われますが、結果が明らかになることにより、その遺伝情報が血縁者に伝わり、さまざまな影響が生じる可能性があります。これらのことを遺伝子検査前に十分に説明し、理解を得ておく必要があります。今後使用が普及する抗Aβ抗体薬の投与前にARIA発生のリスクについて患者および家族とともに話し合い、同意を得たうえで*APOE*検査を行うことは適切とされています[18)]。遺伝子診断（原因遺伝子、危険因子）は被検者の同意が原則であり、決して強要すべきものではありません。遺伝子診断により遺伝的疾患が確定されるという心理的負担や、同一家系の家系員へのさまざまな影響を配慮すべきです。未発症の遺伝子検査は原則として行われません。臨床遺伝専門医などとの緊密な連携、あるいは臨床遺伝専門医を診療部門のある医療機関へ紹介し、適切な専門的対応が行われることが望ましいです[18)23)]。

まとめ

多くの認知症疾患の原因遺伝子、危険遺伝子が明らかにされ、生化学、病理学の研究とともに認知症疾患の病態解明が進んでいくものと考えられます。繰り返しになりますが、遺伝子検査を行う際には十分な注意と慎重さが必要とされます。

引用文献

1) AlZFORUM. https://www.alzforum.org/
2) 池内 健「認知症の遺伝医療」日内会誌111 (8)、p.1504-1510、2022年
3) 日本神経学会監修、認知症疾患診療ガイドライン作成委員会「認知症疾患診療ガイドライン2017」医学書院
4) Sherrington R, et al. Cloning of a gene bearing missense mutations in early-onset familial Alzheimer's disease. Nature 375 (6534): 754-760, 1995
5) Rogaev EI, et al. Familial Alzheimer's disease in kindreds with missense mutations in a gene on chromosome 1 related to the Alzheimer's disease type 3 gene. Nature 376 (6543): 775-778, 1995
6) Ikeda M, et al. The clinical phenotype of two missense mutations in the presenilin 1 gene in Japanese patients. Ann Neurol 40 (6): 912-917, 1996
7) Ikeda M, et al. Cerebrospinal fluid levels of phosphorylated tau and Aβ 1-38/Aβ 1-40/Aβ 1-42 in Alzheimer's disease with PS1 mutations. Amyloid 20 (2): 107-112, 2013
8) Kasuga K, et al. Systematic review and meta-analysis of Japanese familial Alzheimer's disease and FTDP-17. J Hum Genet 60 (5): 281-283, 2015
9) 田中稔久ほか「ゲノム医学 8 (2)」p.9-14、2008年
10) 小野賢二郎「老年精神医学雑誌 33増刊号-Ⅰ」p.19-25、2022年
11) 原　範和ほか「臨床精神医学 45 (4)」p.395-403、2016年
12) Corder EH, et al. Gene dose of apolipoprotein E type 4 allele and the risk of Alzheimer's disease in late onset families. Science 261 (5123): 921-923, 1993
13) Farrer LA, et al. Effects of age, sex, and ethnicity on the association between apolipoprotein E genotype and Alzheimer disease. A meta-analysis. APOE and Alzheimer Disease Meta Analysis Consortium. JAMA 278 (16): 1349-1356, 1997
14) Biffi A, et al. Variants at APOE influence risk of deep and lobar intracerebral hemorrhage. Ann Neurol 68(6): 934-943, 2019
15) van Dyck CH, et al. Lecanemab in Early Alzheimer's Disease. N Engl J Med 388 (1): 9-21, 2023
16) Rabinovici GD, Dubal DB. Rare APOE Missense Variants-Can We Overcome APOE ε 4 and Alzheimer Disease Risk? JAMA Neurol 79 (7): 649-651, 2022
17) Miyashita A, et al. Lack of genetic association between TREM2 and late-onset Alzheimer's disease in a Japanese population. J Alzheimers Dis 41 (4): 1031-1038, 2014
18) 「認知症に関する脳脊髄液・血液バイオマーカー」*APOE*検査の適正使用指針（第2版）（日本認知症学会、日本老年精神医学会、日本神経学会、日本精神神経学会、日本老年医学会、日本神経治療学会）
19) Hansen D, et al. Review: Clinical, neuropathological and genetic features of Lewy body dementias. Neuropathol Appl Neurobiol 45 (7): 635-654, 2019
20) Bersano A, et al. Heritable and non-heritable uncommon causes of stroke. J Neurol 268 (8): 2780-2807, 2021
21) Sone J, et al. Long-read sequencing identifies GGC repeat expansions in NOTCH2NLC associated with neuronal intranuclear inclusion disease. Nat Genet 51 (8): 1215-1221, 2019
22) Ishiura H, et al. Noncoding CGG repeat expansions in neuronal intranuclear inclusion disease, oculopharyngodistal myopathy and an overlapping disease. Nat Genet 51 (8): 1222-1232, 2019
23) 日本神経学会監修「神経疾患の遺伝子診断ガイドライン」医学書院、2009年

第4章 (8)

嗅覚機能検査

キーワード
・MCI ・アルツハイマー型認知症 ・レビー小体型認知症
・軽度認知障害 ・プレクリニカルAD ・アロマセラピー ・レケンビ

はじめに

疾患修飾薬の保険収載が行われ、いよいよ認知症診療も新たなステージを迎えています。その中で求められるのは、早期診断、早期治療、予防です。今までも早期診断の重要性は指摘されてきましたが、さらなる早期診断が求められています。これまでは、MCI はわが国では治療対象になっていませんでした。しかし、疾患修飾薬の主たる対象者は MCI です。今後、さらなる対象となるのは MCI よりも前段階のプレクリニカル AD です。プレクリニカル AD では、まだ記憶障害も出現していません。この状態を見つけるためには、記憶障害の前に出現する嗅覚障害にアプローチするしかありません。人間はあらゆる動物の中で最も嗅覚機能の退化した動物です。それゆえ、自分で嗅覚異常に気付くことは容易ではありません。そこで期待されるのが、嗅覚機能検査です。本節では、今後の認知症の超早期診断ツールの主役になると考えられる嗅覚機能検査について概説します。

1. 嗅覚機能検査の意義

認知症をきたす代表疾患であるADでは軽度の段階から嗅覚機能障害が出現し（図4-8-1）[1)]、その嗅覚機能障害の出現は記憶障害が出現するより前になります（図4-8-2）。病理学的にも嗅神経に早期から原因蛋白とされるAβ蛋白の蓄積が報告されています。早期にこの嗅覚機能障害を発見できれば、Aβ蛋白は発現しているが認知症になっていない未発症AD（プレクリニカルAD）を発見できる可能性が考えられます。では嗅覚機能低下に気を付ければよいかといえば、簡単に気付くことは極めて困難です。人間は嗅覚機能が著しく退化した動物であり、自身の嗅覚機能障害を自覚することはとても難しいのです。私たちが行った調査でも、ADを対象に「匂いを感じにくいと思うか」という質問をしたところ、25%の人が「感じにくいと

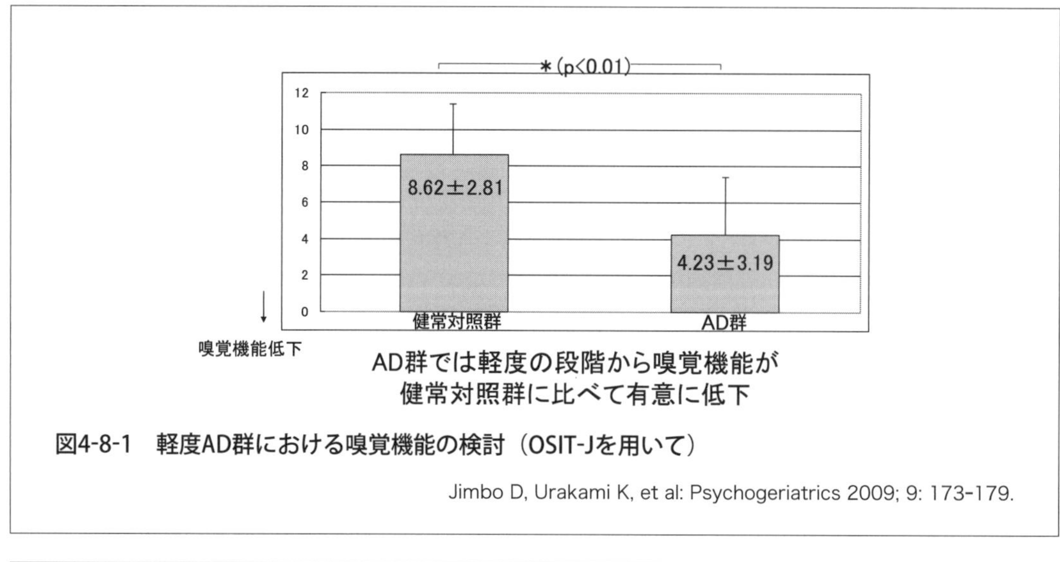

図4-8-1　軽度AD群における嗅覚機能の検討（OSIT-Jを用いて）

Jimbo D, Urakami K, et al: Psychogeriatrics 2009; 9: 173-179.

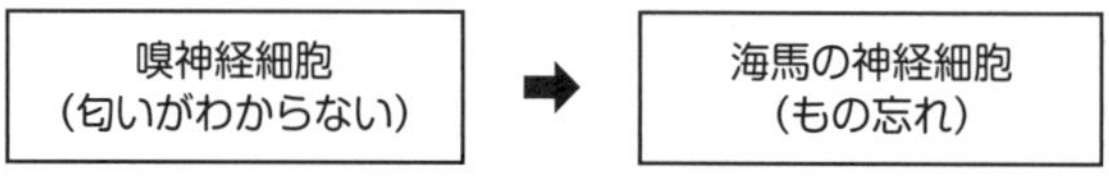

嗅神経細胞（匂いがわからない） ➡ 海馬の神経細胞（もの忘れ）

図4-8-2　アルツハイマー型認知症は嗅覚が最初に障害される

思う」と回答しましたが、実際に嗅覚検査を実施したところ、はるかに上回る82.5%の人が嗅覚機能の低下を示しました。このことから、嗅覚異常についての自覚症状は非常に乏しいということを確認しています。そこで、嗅覚機能の異常を早期に発見するためには嗅覚機能検査が必要になるのです。

2. 嗅覚機能検査の方法

嗅覚機能検査はすでにいろいろなキットが販売されています。しかし、これらの多くはもともと耳鼻科領域の嗅覚異常を検査するために作られたものです。認知症の早期発見を目指したものではないため、認知症の早期発見への精度は十分ではなく、また時間を要し簡便ではありません。そこで、認知症の早期発見を目的とした、精度が高く短時間で可能な嗅覚機能スクリーニング検査の開発が望まれていましたが、短時間で負担なく施行でき、かつ精度の高い嗅覚スクリーニングキットが開発されました。このキットは6種類の香りを被験者に嗅いでもらい、回答から算出したスコアにより認知機能のレベルを判定するものです。ROC曲線からADの検出に対して高い感度、特異度を示すことがわかってきました（図4-8-3）[2)]。キットは紙カップ、香料を噴霧する機器、香りの選択シートからなってい

●ROC曲線について

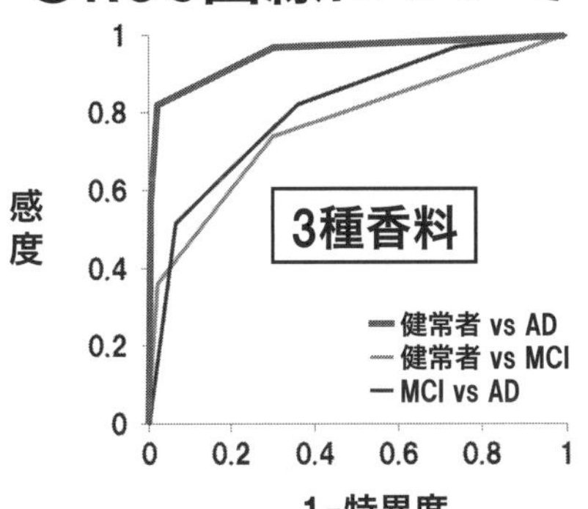

	健常者 vs AD	健常者 vs MCI	MCI vs AD
スコア合計点	3		
カットオフ値	2	3	2
AUC	0.95	0.77	0.81
感度	82%	74%	82%
特異度	98%	70%	64%
被験者の識別	健常者：3, MCI：2, AD：≦1		

簡便に検査可能

	健常者 vs AD	健常者 vs MCI	MCI vs AD
スコア合計点	10		
カットオフ値	6	9	5
AUC	0.97	0.78	0.84
感度	85%	74%	76%
特異度	99%	69%	79%
被験者の識別	健常者：≧9, MCI：5〜8, AD：≦4		

MCIとADを精緻に判別

図4-8-3　認知症の嗅覚障害の新しいスクリーニング検査

文献2）より引用

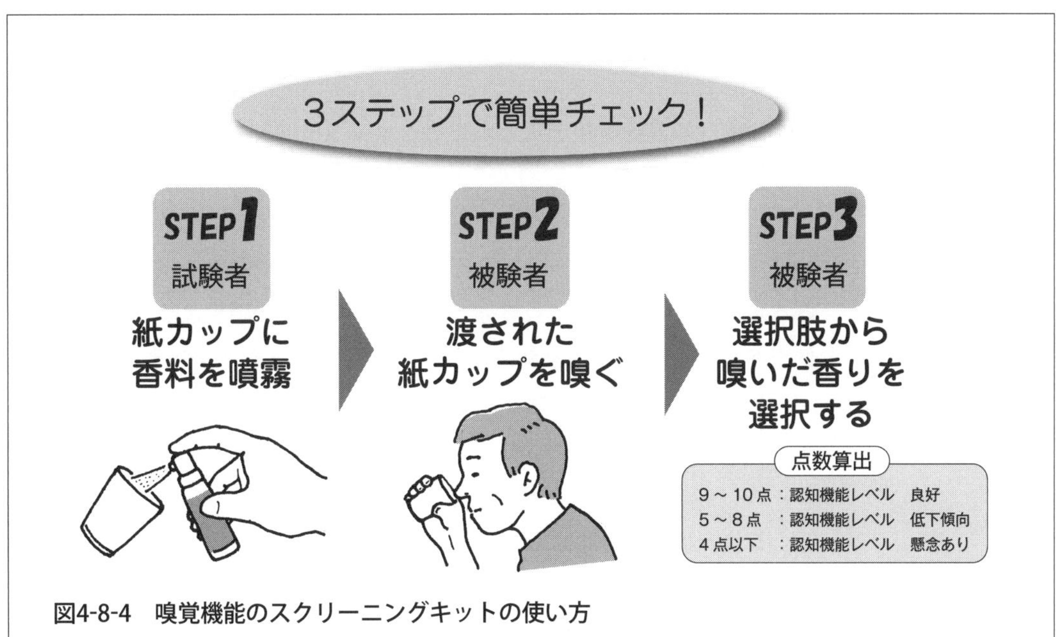

図4-8-4　嗅覚機能のスクリーニングキットの使い方

ます。使い方は、まず紙カップに香料液を噴霧し、被験者に嗅いでもらい、6つの選択肢の中から香りを選択してもらうという極めて簡便なもので、ゆっくり施行しても5分以内で終了します（図4-8-4）。

3. 認知症をきたす疾患と嗅覚障害

① アルツハイマー型認知症（AD）

ADは認知症の約7割近くを占める代表疾患です。ADは記憶障害から始まるといわれていますが、実際には記憶障害より前に嗅覚機能障害が出現します。嗅覚機能障害の病理学的背景として嗅上皮、嗅球、嗅内皮質などさまざまな部位が報告されています。Braakらのステージ分類では、最も早期に嗅内野に神経原線維変化が出現する（ただし生理的な加齢でもみられる）と報告されていること[3)]や、amyloid phaseでもphase2と早い段階から嗅覚関連領域にAβ蛋白の沈着を認めるとされており[4)]、ADにおける嗅覚機能障害は極めて早期変化であると考えられています。

ADで嗅覚機能障害が起きることが、数多くの臨床研究で報告されています。私たちのグループもADでは認知機能障害のない者と比較してOSIT-Jを用いて評価した嗅覚検査のスコアが有意に低下していたことを報告しています[1)]。また、ADにおける嗅覚機能の低下は認知機能の低下に先行して生じることや、脳脊髄液中のAβ蛋白やリン酸化タウ蛋白の変化と有意に相関することも報告しています[1)]。MCIを対象とした報告では平均42ヵ月の追跡後にADにコンバートしたMCIが、コンバートしなかったMCIに比較して追跡開始時の嗅覚機能が低下していたと報告されており[5)]、MCIからADへの進行を予知する検査としての有用性も示されています。

客観的な嗅覚機能検査法として硫化水素（H_2S）などの刺激による嗅覚事象関連電位（OERPs：Olfactory Event-Related Potentials）があります。このOERPsで検討した報告では、ADでは嗅覚伝達の障害が比較的軽度であり、嗅覚スティックテストによる主観的な嗅覚検査法の結果のほうが悪化していたとされており[6)]、匂いの閾値（しきいち）の障害よりも識別能力の低下がより重度であると考えられます。認知症をきたす疾患の約70%はADであり、また最も見逃されやすいので、ADを早期発見するためには嗅覚の識別能力を検査するキットが適していると考えます。

② レビー小体型認知症（DLB）

DLBは認知症としては3番目に多く、神経変性疾患の中では2番目に多い疾患です。DLBは認知機能障害が出現する前に多彩な症状が出現しますが、嗅覚機能も認知機能に先行して障害されることが報告されています[7)]。DLBとADの嗅覚機能障害を比較した研究では、DLBの嗅覚障害のほうがADの嗅覚障害より重度であるとする報告が多いです。DLBの嗅覚機能障害の発現メカニズムとして嗅球や前嗅核などへのαシヌクレインの沈着やドパミン作動性神経変性の関与が指摘されています。ドパミン作動性神経刺激を受ける前部帯状回へのレビー小体の出現が多いほど、嗅覚脱失を生じやすいと報告されています[8)]。DLB では AD と比較して嗅覚閾値には差がありませんでしたが、嗅覚の識別能力はより低下しており、嗅覚の識別能力の検査が DLB と AD の鑑別に有用であるとする報告もなされています[9)]。また、MCI から DLB へ移行した人は、MCI の時点での嗅覚検査のスコアが、MCI から AD へ移行した人や MCI から DLB や AD に移行しなかった人に比べて有意に低かったとされており、早期の鑑別に役立つと考えられます[10)]。

③ 血管性認知症（VD）

VD は認知症の中で２番目に多く約20%を占めています。VD において嗅覚機能を検討した報告は少なく、嗅覚機能低下は一般的ではないと考えるのが妥当と思われています。ただ、VD で AD と同程度の嗅覚低下を認めたとの報告もありますが[11)]、VD でなぜ嗅覚障害が生じるのかについて十分な説明はなされていません。虚血性脳血管障害の３人を対象にした研究では、嗅覚スティックテストによる嗅覚検査のスコアは正常あるいはわずかに低下していますが、OERPs では患側の脳波が無反応であったり潜時の遅延を認めました。このことは、主観的には正常であっても、客観的には嗅覚障害が生じている可能性を示唆しています[12)]。この原因として、病変の程度の影響が考えられ、嗅覚経路の障害が片側であればもう他方の嗅覚経路で補うことにより、主観的な嗅覚検査の結果には影響を及ぼさなかった可能性があります。両側の嗅覚経路に障害をきたして初めて自覚症状が出現するので、客観的な嗅覚検査が必要と考えられます。

④ 前頭側頭型認知症

前頭側頭型認知症（FTD）で臨床的に嗅覚機能障害を呈するとの報告はまれです。FTD で臨床的に嗅覚の識別能力の低下を認めたとする報告がありますが、病理学的には嗅上皮への TAR DNA-binding protein 43 kDa（TDP-43）の沈着は証明されていません[13)]。FTD では前部帯状回や眼窩前頭皮質、あるいは匂いの処理に関与する側頭葉、島皮質の萎縮があるので嗅覚機能障害をきたす可能性は否定できませんが、FTD においては少なくとも嗅覚機能障害が早期から出現することはないと考えられます。

4. これからの嗅覚機能検査の活用法

長年、MCI を早期発見し予防しようという取り組みを行っていますが、もの忘れ検診の段階で施行している認知機能検査への抵抗感が強い人が少なくありません。嗅覚検査を併用したもの忘れ検診を行った結果、認知機能検査より嗅覚機能検査のほうが抵抗感が少ないというアンケート調査結果も得られています[14)]。嗅覚機能検査を有効に活用してもの忘れ検診を進めていくことも良いと考えられます。

わが国でも疾患修飾薬レケンビ®が認可されました。主たる投与対象はMCIからプレクニカルADと考えられます。特にプレクニカルADでは認知機能低下はみられないため、認知機能障害が出る前の嗅覚機能障害に着目するのが良いと考えられます。そこで、まず嗅覚機能スクリーニング検査を行いMCIやプレクニカルADが疑われたら、アミロイドPETや髄液中Aβ蛋白の測定につなげていくというストラテジーが考えられます。脳内へのアミロイド沈着が確認できれば、疾患修飾薬の投与対象となります。アミロイドPETや髄液中Aβ蛋白の測定は、どちらも手軽に行える検査ではないので、その前段階のスクリーニング検査として手軽に負担がなく施行できる嗅覚機能検査の活用が望ましいと考えられます。

5. 嗅覚障害へのアロマセラピー

現在のところ加齢や認知症に伴う嗅覚障害に対して有効な治療法や予防法は確立されていませんが、アロマセラピーなどにより嗅覚を刺激することで、嗅覚機能の再生を増強でき、嗅覚障害を改善できる可能性が考えられています[15)]。嗅神経細胞は元来再生する能力を有しており、機能の落ちた嗅神経細胞は新しいものと置き換わっていきますが、加齢に伴いターンオーバーが延長し、新生能力が低下します。それをアロマセラピーで改善するということです。

ADの患者を対象に、昼用としてローズマリー・カンファーとレモンをブレンドしたアロマオイルを、夜用として真正ラベンダーとスイートオレンジをブレンドしたアロマオイルを使用したアロマセラピーの実施により、嗅覚機能と認知機能が改善したという報告[16)]もあり、嗅覚を刺激することで、嗅球以降の刺激伝達部位である大脳辺縁系にも効果をもたらすと考えられます。嗅覚は認知症の早期発見のターゲットになるとともに、治療や予防のターゲットにもなりうる可能性があり、その評価は極めて重要であると考えます。

まとめ

予防には3段階があり、1次予防、2次予防、3次予防があります。日本認知症予防学会では、この3段階の予防を切れ目なく行っていくこと目指しています。近年、1次予防より前のゼロ次予防という概念も提唱されています。嗅覚機能検査がゼロ次スクリーニングとして広まることで、既存の認知機能検査などと比較して「気軽に」「簡便に」「楽しく」検査ができて、それを認知症の早期予防とセットで啓発することができれば、認知症予防にとって大きな一歩となる可能性があります。

引用文献

1) Jimbo D, Inoue M、Taniguchi M、Urakami K ： Specific feature of olfactory dysfunction with Alzheimer' s disease inspected by the Odor Stick Identification Test. Psychogeriatrics11 (4)：196-204, 2011
2) Fukumoto T, Ezaki T, Urakami K ： Verification of the association between cognitive decline and olfactory dysfunction using a dementia screening kit in subjects with Alzheimer' s dementia, mild cognitive impairment, and normal cognitive function (DESK Study)：A multicenter, open-label, interventional study. E Neurological Sci ; 29：100439, 2022
3) Braak H, Braak E：Neuropathological staging of Alzheimer-related changes. Acta Neuropathol：82：239-259, 1991
4) Thal DR, Rüb U, Orantes M, Braak H ： Phases of Aβ-deposition in the human brain and its relevance for the development of AD. Neurology ; 58：1791-1800, 2002
5) Tabert MH, Liu X, Doty RL, Serby M, Zamora D, Pelton GH, Marder K, Albers MW, Stern Y, Devanand DP ： 10-Item smell identification scale related to risk for Alzheimer' s disease. Ann Neurol; 58：155-160, 2005
6) Peters JM, Hummel T, Kratzsch T, Lotsch J, Skarke C, Frolich L ： Olfactory function in mild cognitive impairment and Alzheimer' s disease：An investigation using psychophysical and electrophysiological techniques, Am J Psychiatry, ; 160：1995-2002, 2003
7) Fujishiro H, Iseki E, Nakamura S, Kasanuki K, Chiba Y, Ota K, Murayama N, Sato K ： Dementia with Lewy bodies ： early diagnostic challenges. Psychogeriatrics;13：128-138, 2013
8) McShane RH, Nagy Z, Esiri MM, King E, Joachim C, Sullivan N, Smith AD ： Anosmia in dementia is associated with Lewy bodies rather than Alzheimer' s pathology. J Neurol Neurosurg Psychiatry; 70：739-743, 2001
9) Williams SS, Williams J, Combrinck M, Christie S, Smith AD, McShane R：Olfactory impairment is more marked in patients with mild dementia with Lewy bodies than those with Alzheimer disease. J Neurol Neurosurg Psychiatry; 80：667-670, 2009
10) Yoon JH, Kim M, Moon SY, Yong SW, Hong JM ： Olfactory function and neuropsychological profile to differentiate dementia with Lewy bodies from Alzheimer's disease in patients with mild cognitive impairment ： A 5-year follow-up study. J Neurol Sci ; 355 ： 174-179, 2015
11) Gray AJ et al.："Olfactory identification is impaired in clinic-based patients with vascular dementia and senile dementia of Alzheimer type," Int J Geriatr Psychiatry, 16：513-517, 2001
12) Cecchini MP et al. ："Olfactory function in patients with ischemic stroke ： A pilot study," Eur Arch Otorhinolaryngol, 269 ： 1149-1153, 2012
13) McLaughlin NC, Westervelt HJ ："Odor identification deficits in frontotemporal dementia ： A preliminary study," Arch Clin Neuropsychol, 23：119-123, 2008
14) Kouzuki M, Tanaka N, Miyamoto M, Urakami K ： Suggestions on the ideal method of conducting community screenings for older adults. BMC geriatrics. 23：397, 2023
15) Urakami K：Dementia prevention and aromatherapy in Japan. Yonago Acta Medica：65 (3)：184-190, 2022
16) Jinbo D, Kimura Y, Taniguchi M, Inoue M, Urakami K ： Effect of aromatherapy on patients with Alzheimer' s disease. Psychogeriatrics 9 (4)：173-179, 2009

参考文献

・「嗅覚機能のスクリーニングキットの使い方」小林製薬株式会社説明書

第5章 認知症に対する医療機関での対応

(1) 認知症の多職種連携における医療の役割

(2) 認知症高齢者の支援体制

(3) かかりつけ医・専門医

第5章
(1)

認知症の多職種連携における医療の役割

キーワード
・認知症多職種連携　・認知症ケアパス　・認知症情報共有ツール
・認知症初期集中支援チーム　・認知症早期発見

はじめに

認知症ほど多職種連携・多職種協働が必要な疾患はほかにありません。医療機関で、認知症を診断し治療するだけでは不十分ですし、介護側で介護をしているだけでも不十分です。また、家族だけで認知症の人を看ていくことも非常に困難な場合が多いのです。医療・介護・家族・地域の人々が全て連携しながら、認知症の人や家族を見守っていく体制づくりが必要です。

1. 認知症の多職種連携

①　初期の多職種連携

初期の認知症地域連携をまとめたものが図5-1-1です。

認知症の人・家族は、まずはかかりつけ医に相談します。今後、日本の医療体制においては、今まで以上にかかりつけ医の果たす役割が大きくなることが予想されます。

認知症の人を看ていくには、まずはかかりつけ医がファーストタッチを行うことが望まれます。かかりつけ医が認知症の診断や治療が可能であれば、そのまま行います。専門外で診断・治療が難しい場合には、かかりつけ医から専門医に紹介します（専門医については後述）。

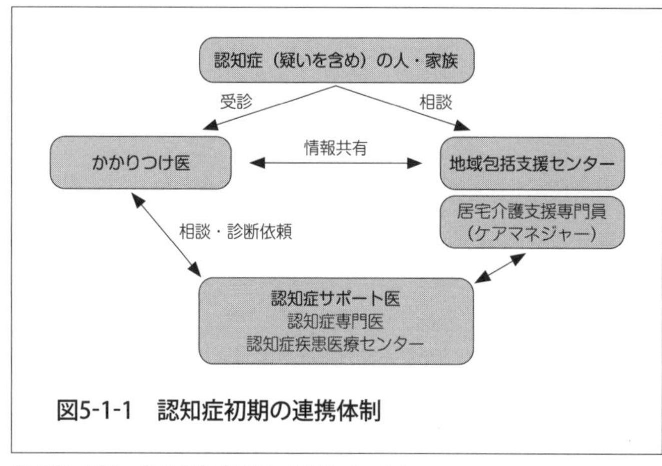

図5-1-1　認知症初期の連携体制

※本章の出典・参考文献は章末にまとめています。

専門医は、診断を行いその上で治療方針を決定します。専門医の数は限られており、そのまま全ての患者を抱えることはできないので、治療方針決定後にはかかりつけ医に戻し、日常診療をかかりつけ医が継続していきます。半年から1年に1回程度、専門医の受診を促して経過や治療方針の見直しを行います。認知症の行動・心理症状(BPSD: Behavioral and Psychological Symptoms of Dementia)が出現した際には、専門医を紹介します。

一方、介護側に関しては図5-1-1の右側の流れになります。認知症が疑われる、もしくは認知症と診断された場合には、地域包括支援センターに相談します。地域包括支援センターは、介護側の最後の砦となる場合があるので、大きな問題がなくてもつながっておくことが大事です。

すでに介護保険のサービスを使っている人は、介護支援専門員(ケアマネジャー)に相談してもらいます。早期から、相談しながら本人の居場所を確保していくことが重要です。介護保険サービスや介護保険外サービスをうまく利用していくことで、認知症になっても住み慣れた地域で暮らし続けることができます。認知症が軽度な場合には、診療所から薬だけをもらって外出もせず過ごしている人が多いです。そうではなく、軽度な時期から地域包括支援センターなどと相談しながら、認知症の人の「居場所」を作っておくことが重要です。認知症の人の居場所を作ることは、後述する「空白期間」を作らないという観点からも非常に重要です。

さて、図5-1-1でもう一つ大事なのが、医療と介護の連携です。かかりつけ医、あるいは専門医と地域包括支援センター、ケアマネジャーとの連携も早期に確立しておくことが望まれます。かかりつけ医・専門医は認知症の人を診たら、必ず地域包括支援センターやケアマネジャーに情報提供しましょう。また、地域包括支援センターやケアマネジャーは、認知症の人に相談を受けた場合には、かかりつけ医にフィードバックを行いましょう。かかりつけ医がいない場合や、うまくつなげない場合には、後述する認知症サポート医を上手に活用するとよいです。認知症に関わる医療・介護スタッフが情報を共有しておくが重要です。この連携体制を初期に作っておけば、何か問題が起こったときには、すぐにだれかが対応できるようになります。認知症医療介護では、認知症の人や家族を孤立させないことが非常に大事です。したがって、早期からこのような連携体制を作って、在宅の認知症の人や家族を支えていく必要があります。

② 安定期の多職種連携

安定期には、さらに多くの職種の人で見守る体制を構築していかなくてはなりません(図5-1-2)。上段は医療側、下段は介護側の職種を示しています。何か非日常のことが起こった場合には、これらの職種のだれかが察知し、認知症の人や家族を取り巻く種々の職種に協力を仰ぎながら、支

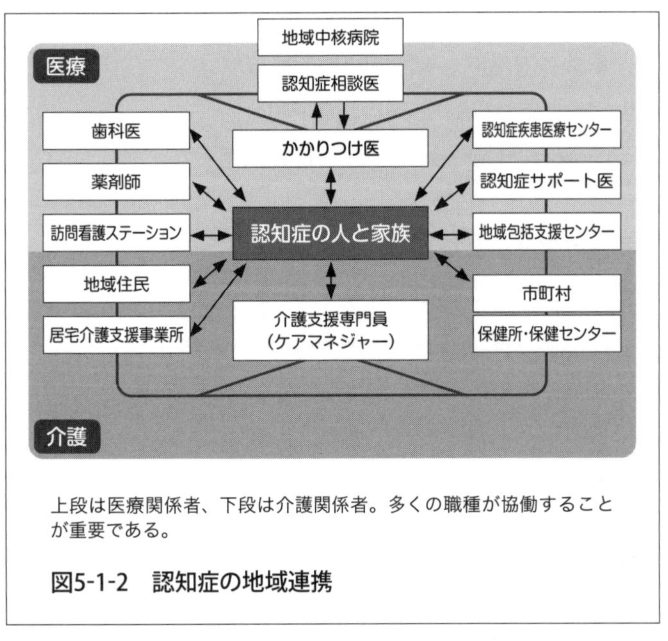

上段は医療関係者、下段は介護関係者。多くの職種が協働することが重要である。

図5-1-2　認知症の地域連携

援体制を整えていきます。

認知症地域連携パス

地域連携パスには「循環型」と「一方向型」の2つのパターンがあります[1)]。「循環型」とは糖尿病、高血圧、虚血性心疾患、悪性腫瘍などの疾患に対して、かかりつけ医と急性期病院を患者が定期的に循環するものです。「一方向型」とは、大腿骨頸部骨折や脳卒中のように、急性期病院から、回復期、維持期とフェーズごとに一方向に移動していくパスです。

認知症の地域連携パスは、循環型のパスの部類に入ります。しかし認知症の地域連携パスが他疾患のパスと異なるのは、ほかの循環型のパスは、かかりつけ医と専門医との「医療連携」が中心ですが、認知症の地域連携パスは、医療連携だけではなく医療と介護も含んだパスとなっているところです。認知症は医療だけで完結することはできず、医療と介護の両方が連携を構築していかねばなりません。

多くの地域では、認知症の地域連携パスと同時に、認知症ケアパスを作っており、両者を使いながら認知症の多職種協働を行っています。

認知症ケアパス

認知症ケアパスとは、認知症発症予防から人生の最終段階まで、認知症の容態に応じ、相談先や、いつ、どこで、どのような医療・介護サービスを受ければいいのか、これらの流れをあらかじめ標準的に示したものです（図5-1-3）。「認知症ケアパス」という言葉が最初に国の認知症施策に登場したのは、2012（平成24）年に発表された「今後の認知症施策の方向性について（認知症施策推進5か年計画（オレンジプラン））」[2)]の中でした。7つの柱が示されましたが、そのうちの一番目の柱が「標準的な認知症ケアパスの作成・普及」でした。それまでは、認知症の人は最終的に精神科病院や施設に入らざるを得ないという考えが一般的でしたが、できるだけ住み慣れた地域で生活をしていくため「ケアの流れを変える」ことを目標に、認知症ケアパスの作成がオレンジプランに取り入れられました（図5-1-3）。2015（平成27）年には、認知症施策は厚労省だけではなく

認知症ケアパスとは「認知症の人の状態に応じた適切なサービス提供の流れ」をまとめたものです。

認知症の人やその家族が「いつ」「どこで」「どのような」医療や介護サービスが受けられるのか、
認知症の様態に応じたサービス提供の流れを地域ごとにまとめた「認知症ケアパス」を各市町村で作成しています。

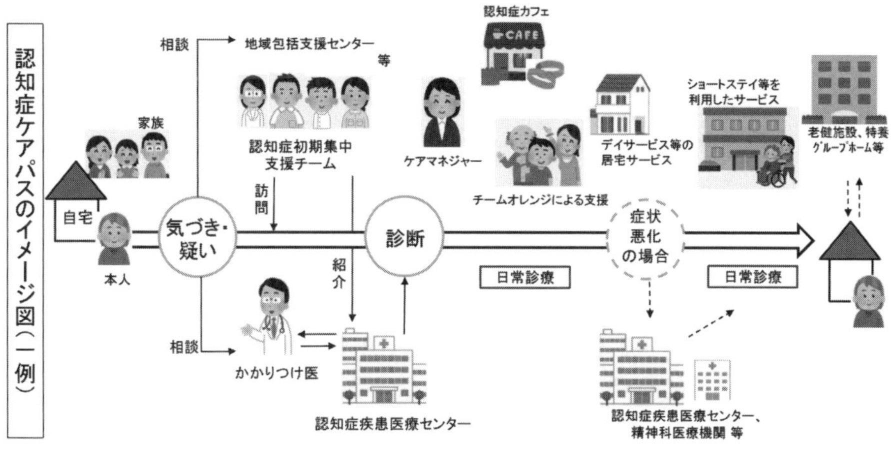

図5-1-3　認知症ケアパスのイメージ図

厚労省HPよりhttps://www.mhlw.go.jp/content/000686391.pdf

政府一丸となって取り組むという当時の安倍首相の指示のもと発表された「認知症施策推進総合戦略（新オレンジプラン）」[3] で示された7つの柱のうちの2つ目「認知症の容態に応じた適時・適切な医療・介護等の提供」に、認知症ケアパスを積極的に活用するという方針が書かれています。そして2019（令和元）年に発表された「認知症施策推進大綱」[4] の5つの柱のうちの3つ目、「医療・ケア・介護サービス・介護者への支援」の中で、**KPI**※として「認知症ケアパス作成率100%」が掲げられました。2020（令和2）年に報告された「認知症ケアパスの作成と活用の促進に関する調査研究」の全国調査によると、88.3%の市町村で認知症ケアパスがすでに作成済みであるとされています。

※ KPI

Key Performance Indicatorの略で、日本語では「重要業績評価指標」と呼ばれ、簡単にいえば中間目標を意味し、あくまでゴールに向かうプロセスの目標数値。

認知症ケアパスの実例としては、国立長寿医療研究センターより、認知症ケアパスコンテストで賞をとった市町村のものが紹介されています[5]。認知症ケアパスに掲載されている内容としては、①認知症に関する説明、②認知症チェックリスト、③認知症予防に関する情報、④認知症の人への関わり方の紹介、⑤社会資源の整理表、⑥介護・医療・福祉等のサービス一覧、⑦相談先一覧、などが多いです。

認知症地域連携パス、認知症情報共有ツール

認知症情報共有ツールも、現在、すでに多くの市町村で運用されています。前述したとおり、「認知症地域連携パス」というと医療側のみで回し

ているパスのイメージになるので、「情報共有ツール」「情報共有手帳」と呼ぶことが多いです。

情報共有ツールは、連携パスというよりも文字どおり多職種による情報共有ツールです。医療側からは、診断・治療の情報が記載され、かかりつけ医もそれを参考に診療を継続します。もちろん医療情報は介護側にも役に立ちます。そして、介護側からは日ごろの様子が記載されます。本人・家族を含め、関わる全ての人が情報を共有できるようになっています。多職種がそれぞれの立場から情報を記載すると同時に、多職種間で連携できるように、「連絡手帳」の役目が重要です。現時点では、高齢者にも利用しやすいように紙ベースのアナログ形式ものが多いのですが、やがてはICT※を利用した情報共有ツールに代わっていくものと考えられます。バインダー形式のものにしても、ICTを利用したものにしても、認知症だけではなく、全ての慢性疾患の情報を取り入れることができるので、将来的には循環パスは全て統合できる可能性があります。すでに、疾患にかかわらず情報共有手帳を作成している市町村もあります。

※ICT
以前使われていたIT（情報技術）に変わって、最近ではICT（Information and Communication Technology：情報通信技術）という言葉が多く使われるようになっている。以前はデジタルデータを利用する技術、機器を指してITと呼んでいたが、近年ではインターネットなどの普及により、デジタルデータをやりとりする通信量が膨大になったため、ITに通信（C）を加えたICTを用いる機会が増えている。

ここでは､新潟市で運用されている｢むすびあい手帳｣を例に解説します。

むすびあい手帳

「むすびあい手帳」は、新潟市で運用されている認知症情報共有ツールです。2012（平成24）年に医師の有志が集まってワーキンググループを作成しました。ワーキンググループを中心に、医師、薬剤師、看護師、精神保健福祉士、ケアマネジャー、地域包括支援センター、福祉施設、家族会、新潟市の代表者を集めて共有ツール作成委員会を作り、半年にわたって会議をしながら作成しました（図5-1-4）。

コンセプトとしては

① 新潟市全区同一の物を作成すること
② できるだけシンプルな内容にすること
③ 医療側と介護側の内容を統一すること

としました。

「むすびあい手帳」はA5判のバインダー形式になっており、各シートは新潟市のホームページからダウンロードできるようになっています。手帳はケアマネジャーが配布します。また、医療機関からも配布できるようにしました。

内容はシート1からシート11までで成り立っており、シート1には「目的と理念」、シート2には「手帳の使用方法」、シート3には「個人情報の同意書」が入っています。シート4には「関係する医師、薬局、ケアマネジャーなどの支援体制･連絡先一覧」があり､シート5は「本人の基本情報、

むすびあい手帳

○「むすびあい手帳」は，ご本人やご家族，医療・介護の関係者等が，ご本人の情報を共有することで，認知症の予防や早期発見につなげる目的で作成しました。

○症状の変化に早く気づき，地域で安心して暮らしていけるよう，関係者の皆様で支援を考えていく手帳です。

○「むすびあい手帳」の配付については，地域包括支援センターやご担当のケアマネジャーにご相談ください。

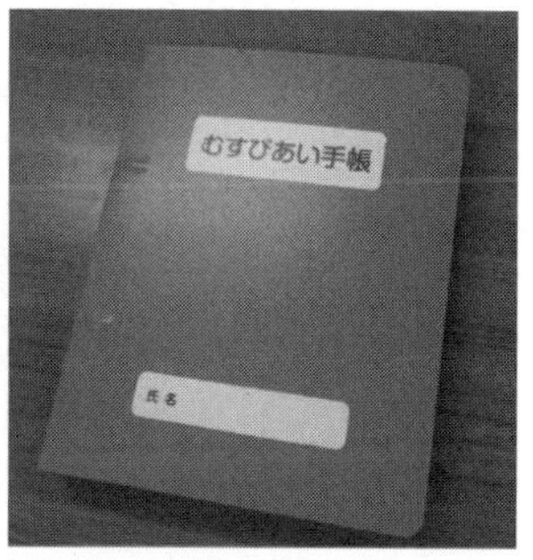
むすびあい手帳
氏名

- A5縦の用紙を綴れる2穴のリングバインダー形式（A4用紙も折って綴れます）
- お薬手帳が入る保管袋も綴じています

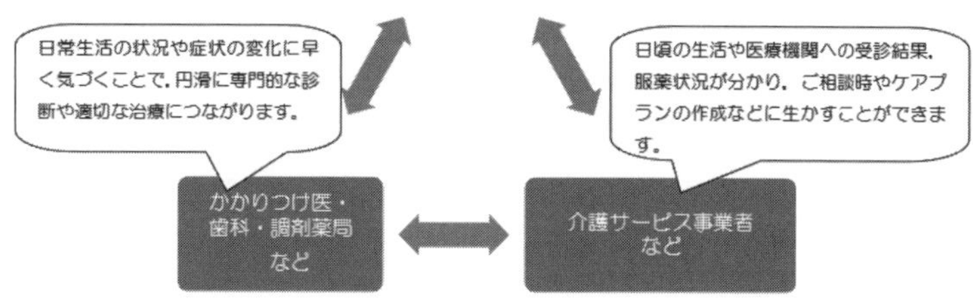
ご本人・ご家族
日頃の出来事や思い，お困りごとを，医療機関や介護関係者などへ伝えることができます。
日常生活の状況や症状の変化に早く気づくことで，円滑に専門的な診断や適切な治療につながります。
日頃の生活や医療機関への受診結果，服薬状況が分かり，ご相談時やケアプランの作成などに生かすことができます。
かかりつけ医・歯科・調剤薬局 など
介護サービス事業者 など

新潟で運用されている情報共有ツール　「むすびあい手帳」

シート6／情報共有連絡表

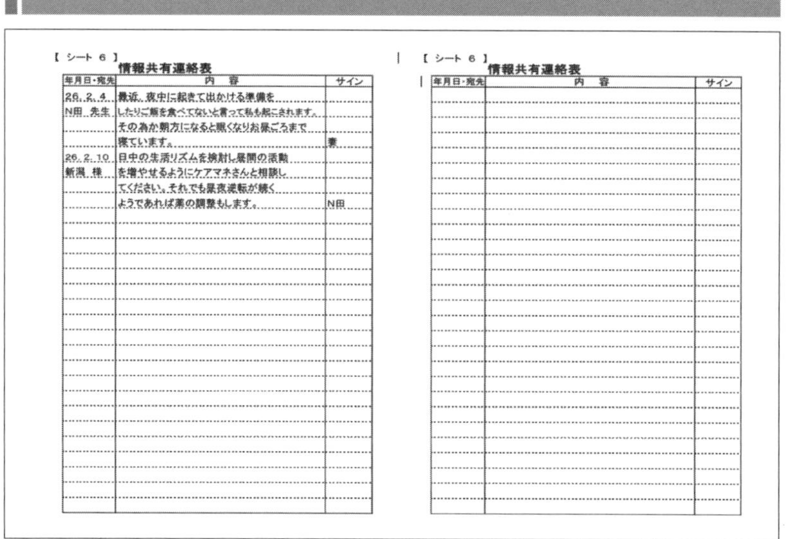

【シート6】

情報共有連絡表

年月日・宛先	内容	サイン
26. 2. 4	最近、夜中に起きて出かける準備を	
N田 先生	したりご飯を食べてないと言って私も起こされます。	
	その為か朝方になると眠くなりお昼ごろまで	
	寝ています。	妻
26. 2. 10	日中の生活リズムを検討し昼間の活動	
新潟 様	を増やせるようにケアマネさんと相談し	
	てください。それでも昼夜逆転が続く	
	ようであれば薬の調整もします。	N田

【シート6】

情報共有連絡表

年月日・宛先	内容	サイン

多職種で連絡を行うためのシート

図5-1-4　むすびあい手帳

そして本人の思い、家族の思いを記載する項目」があります。

ここを見ると本人がどのような仕事をしていたか、何が好きだったか、家族の知ってほしいことなどがわかります。シート6がこの手帳の肝である「情報共有連絡票」になっています。ここに、どんな内容でも、だれからだれ宛てにでも、本人・家族を含めて記載でき、情報共有ができるようになっています。シート8には、「医療機関が診断・治療」などを記載し、シート10には「ケアマネジャーが本人のADLなどを記載」できるようになっています。シート9には歯科治療・口腔ケアの経過記録ができるようになっています。そして、シート11には「介護施設が、本人の様子を記載するシート」になっています。介護施設独自の連絡帳を、むすびあい手帳に統一させる狙いで作られました。

むすびあい手帳の長所としては、①家族を含めた全ての関係者間で医学的な面を含めて情報共有ができること、②医療者は普段の本人の姿を知りたいと思っており、介護関係者は医学的な情報を知りたいと思っており、それぞれのニーズに合致したものとなっていること、③独自の連絡帳や手紙などを作らなくてすみ、返事も出しやすいこと、などがあげられます。短所としては、①必ずしも本人の意向に沿っていないこと、②アナログであり、手帳を忘れると情報が伝わらなくなること、また、リアルタイムの情報共有ができないことがあげられます。今後は、**ACP**※（Advance Care Planning）の内容なども導入していく必要があります。

※ ACP

将来の変化に備え、将来の医療およびケアについて、本人を主体に、その家族や近しい人、医療・ケアチームが、繰り返し話し合いを行い、本人による意思決定を支援する取り組みのこと（日本医師会の資料より）

認知症の早期発見に関して

認知症は、早期発見・早期介入が重要です。認知症早期発見の意義としては、図5-1-5に示すとおりです。

早期発見・早期対応の意義

- 認知症を呈する疾患のうち可逆性の疾患は、治療を確実に行うことが可能
- 進行性の認知症であっても、より早期からの適切な薬物療法により進行抑制や症状緩和が可能
- 本人が変化に戸惑う期間を短くでき、その後の暮らしに備えるために、自分で判断したり家族と相談できる
- 家族等が適切な介護方法や支援サービスに関する情報を早期から入手可能となる
- 病気の進行に合わせたケアや諸サービスの利用により日常生活の質の維持向上や家族の介護負担の軽減ができる

図5-1-5　認知症早期発見・早期対応の意義

① 治療可能な認知症性疾患を早期に発見することができる
② 早期の薬物治療により、進行抑制や症状緩和が可能である
③ 本人が自分の今後の生き方を判断したり、家族と相談したりできる
④ 家族が適切な介護方法や介護サービスなどの情報を早期に得ることができる
⑤ 病状に合わせたサービスを利用することで、日常生活の質の維持や家族の負担軽減が図れる

特に、最近はADの新規治療薬である疾患修飾薬が認可されましたが、適応になるのは、早期の認知症の人(臨床的認知症尺度(CDR)0.5～1)に限られており、より②が重要になってきています。

早期発見の対応策について、以下に述べます。

a. 認知症検診

認知症の早期発見でまず注目されるのが、認知症検診です。現在は多くの市町村で認知症検診を行っています。多くは一次スクリーニングとして、10～20項目程度のチェックリストに自身で答え、そこで認知症の疑いがあると判定された場合に医師などが行う認知症検診を無料で受診できるという流れになっています。

認知症検診は、2000(平成12)年ごろからいくつかの地域で始まりました。初期には、岩手県盛岡市の検診が有名です[6]。医師会が作成した問診票を用いて一次、二次検診を行います。二次検診の10項目の質問のうち、2項目以上間違えると専門医療機関へ紹介するという方法です。

また、浦上[7]は、2004年より鳥取県琴浦町においては65歳以上の介護保険を利用していない住民を対象として、タッチパネル式コンピューターを用いたもの忘れスクリーニング検査機器(もの忘れ相談プログラム)を使った検診の結果を報告しています。5分程度で施行できる簡便でかつ精度の高い方法で、MCIの人を早期発見しています。さらにMCIと診断された人に認知症予防教室に参加するように促し、それによって認知機能の改善がみられた症例も多数あったと報告しています。

近年、注目を浴びているのが「神戸モデル」です[8]。認知症の検診に、認知症事故救済制度を組み合わせたモデルとなっています。第一段階「認知機能検診」は、主にかかりつけ医にて、改訂長谷川式簡易知能評価スケール(HDS-R)などを用いて行い、少しでも認知症の疑いがある人は、第二段階の専門医療機関の受診を勧めます。第二段階は保険診療で行われますが、CT、MRIの画像検査も含まれており、症例によっては脳血流シンチグラフィ(SPECT)を行います。これらの検査は全てかかった自己負担分が後日償還払いされるため、市民は実質負担金ゼロとなります。さらに、認知症と診断された人は、認知症事故救済制度における個人賠償責任保険を全額神戸市の負担で加入できるという画期的なものです。

認知症検診は早期発見には重要ですが、発見したあとにどのようにつなげていくかがさらに重要になります。

b. 認知症初期集中支援チーム

認知症の発見が遅れる大きな原因の一つとして、本人が医療機関への受診を拒むということがあげられます。そのまま見過ごすと認知症の進行とともに認知症の人や家族が孤立していき、やがては自宅療養が困難な状態となってしまいます。そこで、設立されたのが認知症初期集中支援チームです。

認知症初期集中支援チームとは、複数の専門職が家族の訴えなどにより認知症が疑われる人や認知症の人およびその家族を訪問し、アセスメント、家族支援などの初期の支援を包括的・集中的（おおむね6ヵ月）に行い、自立生活のサポートを行うチームです。重要なのは、チーム員が認知症・認知症の疑いがある人の家に訪問（アウトリーチ）を行うことです。そうすることにより、受診や相談を拒む人や孤立している人にもアクセスできます。

チーム員の構成は、医師、歯科医師、薬剤師、看護師、理学療法士、作業療法士、社会福祉士などの国家資格をもつ者で、かつ、認知症の医療や介護における専門的知識および経験を有する者2人以上と、認知症の専門医（本来は、日本老年精神医学会か日本認知症学会の専門医で、認知症医療を5年以上行っており、かつ認知症サポート医である医師：その後、条件は緩和されている）1人となっています。

支援対象者は、原則として40歳以上で、在宅で生活しており、かつ認知症が疑われる人または認知症の人で、①認知症の診断を受けていない人、医療・介護サービスを受けていない人、または中断している人、②医療・介護サービスを受けているが、BPSDが顕著なため、対応に苦慮している人、となっています。認知症初期集中支援チームの「初期」とは、認知症発症後の初期段階という意味と、認知症の人への関わりの初期（ファーストタッチ）、すなわち進行していても医療や介護の介入がなかった人も含まれています。

新潟市のおける認知症初期集中支援チームの活動

新潟市には、区が8つありますが、それぞれの区に認知症初期集中支援チームが1ヵ所あります。チームの設置場所は、認知症疾患医療センターとそのほかの医療機関です。

図5-1-6は新潟市における初期集中支援チームの業務の流れをまとめたものです。地域包括支援センターおよび居宅介護支援事業所から支援対象者候補者の依頼を受けています。依頼を受けたチームは、地域包括支援センターや居宅介護支援事業所と連携し情報収集を行い、初期集中支援の対象とするかどうかを決定します。対象になることが決まれば、依頼から2週間以内に、対象者の自宅に初回訪問を行います。初回訪問は基本的に、医療系職種のチーム員と介護系職種のチーム員との2人で行います。そこ

で改めてインテークを行い、対象者の状態をDASC（第４章１節神経心理的学検査を参照）、DBD※、ZBI8※、身体チェック表を用いて把握します。訪問したチーム員は情報を持ち帰り、第１回のチーム員会議を開催します。チーム員会議には全てのチーム員とチーム員医師が参加して行われます。チーム員会議に医師が参加することは重要です。介護側のスタッフと医師の考え方のアプローチはかなり異なります。医師は診断や対象者の病状からどのように支援していくかを考えることが多く、介護側のスタッフは対象者の家族や生活環境から支援を考えていく傾向があります。身体合併症の緊急度と生活環境の緊急度は異なっており、医師を含めた医療と介護のチーム員が多角的に検討していくことに意義があります。そこで最終的に初期集中支援の対象とするかどうかを決定し、支援方針を決定します。

この際に、何を支援のゴールとするかもしっかり議論しておくことが重要です。その後、実際の初期集中の支援が実施されます。期間はおおむね６ヵ月以内とされています。この間に、院外の多職種と連携して、医療機関の受診勧奨、鑑別診断への誘導、状態に合わせた介護保険サービス利用

※ DBD（dementia behavior disturbance scale）
介護者の負担感を測定することを目的に作られたBPSDの評価スケール。

※ ZBI8
介護者の身体的・心理的負担、経済的負担などを総合して、介護負担を測定するスケール。

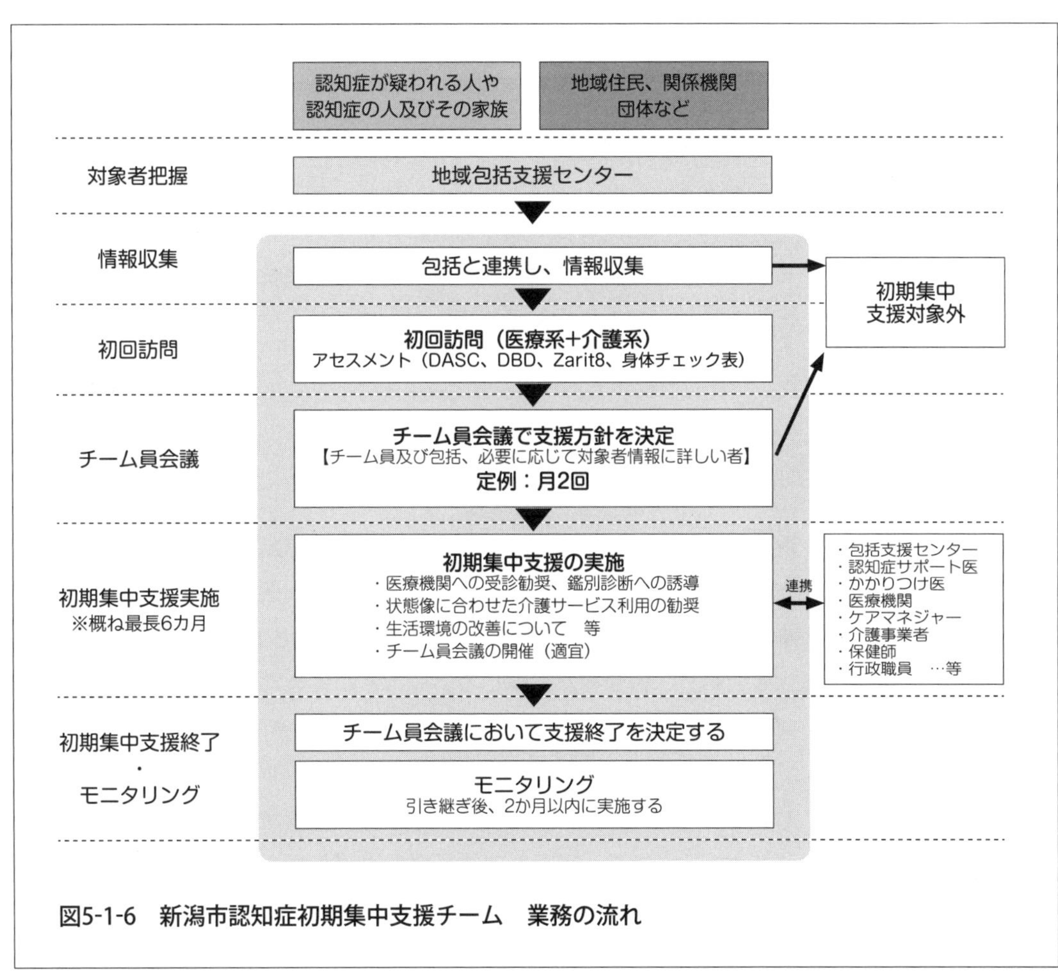

図5-1-6　新潟市認知症初期集中支援チーム　業務の流れ

の勧奨、生活環境の改善の指導などを行います。実施状況は適宜、チーム員会議で報告して、軌道修正を行っていきます。初期の目標を達成したところで、チーム員会議にて支援終了を決定します。地域の関係する多職種に引き継ぎを行い、必ず2ヵ月以内にその後うまくいっているかのモニタリングを実施することになっています。

2022（令和4）年度に新潟市で行われた認知症初期集中支援チームの訪問回数の平均は6.5回で、この数値は2021（令和3）年調査の全国平均と同等でした。支援した対象者の47%が困難症例でした。支援終了時に医療サービスにつながった人は81%と全国平均69%に比べて高率に導入することができていました。介護サービスにつながったのは65%で、全国平均の62%とほぼ同等でした。

認知症初期集中支援チームの課題

初期集中支援チームの課題としては、全国的に問題となっていますが、地域包括支援センターと認知症初期集中支援チームとの事業の棲み分けが難しいという点です[9)]。もともとわが国では、地域包括支援センターが認知症初期の相談を受けていましたが、どのような症例を地域包括支援センターが受けて、どのような症例を認知症初期集中支援チームに依頼するのか、その**トリアージ**※の基準が問題となっていました。すでに医療につながっていたり、本人・家族の受け入れが良い場合には、地域包括支援センターが対応し、医療的な問題があったり、本人・家族への対応に時間がかかることが予想される場合には、医師が参加しており、何度も自宅に訪問に入れる認知症初期集中支援チームが対応するという流れが一般的になっています。

※トリアージ
大事故・災害などで同時に多数の患者が出た時に、手当ての緊急度に従って優先順をつけること。

まとめ

現在、わが国の各市町村で認知症ケアパスが作成されています。認知症ケアパスをうまく推進していくには、初期から、医療と介護の連携体制を構築することが非常に重要です。地域ごとに作成されている「情報共有ツール」を利用し、各職種が協働していくことが望まれます。

ADの新薬も登場し、認知症の早期発見はますます重要になっています。全ての国民が認知症の早期発見に取り組むことが求められます。早期発見に対しては地方公共団体が主導する認知症検診が増えてきており、今後が期待されます。また、どうしても医療や介護につながらない場合には、認知症初期集中支援チームを利用しながら、認知症の早期発見・介入を行う必要があります。

第5章
(2)

認知症高齢者の支援体制

キーワード　・認知症空白期間　・認知症ケア加算　・認知症治療病棟

はじめに

認知症の高齢者を支援していくには、医療と介護がうまく連携しながら、認知症の段階に応じた支援を行っていく必要があります。ここでは、医療機関での対応を中心に在宅での支援、身体合併症による一般病院での入院、精神科病院での入院支援について解説していきます。

1. 在宅での支援体制

①　空白期間の解消

認知症には､空白期間が2つあるといわれています。「空白期間Ⅰ」とは、認知機能が低下し始めてから認知症と診断されるまでの期間をいいます。空白期間Ⅰを解消するための対策は、前節にあげた、認知症検診や認知症初期集中支援事業ということになります。「空白期間Ⅱ」とは、認知症と診断されてから、介護サービスなどを利用するまでに時間がかかる期間をいいます。認知症と診断される初期には、介護保険サービスの対象になりにくい場合があります。また、初期の段階では本人も介護保険サービスの利用を躊躇することが多いです。何もサービスにつながらないまま、徐々に認知症症状は進行し、周囲から孤立していきます。家族との関係も悪化していく場合があります。ここで、症例を一つ提示します。

【症例】　78歳女性
【生活歴】夫と二人暮らし

もの忘れを主訴に、近医より当院もの忘れ外来に紹介受診しました。認知機能検査では、MMSEは20点と軽度低下しており、頭部MRIにて、海馬の萎縮がありました。ADと診断し、AD治療薬のコリンエステラーゼ阻害剤の投与を開始しました。副作用がないことを確認して、かかりつけ医に逆紹介しました。

介護保険は未申請であったため、地域包括支援センターに情報提供し、介護保険サービスを導入するように依頼しました。地域包括支援センター職員が自宅に訪問し、介護保険申請し介護サービスを受けるように勧めましたが、本人はそれを拒否しました。地域包括支援センター職員が何度か本人のもとに訪れるも、本人の拒否は継続していました。やがて、地域包括支援センターからのスタッフ訪問も途絶えます。

かかりつけ医には通院しており、コリンエステラーゼ阻害剤の内服は続けていましたが、かかりつけ医が認知症について本人と話をすることはなく、家族も付き添うことがなかったので、認知症についてかかりつけ医は認識していませんでした。

認知症は徐々に進行し、やがて夫への嫉妬妄想が始まりました。さらには、夫への暴言暴力も始まり、初診より２年後に当科を再診しました。

本人に認知症の自覚はなく、診察も拒否しました。服薬も拒否したため、治療に難渋し、夫の希望もあり精神科病院への入院となりました。

空白期間Ⅱが続いたため、BPSD が悪化してしまった症例ですが、それではどのように対応していればよかったのでしょうか。

１点目は、当院（認知症疾患医療センター）と地域包括支援センターとの連携不足があげられます。当院は、なんらかの介護サービスが波に乗るまで地域包括支援センターと連携しながら、本人をフォローすべきであったと考えます。専門医は、認知症の鑑別診断を行い、治療方針を決定したのち、地域包括支援センターと連携し、介護サービスが始まるまでフォローしたあと、かかりつけ医に逆紹介することが望ましいです。

２点目に問題だったのは、かかりつけ医と地域包括支援センターとが全く連携をとっていなかった点です。地域包括支援センターがかかりつけ医と連携がとれていれば、かかりつけ医から介護サービスなどを使うように勧めることもできたかもしれません。また、地域包括支援センターからの情報があれば、BPSD が出ないかどうか細心の注意を払いながら診療することができたかもしれません。このように、かかりつけ医と地域包括支援センターの連携は必須です。それがスムーズにいかないときには、認知症サポート医が橋渡しをするという方法もあります。後述しますが、地域包括支援センターとかかりつけ医の連携の手助けをするというのも認知症サポート医の重要な業務の一つです。

３点目は、かかりつけ医が認知症に関して、家族の話を聞いていなかったことです。もし途中で家族の話を聞いていれば、空白期間になっていることや嫉妬妄想が出ていることが早期に把握できた可能性があります。かかりつけ医が認知症の人を経過観察する際には、定期的に家族に話を聞いてBPSDなどが出ていないかの確認をすることが望ましいです。

4点目はかかりつけ医が専門医と連携をとっていなかったことです。認知症の度合いやBPSDの有無など、半年〜1年に1回は専門医のフォローアップを受けることにより、認知症の進行や、BPSDが出てないかを把握することができます。

以上のように空白期間Ⅱを解消するには、多職種での連携が必須となります。最低限、かかりつけ医と専門医の連携、かかりつけ医と地域包括支援センター・ケアマネジャーの連携、かかりつけ医と認知症サポート医の連携、地域包括支援センター・ケアマネジャーと認知症のサポート医の連携が必要となります（図5-1-2〈240ページ〉）。在宅での認知症高齢者の支援に重要なのが、これらの多職種連携です。認知症の初期から各職種がこのような連携を意識しながら認知症高齢者を支援していくことが求められます。

2. 身体合併症による入院における認知症高齢者の支援

高齢化する日本社会で、認知症の人が2025（令和7）年には700万人を超えると推計されています。

2018（平成30）年のデータでは、85歳以上の人の44.3%が認知症であるというデータもあります。一般病院への入院患者が高齢化している日本では、当然、認知症の人が一般病院に入院する機会も増えています。以前は一般病院に入院する患者は、身体拘束をされたり、抗精神病薬を多量に使用されたりすることもありました。そのような状況を改善することを目的に、2016（平成28）年の診療報酬改定では、一般病院に入院する身体合併症を有する認知症患者に対して、認知症ケア加算が新設されました。

認知症ケア加算は、BPSDや意思疎通の困難がみられ、身体疾患の治療への影響が見込まれる患者に対し、病棟の看護師らや専門知識を有した多職種が適切に対応することで認知症症状の悪化を予防し身体疾患の治療を円滑に受けられることを目的とした評価です。

一般病院における認知症ケアを向上させるために算定基準および施設基準は、かなり厳しいハードルが課せられました。まず、認知症ケア加算の対象となる患者は、「認知症高齢者の日常生活自立度判定基準」のランクⅢ以上の者で、意識状態が悪くない者となっています。ランクⅢ以上というと、何かしらのBPSDが出現している状態です。また、身体拘束を行った日には所定の診療報酬から減点されることになっています。

人員の基準としては、以下の３点があげられています。

ア）認知症診療について十分な経験を有する専任の常勤医（精神科・神経内科の経験が数年以上あり、認知症サポート医研修を修了している医師）

イ）認知症の看護に従事した経験を５年以上有する看護師であって、認知症看護に係る適切な研修を修了した専任の常勤看護師

ウ）認知症患者の退院調整に経験のある専任の常勤社会福祉士または常勤の精神保健福祉士がいること

さらに業務として、以下のような内容が課せられています。

ア）認知症患者のケアに係るカンファレンスが週１回程度開催されており、チームの構成員および当該患者の入院する病棟の看護師等、必要に応じて当該患者の治療を担う医師などが参加している

イ）チームは週１回以上、各病棟を巡回し、病棟における認知症患者に対するケアの実施状況の把握や病棟職員への助言などを行う

ウ）チームにより、身体拘束の実施基準や鎮静を目的とした薬物の適正使用等の内容を盛り込んだ認知症ケアに関するマニュアルを作成する

エ）チームにより、認知症患者のケアに関する研修を定期的に実施する

なお、認知症ケア加算人員基準はケア加算の種類や、診療報酬改定は都度緩和されています。一般病院がこの基準どおりに認知症ケア加算を算定しようとすれば、必然的に病院の認知症ケアのレベルは向上します。認知症ケア加算の届け出医療機関の数は、2019（令和元）年度入院医療等の調査によると、2018（平成30）年度が3,654施設、2019（令和元）年度は3,859施設、2020（令和2）年度は3,892施設と年々増えています。しかし、残念ながら2023（令和5）年の社会医療診療行為別統計によると認知症ケア加算の全算定回数のうち、身体拘束を行った日の割合は、ここ数年微増しています。もう一度、身体拘束を予防・最小化するための医療機関における取り組みが必要です。

3. 精神科病院への入院

在宅療養中の認知症患者は、「在宅での支援体制」で記述したとおり、空白期間にならないように初期から多職種協働による連携体制を構築しておく必要があります。それでもBPSDが出現した場合には、速やかにかかりつけ医に報告するか、あるいはケアマネジャーに報告します。報告を

受けた、かかりつけ医は速やかに専門医に紹介します。専門医は、BPSDの治療を行います。まずは、非薬物療法が可能かどうかをケアマネジャーと連携しながら考慮します。非薬物療法が限界の際には、家族に承諾を得たのちに、副作用をモニターしながら抗精神病薬を使用します。在宅での療養が困難となった場合には、精神科病院、特に認知症治療病棟への紹介を行います。

認知症治療病棟は、1996（平成8）年「老人性痴呆疾患治療病棟入院料」「老人性痴呆疾患療養病棟入院料」として診療報酬で規定されました。2006（平成18）年には「老人性認知症療養病棟」は介護保険に移行し、「老人性認知症疾患治療病棟入院料1、2」となり、さらに2010（平成22）年に「認知症治療病棟入院料1、2」となって現在にいたっています。認知症治療病棟には、常勤の精神科医がおり、病棟の専従の作業療法士、専従の精神保健福祉士または公認心理士、経験を有する看護師が勤務している必要があります。デイルームや広い生活機能回復訓練室などがあり、認知症患者の環境に配慮され、認知症患者リハビリテーションや精神科作業療法を行っています。

認知症治療病棟の課題の一つとして、入院期間の長期化があげられています。2015（平成27）年のデータでは、認知症治療病棟に入院している患者の90%以上で入院期間が2ヵ月を超えていました。BPSDの治療は1ヵ月程度の入院で改善すると考えられています。入院後2ヵ月以内の早期退院を阻害する要因として、入院前の介護負担度が強いこと、入院後にADLが低下すること、退院支援が行われていないことの3因子が有意な因子として抽出されたという報告があり、BPSDが重症化する前の入院が必要なこと、退院支援を早期に開始することが重要と考えられています。

まとめ

認知症の高齢者支援について、医療機関での対応を解説しました。在宅療養においては、絶えず「空白期間になっていないか」を意識することが重要です。また、身体合併症で入院となった際には、現在多くの病院で診療報酬上の「認知症ケア加算」を取得しており、認知症ケアの質は格段に上がってきています。高齢者を支援する場として、老健、特養、グループホーム、介護付き有料老人ホームなどの施設が中心になりますが、これらの施設でも対応が困難な場合には精神科病院での対応が必要となります。ポイントは以前のように一生を精神科病院で過ごすのではなく、治療して落ち着いたらまた地域に戻っていくという流れを作ることです。

第5章
(3)

かかりつけ医・専門医

キーワード ・かかりつけ医機能 ・認知症サポート医 ・認知症疾患医療センター

はじめに

この節では、認知症に関わる医師について解説します。かかりつけ医は患者と接する最前線で、今後ますます重要な立場になると考えられます。そして、認知症連携の重要な役割を担うのが認知症サポート医です。現在全国で増えている認知症サポート医の役割に関しても解説していきます。

また、認知症の専門医に関しては、どの資格をもった医師が専門医なのかという正式な決まりはありません。現在、認知症の診断治療を行っている医師についてと、専門医療機関である認知症疾患医療センターについても解説していきます。

1. かかりつけ医

かかりつけ医とは何でも相談できるうえ、最新の医療情報を熟知して必要なときには専門医、専門医療機関を紹介でき、身近で頼りになる地域医療、保健、福祉を担う総合的な能力を有する医師、と定義されています。

かかりつけ医の機能は表5-3-1に示すとおりです[10)]。かかりつけ医がこの機能をしっかり果たせば、認知症の医療や連携もスムーズに回っていくはずです。

認知症対応におけるかかりつけ医の役割は、まずは当然のことながら日常的な健康管理を行うことです。身体疾患があれば、その継続的な治療を行い、そして、認知症の人の話をしっかり聞くことが求められます。認知症があるとどうしても本人の話を聞かずに、家族の話ばかりを聞いてしまいがちになりますが、まずは認知症の人本人と向き合う姿勢が重要です。認知症の人や家族の認知症に対する相談を受け、家族の訴えを聞くことも役割の一つです。たとえ認知症の専門医でないとしても、本人・家族の訴えを聞いて、場合よっては専門医やケアマネジャーにつなぐことがかかり

1. かかりつけ医は、日常を行う診療においては、患者の生活背景を把握し、適切な診療および保健指導を行い、自己の専門性を超えて診療や指導を行えない場合には、地域の医師、医療機関等と協力して解決策を提供する。
2. かかりつけ医は、自己の診療時間外も患者にとって最善の医療が継続されるよう、地域の医師、医療機関等と必要な情報を共有し、お互いに協力して休日や夜間も患者に対応できる体制を構築する。
3. かかりつけ医は、日常行う診療のほかに、地域住民との信頼関係を構築し、健康相談、検診・がん検診、母子保健、学校保健、産業保健、地域保健等の地域における医療を取り巻く社会的活動、行政活動に積極的に参加するとともに保健・介護・福祉関係者との連携を行う。また、地域の高齢者が少しでも長く地域で生活できるよう在宅医療を推進する。
4. 患者や家族に対して、医療に関する適切かつわかりやすい情報の提供を行う。

表5-3-1　かかりつけ医の機能

つけ医の役目です。

長い期間患者を診察していると、認知症に気付かないことがよくあります。認知症の人は取り繕いを上手にするので、なおさら気付きにくいということがあります。80歳以上の高齢者の４人に１人は認知症という時代です。定期的に認知症の有無を確認することが必要になります。薬を不定期にとりに来る、予約を間違える、会計で札払いが多くなるなどがあれば認知症を疑います。また、血圧や血糖のコントロールが急に悪くなるなどの場合には、患者の認知機能が低下して、薬剤管理がうまくいっていない可能性を考える必要があります。

このほかに、認知症の多職種協働の一員として、認知症支援の連携を担うことも重要な役割の一つです。認知症専門医への受診誘導や、診断がついたあとに専門医から逆紹介を受ける医療連携や、地域包括支援センター・ケアマネジャー、認知症介護サービス諸機関との多職種連携（医療介護連携）を担っていきます。

今後、在宅医療においては、かかりつけ医機能報告制度が始まり、認知症におけるかかりつけ医の役割はますます大きくなることが予想されます。認知症高齢者へのより丁寧な対応が求められます。

かかりつけ医の認知症対応のレベルアップを目指し、2005（平成17）年より都道府県・政令指定都市では、かかりつけ医向け認知症対応力向上研修会を行っています。2020(令和２)年度末で当研修を受講した医師は、6.8万人となっており、2019（令和元）年制定された国の認知症施策推進大綱[4)]では、2025（令和７）年の目標値を９万人としています。

2. 専門医

① 認知症専門医

「認知症専門医」がどの専門医を指すのか公的な取り決めはありません。例えば、認知症初期集中支援チームや認知症疾患医療センターでは、医師要件として日本老年精神医学会もしくは日本認知症学会の専門医となっています。一般的には、この２学会の専門医が認知症の専門医と考えられています。

一方で、最近承認された新規アルツハイマー型認知症薬の処方資格専門医としては、日本神経学会、日本老年医学会、日本精神神経学会、日本脳神経外科学会の専門医となっています。

おおむね、これらの６学会の専門医が認知症専門医と考えられています。認知症専門医は、かかりつけ医などから紹介を受けて、認知症の鑑別診断や治療方針の決定を行います。さらに、介護側（地域包括支援センター、ケアマネジャー）とも連携して情報共有をしておくことが重要です。

日本認知症予防学会では認知症予防専門医制度があり、今後の認知症医療（特に早期診断）において認知症予防専門医の活躍が望まれます。

② 認知症疾患医療センター

認知症疾患医療センターとは

「認知症疾患医療センター」は、1989（平成元）年に創設された老人性痴呆疾患センター運営事業を経て、2008（平成20）年度から国の委託事業として創設された認知症の専門医療機関です。都道府県知事または政令指定都市市長が指定する病院に設置され、認知症の診断・治療から、認知症の相談、BPSD の相談・治療、認知症多職種連携の促進など、認知症に関することを包括的に支援しているセンターです。

2008（平成20）年創設時の設置目標は、全国で150ヵ所でありましたが、2019（令和元）年６月に閣議決定された「認知症施策推進大綱」[4)]では、2020年度末までに全国500ヵ所、二次医療圏ごとに１ヵ所以上設置するという目標が設定されました。2023（令和5）年10月時点では、全国の認知症疾患医療センターは505ヵ所となっています。

認知症疾患医療センターの類型

現在のセンターは、基幹型・地域型・連携型の３類型があります。2010(平成22）年に基幹型と地域型が分かれ、2014（平成26）年に診療所型が創設され、2017（平成29）年には診療所型が連携型に改称され、診療所に限らず病院に対しても連携型の認知症疾患医療センターを指定することができるようになりました。2023（令和5）年10月現在、全国で基幹型は21ヵ所（基幹型Ⅰ：17ヵ所、基幹型Ⅱ：4ヵ所）、地域型386ヵ所、連携型98ヵ所となっています（認知症疾患医療センターの類型については、表2-12-1（111ページ）を参照）。

認知症疾患医療センターの役割

認知症疾患医療センターの役割には、以下のようなものがあります。

❶専門医療相談

医療相談室を設置して、認知症の本人や家族からの相談を常時行っています。特に認知症の人の家族にとって、認知症のことについて相談できる窓口が不足しています。一般的なことはケアマネジャーや地域包括支援センターで相談できますが、より詳細な内容やBPSDについて相談できるところはあまりなく、認知症疾患医療センターが幅広く相談業務を担っています。

❷鑑別診断・初期対応

センターの認知症専門医により、鑑別診断が行われます。認知症疾患医療センターの要件として認知症の専門医の存在と画像診断（CT、MRI、SPECTなど）が可能なことがあげられています。正確な認知症の診断が望まれています。認知症と考えられていながら、認知症の鑑別診断を受けていない人は多くいます。認知症の診断によって、治療やそのあとの対応法が変わってくるので、正確な認知症の鑑別診断は重要です。

また、新規のアルツハイマー型認知症疾患修飾薬を使用するには、髄液検査やPETを用いた正確なアルツハイマー型認知症の診断を行う必要があり、認知症疾患医療センターの重要な役割となっています。診断確定後に治療方針を検討して初期対応を行います。薬物治療のみならず、多職種と連携した認知症進行予防のための介護保険サービスの導入なども行っていきます。

❸ BPSD・合併症への対応

重要な任務の一つとして、BPSDへの対応があげられます。BPSDが悪化すると、在宅生活も困難になる場合も多いです。早期に対応をする必要がありますが、認知症疾患医療センターがその対応の重要な位置を占めています。「認知症疾患医療センターの整備方針に関する調査研究事業報告書2022」[11]によると、BPSDに対する通院治療を行っている認知症疾患医療センターは、基幹型で100%、地域型で93.2%、連携型82.8%となっています。認知症疾患医療センター外来の重要な任務がBPSDを治療・ケアすることであることが示されいます。一方、BPSDに対する入院医療は、基幹型で94.1%、地域型75.8%、連携型37.9%となっています。地域型・連携型で数値が低いことは、入院が必要なBPSDをもつ患者は、精神科病院への入院が必要となっていることを示しています。

❹地域の関係機関との連携

都道府県・政令指定都市では、認知症の施策推進会議を開催しています。ここでは、地域での認知症施策の立案や、進行状況などを協議していますが、認知症疾患医療センターも参加しています。実際の患者や家族と直に接している認知症疾患医療センターは、特に認知症の医療的な課題や医療・介護連携における課題が集約されており、地域の認知症の課題として行政とともに施策を策定していくことが重要な任務となっています。

❺連携協議会・研修会の開催

認知症の多職種連携はとても大事で、良い連携なくして、良い医療・介護は望めません。認知症疾患医療センターでは、地域包括支援センターや認知症関連の多職種との認知症連携協議会を開催して、医療・介護連携の推進を行っています。また、認知症サポート医フォローアップ研修、かかりつけ医向けの認知症対応力向上研修、多職種向けの認知症対応力向上研修、介護施設向けの認知症研修、地域医療ネットワークにおける認知症研修、そして認知症家族向けの認知症家族教室などを開催しています。

❻情報の発信

認知症医療や介護についての情報を、リーフレットやWEBを使って発信しています。まだ一般の人にとっては、認知症疾患医療センターの知名度は低く、今後も積極的な発信が望まれます。

③　認知症サポート医

認知症サポート医とは

65歳以上の高齢者の5人に1人が認知症という時代を迎え、認知症の医療や多職種協働において、かかりつけ医の認知症対応力の向上は必須です。認知症専門医の数は少なく、かかりつけ医の認知症相談などに関する相談役、地域包括支援センターなど介護側との医療・介護連携を推進する橋渡し役を務める医師が必要とされます。

また、かかりつけ医向けの認知症対応力向上研修の企画立案を担う医師も必要とされます。2006（平成18）年厚労省は、日本医師会と協働して認知症サポート医研修を導入しました。都道府県・政令指定都市が実施主体となり、厚労省より委託された国立長寿医療研究センターが研修を行う建付けとなっています。今後の認知症多職種連携・協働を行っていくうえで、認知症サポート医の役割は非常に重要です。認知症サポート医は、連携におけるキーパーソンであると考えられています。認知症サポート医の数は2020（令和2）年度末で11,000人となっています。2019（令和元）年に制定された認知症施策推進大綱[4]では、2025（令和7）年度までの認知症サポート医目標数を16,000人としています。

1．都道府県・政令都市医師会を単位としたかかりつけ医を対象とした認知症対応力の向上を図るための研修の企画立案

2．かかりつけ医の認知症診断等に関する相談役・アドバイザーとなるほか、他の認知症サポート医（推進医師）との連携体制の構築

3．各地域医師会と地域包括支援センターとの連携づくりへの協力

→　地域における「連携」の推進役を期待されている

表5-3-2　認知症サポート医の役割

認知症サポート医の役割

認知症サポート医の役割は、表5-3-2に示すとおりです。かかりつけ向けの研修会の企画立案が一つの役目です。各都道府県・政令指定都市はかかりつけ医向けの認知症対応力向上研修を行っていますが、その企画立案・講師などのサポート役を務めています。また、認知症の鑑別診断や治療を行う専門医としての役割も果たしています。最も重要な役割は、多職種連携の活動の中心役としての存在です。かかりつけ医からの認知症のBPSDを含めた相談を受け、必要に応じて専門医につなぎます。診療報酬でも、患者・家族の療養上の指導を行い、紹介を受けたかかりつけ医に助言を行うと、「認知症サポート指導料」を算定できるようになっています。

また、地域包括支援センターと連携し地域で医療や介護にうまくつながっていない認知症の人の医療的なアドバイスを行ったり、かかりつけ医への橋渡し役を果たしたりします。さらに、地域包括支援センターとの検討会・研修会なども行っていくことが重要です。認知症初期集中支援チームのチーム員会議に参加して、アドバイスを行うことや、一般病院において、認知症ケア加算の認知症ケアチームの担当医師として活

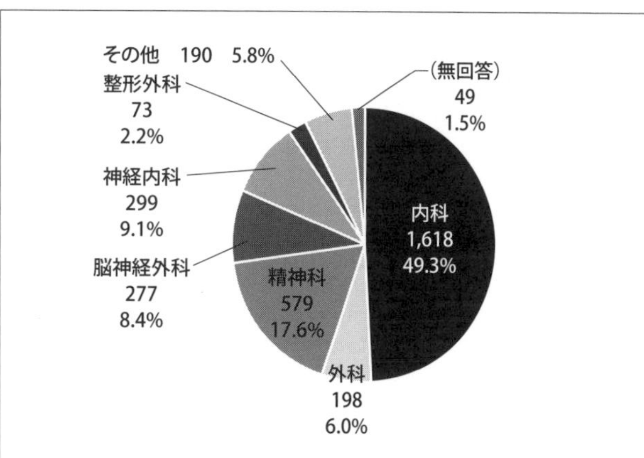

2021年調査のサポート医の診療科の内訳。内科医が49.3%と一番多く、精神科17.6%、神経内科9.1%、脳神経外科8.4%となっている。

図5-3-1　認知症サポート医の診療科の内訳[11]

動することも、認知症サポート医の役割です。

なお、認知症サポート医は、認知症を専門としている医師だけではなく、ほかの診療科の医師も多く参加しています（図5-3-1）[12)]。

まとめ

これまでは、かかりつけ医においては、認知症に関しては専門医に任せるという傾向が見受けられましたが、今後は通常の診察はかかりつけ医が行うという体制になっていくと考えられます。かかりつけ医と専門医の橋渡しをする認知症サポート医の存在も大きく、これからサポート医の役割も明確になっていくでしょう。認知症疾患医療センターは専門医、非専門医と連携しながら、認知症の医療・介護を統括していくことが望まれます。

引用文献

1) 橋本洋一郎　他『脳卒中地域連携パス．変化の時代に対応するクリニカルパス．どう作り、どう動かす．』pp74-81、2007年、照林社
2) 厚生労働省「認知症施策推進5か年計画（オレンジプラン）について」2012年
https://www.mhlw.go.jp/stf/houdou/2r9852000002j8dh.html.
3) 厚生労働省「認知症施策総合戦略（新オレンジプラン）～認知症高齢者等にやさしい地域作りに向けて～」2015年
https://www.mhlw.go.jp/file/06-Seisakujouhou-12300000-Roukenkyoku/nop1-2_3.pdf
4) 認知症施策推進関係閣僚会議　「認知症施策推進大綱」2019年、https://www.mhlw.go.jp/content/000522832.pdf
5) 国立長寿医療研究センター「認知症ケアパス　作成と活用の手引き」　https://www.ncgg.go.jp/ncgg-kenkyu/documents/CarePath_2020.pdf,
6) 臼井康雄、金子博純「岩手県盛岡市医師会の取組」Dementia Care Support（臨時増刊号）：12-14、2006年
7) Urakami K: Dementia prevention and aromatherapy in Japan. Yonago Acta Medica : 65: 184-190, 2022
8) 古和久朋「神戸から始める認知症の人にやさしいまちづくり」高次脳機能研究39（2）:218-221、2019年
9) 粟田主一「認知症初期集中支援チームとは」老年精神医学雑誌33:749-755、2022年
10) 日本医師会・四病院団体協議会「医療提供体制のあり方 日本医師会・四病院団体協議会合同提言」（2013年8月8日）4頁
https://www.med.or.jp/dl-med/teireikaiken/20130808.pdf
11) 日本認知症学会「認知症疾患医療センターの整備方針に関する調査研究事業」2023年
12) 国立長寿医療研究センター「地域における認知症サポート医のあり方に関する調査研究事業報告書」2022年
https://www.ncgg.go.jp/ncgg-kenkyu/documents/R3-3Report.pdf

資料

認知症予防の各制度について

認知症予防の各制度について

私が認知症予防に着手したころ、認知症患者を対象とした取り組みではないから専門職でなくてもボランティアで行えばよいだろうという風潮がありました。確かに地方では人手不足で専門職が得られないからという側面もあったと思います。しかし、実際に認知症予防活動を行っていくと、認知症予防教室の効果に顕著な差があることがわかりました[1]。その理由は、教室を運営するコーディネーター役の人の認知症予防に対する科学的に正しい知識とスキルによっていることでした。このことから、私は認知症予防教室のコーディネーターを務める方には、科学的に正しい認知症予防の知識とスキルをもっていただきたいと考えるようになりました。そこで、本学会では科学的に正しい認知症予防の知識とスキルをもった認知症予防専門士を育成することとしました。さらなるニーズの高まりから、認知症予防専門士だけでなく認知症予防専門検査技師、認知症予防専門医、認知症予防専門薬剤師、認知症予防ナースの資格制度拡充を図ってまいりました。本テキストは、全ての専門職の教材として活用していただけることを希望しております。

浦上　克哉

【各専門制度に対する問合せ先】

一般社団法人 日本認知症予防学会

［事務局］　〒805-0033　北九州市八幡東区山路松尾町13-27
TEL：093-654-6363　　FAX：093-654-6364
E-Mail：jsdp@ninchishou.jp
Home Page：https://ninchishou.jp

引用文献

1） Ito Y, Urakami K: Evaluation of dementia-prevention classes for community-dwelling older adults with mind cognitive impairment. Psychogeriatrics 12,3-10,2012.

一般社団法人　日本認知症予防学会　認知症予防専門医規則

第１章　総則

第１条　日本認知症予防学会（以下、「本学会」という）では、今後急増すると想定される認知症患者に対する診療、介護や福祉に関する社会的ニーズに対応するため、認知症予防活動を推進する医師の育成を目指し、認知症予防専門医教育セミナーを開講し、既定の要件を満たした者に対して認知症予防専門医を認定する。

第２章　認知症予防専門医制度委員会

第２条　認知症予防専門医を認定するため、認知症予防専門医制度委員会（以下「制度委員会」という）を設ける。

第３条　制度委員会は、認知症予防専門医認定の円滑な実施及び改善のための検討等を行い、必要事項について定めることができる。

第３章　認知症予防専門医の認定

第４条　認知症予防専門医の認定を申請する者は、以下のすべての要件を満たさなければならない。

（１）日本国の医師免許証もしくは歯科医師免許証を有すること。

（２）申請時において、本学会会員歴が２年以上であること。なお、会員歴は年度単位で計算する。

（３）認知症に関する実診療歴が３年以上あること。

（４）本学会の指定する修得単位数を有すること。なお、単位数等については細則に定める。

（５）本学会の会員であること。

第５条　認知症予防専門医の認定審査を希望する者は、次の各号に定める申請書類を本学会に提出しなければならない。

（１）認知症予防専門医認定申請書

（２）実診療歴証明書

（３）単位証明書

第６条　認知症予防専門医の審査は、制度委員会において書類審査を実施する。

第７条　　制度委員会は、審査結果を理事会に報告するとともに、認知症予防専門医の認定を行う。

第８条　　制度委員会が認知症予防専門医として認定し、認定料を納めた者に対して、本学会は認知症予防専門医認定証を交付し、認知症予防専門医名簿に登録し、氏名等を本学会ホームページにて公表する。

第９条　　認定に係る認知症予防専門医認定料は 30,000 円とする。なお、既納の認定料はいかなる理由があっても返還しない。

第１０条　認知症予防専門医認定の有効期間は、交付の日より５年間とする。
２　第４条の規定によって、その資格を喪失したときはその限りではない。

第４章　認知症予防専門医の認定更新

第１１条　本学会の認定を受けた認知症予防専門医は、認定を受けてから５年ごとにこれを更新しなければならない。

第１２条　認知症予防専門医認定更新申請者は、次の各号を全て満たさなければならない。
（１）本学会の指定する修得単位数を有する事。なお、単位数については細則に定める
（２）本学会の会員である者

第１３条　認知症予防専門医認定更新申請者は、次の各号に定める申請書類を更新料とともに本学会に提出しなければならない。
（１）認知症予防専門医認定更新申請書
（２）単位証明書

第１４条　更新に係る費用は 20,000 円とする。なお、既納の更新料はいかなる理由があっても返還しない。

第５章　　認知症予防専門医の資格喪失

第１５条　認知症予防専門医は、次の各号の理由により、制度委員会の議決を経て、認知症予防専門医の資格を喪失する。
（１）認知症予防専門医の資格を辞退したとき
（２）認知症予防専門医の認定更新をしなかったとき

（3） 規則第１２条に定める認定更新要件を満たさないと制度委員会が判断したとき

第１６条　認知症予防専門医としてふさわしくない行為があったときは、制度委員会の審議を経て、理事長が認知症予防専門医の認定を取り消すことがある。ただし、制度委員会は弁明する機会を与えなければならない。

第６章　規則の変更

第１７条　この規則の変更については、制度委員会の議を経て理事会で議決するものとする。

附則
この規則は、令和２年１０月４日から施行する。

一般社団法人　日本認知症予防学会　認知症予防専門士規則

第１章　総則

第１条 現在、認知症は予防が可能という一致した見解が得られてきており、認知症予備群（軽度認知障害）の人を早く見つけ、予防しようという取り組みが全国的行われている。しかし、認知症予防に関する知識やスキルは一定していない。認知症予防教室は実施すれば効果があることは確認できているが、予防に携わる人、プログラム内容によって効果に差がある。そのことから、認知症予防に携わる人は、認知症に対する十分な知識と認知症予防に関するスキルを持つことが期待される。そのため日本認知症予防学会（以下、「本学会」という）では、認知症予防専門士講座を開講し、認知症予防専門士を認定する。

第２章　認知症予防専門士制度委員会

第２条 認知症予防専門士を認定するため、認知症予防専門士制度委員会（以下「制度委員会」という）を設ける。

第３条 制度委員会は、認知症予防専門士認定の円滑な実施及び改善のための検討等を行い、必要事項について定めることができる。

第３章　認知症予防専門士の認定

第４条 認知症予防専門士の認定を申請する者は、次の各号の全て満たさなければならない。

（１）　認知症予防に関係する医療機関、介護施設、地域包括支援センター、企業、NPO法人等において通算３年以上の実務経験を有する者。

（２）　本学会の指定する単位数を有すること。なお、単位数等については細則に定める。

（３）　本学会の会員であること。

第５条 認定審査を希望する者は、次の各号に定める申請書類を審査料とともに本学会に提出しなければならない。

（１）　認知症予防専門士認定申請書

（２）　履歴書

（３）　実務経験証明書

第６条 審査は、制度委員会において試験を実施する。

第７条　制度委員会は、審査結果を理事会に報告するとともに、認知症予防専門士の認定を行う。

第８条　制度委員会が認知症予防専門士として認定し、認定証の交付を申請した者に対して、本学会は認知症予防専門士認定証等を交付する。

２　本学会は、前項の認定証等を交付した者を認知症予防専門士名簿に登録し、氏名を本学会ホームページにて公表する。

第９条　認知症予防専門士認定証の有効期間は、交付の日より５年を超えない３月３１日とする。

２　第４条の規則によって、その資格を喪失したときはその限りではない。

第１０条　認知症予防専門士の認定を受け認定証の交付を受ける者は、定められた期日までに、認知症予防専門士認定申請書に認定料を添えて、本学会に提出しなければならない。

第４章　認知症予防専門士の更新

第１１条　本学会の認定を受けた認知症予防専門士は、認定を受けてから５年ごとにこれを更新しなければならない。

第１２条　認知症予防専門士認定更新申請者は、次の各号を全て満たさなければならない。

（１）　本学会の指定する単位数を有すること。なお、単位数等については細則に定める。

（２）　本学会の会員である者。

第１３条　認知症予防専門士認定更新申請者は、次の各号に定める申請書類を審査料とともに本会に提出しなければならない。

（１）　認知症予防専門士認定更新申請書

（２）　単位証明書

第１４条　認定および更新に係る費用は次のとおりとする。なお、既納の審査料はいかなる理由があっても返還しない。

（１）　認定審査料　10,000円

（２）　認定料　5,000円

（３）　更新審査料　10,000円

第５章　認知症予防専門士の資格喪失

第１５条　認知症予防専門士は、次の各号の理由により、制度委員会の議決を経て、認知症予防専門士の資格を喪失する。

（1） 認知症予防専門士の資格を辞退したとき。

（2） 認知症予防専門士の認定更新をしなかったとき。

（3） 規則第１２条に定める認定更新要件を満たさないと制度委員会が判断したとき。

第１６条 認知症予防専門士としてふさわしくない行為があったときは、制度委員会の審議を経て、理事長が認知症予防専門士の認定を取り消すことがある。ただし、制度委員会は弁明する機会を与えなければならない。

第6章　認知症予防専門士指導者の認定

第１７条 認知症予防専門士の育成に努める指導者に対して、認知症予防専門士指導者として認定する。

第１８条 認知症予防専門士指導者の認定を申請する者は、次の各号のいずれかの要件を満たさなければならない。

（1） 認知症予防専門士として認定され３年以上経過した者。

（2） 本会の理事もしくは代議員として３年以上経過した者。

（3） 本会が認定する認知症予防専門医として３年以上経過した者。

第１９条 認定審査を希望する者は、次の各号に定める申請書類を審査料とともに本学会に提出しなければならない。

（1） 認知症予防専門士指導者申請書

（2） 履歴書

第２０条 審査は、制度委員会において書面審査を実施する。

第２１条 制度委員会は、審査結果を理事会に報告するとともに、認知症予防専門士指導者の認定を行う。

第２２条 制度委員会が認知症予防専門士指導者として認定し、認定証の交付を申請した者に対して、本学会は認知症予防専門士指導者認定証等を交付する。

2　本学会は、前項の認定証等を交付した者を認知症予防専門士指導者名簿に登録し、氏名を本学会ホームページにて公表する。

第２３条 認知症予防専門士指導者認定証の有効期間は、交付の日より５年を超えない３月３１日とする。

2　第１８条の規定によって、その資格を喪失したときはその限りではない。

第２４条　認知症予防専門士指導者の認定を受け認定証の交付を受ける者は、定められた期日までに、認知症予防専門士指導者認定申請書に認定料を添えて、本学会に提出しなければならない。

第７章　認知症予防専門士指導者の更新

第２５条　本学会の認定を受けた認知症予防専門士指導者は、認定を受けてから５年ごとにこれを更新しなければならない。

第２６条　認知症予防専門士指導者認定更新申請者は、次の各号に定める申請書類を審査料とともに本会に提出しなければならない。

（１）　認知症予防専門士指導者認定更新申請書

（２）　履歴書

第２７条　認定および更新に係る費用は次のとおりとする。なお、既納の審査料はいかなる理由があっても返還しない。

（１）　認定審査料　10,000円

（２）　認定料　5,000円

（３）　更新審査料　10,000円

第８章　教育関連施設の認定及び取り消し

第２８条　本会は、認知症予防専門士の水準を均てん化するため、認知症予防専門士の教育にふさわしい条件を備えた教育施設について、認知症予防専門士教育関連施設として認定する。

第２９条　認知症予防専門士教育関連施設として申請する施設は、次の各号の全ての要件を満たさなければならない。

（１）　認知症予防を実践している施設であること。

（２）　認知症予防専門士指導者が１名以上配置されていること。

第３０条　認定審査を希望する施設は、次の各号に定める申請書類を審査料とともに本学会に提出しなければならない。

（１）　認知症予防専門士教育関連施設申請書

（２）　認知症予防専門士指導者および認知症予防専門士名簿

第３１条　審査は、制度委員会において書面審査を実施する。

第３２条　制度委員会は、審査結果を理事会に報告するとともに、認知症予防専門士教育関連施設の認定を行う。

第３３条　制度委員会が認知症予防専門士教育関連施設として認定し、認定証の交付を申請した施設に対して、本学会は認知症予防専門士教育関連施設認定プレートを交付する。

２　本学会は、前項の認知症予防専門士教育関連施設の認定をした施設を認知症予防専門士教育関連施設名簿に登録し、施設名を本学会ホームページにて公表する。

第３４条　認知症予防専門士教育関連施設の認定期間は、交付の日より５年を超えない３月３１日とする。

２　第２９条の規定によって、その資格を喪失したときはその限りではない。

第３５条　認知症予防専門士教育関連施設の認定を受けた施設は、定められた期日までに、認知症予防専門士教育関連施設認定申請書に認定料を添えて、本学会に提出しなければならない。

第３６条　認定および更新に係る費用は次のとおりとする。なお、既納の審査料はいかなる理由があっても返還しない。

（１）　認定審査料　　5,000 円
（２）　認定料　　　20,000 円
（３）　更新審査料　　5,000 円

第９章　規則の変更

第３７条　この規則の変更については、制度委員会の議を経て理事会で議決するものとする。

附則
この規則は、令和元年６月９日から施行する。
この規則は、令和２年１０月４日より改正施行する。

一般社団法人　日本認知症予防学会　認知症予防専門薬剤師規則

第１章　総則

第１条　日本認知症予防学会（以下、「本学会」という）では、今後急増すると想定される認知症患者に対する診療、介護や福祉に関する社会的ニーズに対応するため、認知症予防活動を推進する薬剤師の育成を目指し、認知症予防専門薬剤師教育セミナーを開講し、既定の要件を満たした者に対して認知症予防専門薬剤師を認定する。

第２章　認知症予防専門薬剤師制度委員会

第２条　認知症予防専門薬剤師を認定するため、認知症予防専門薬剤師制度委員会（以下「制度委員会」という）を設ける。

第３条　制度委員会は、認知症予防専門薬剤師認定の円滑な実施及び改善のための検討等を行い、必要事項について定めることができる。

第３章　認知症予防専門薬剤師の認定

第４条　認知症予防専門薬剤師の認定を申請する者は、以下のすべての要件を満たさなければならない。

（１）日本国の薬剤師免許証を有すること。
（２）申請時において、本学会会員歴が２年以上であること。尚、会員歴は年度単位で計算する。
（３）調剤経験、業務経験が継続年数３年以上であること。
（４）本学会の指定する修得単位数を有すること。なお、単位数等については細則に定める。
（５）本学会の会員であること。

第５条　認知症予防専門薬剤師の認定審査を希望する者は、次の各号に定める申請書類を本学会に提出しなければならない。

（１）認知症予防専門薬剤師認定申請書
（２）実勤務歴証明書
（３）単位証明書

第６条　　認知症予防専門薬剤師の審査は、制度委員会において書類審査を実施する。

第７条　　制度委員会は、審査結果を理事会に報告するとともに、認知症予防専門薬剤師の認定を行う。

第８条　　制度委員会が認知症予防専門薬剤師として認定し、認定料を納めた者に対して、本学会は認知症予防専門薬剤師認定証を交付し、認知症予防専門薬剤師名簿に登録し、氏名等を本学会ホームページにて公表する。

第９条　　認定に係る認知症予防専門薬剤師認定料は１０，０００円とする。なお、既納の認定料はいかなる理由があっても返還しない。

第１０条　認知症予防専門薬剤師認定の有効期間は、交付の日より５年間とする。
２　第４条の規定によって、その資格を喪失したときはその限りではない。

第４章　認知症予防専門薬剤師の認定更新

第１１条　本学会の認定を受けた認知症予防専門薬剤師は、認定を受けてから５年ごとにこれを更新しなければならない。

第１２条　認知症予防専門薬剤師認定更新申請者は、次の各号を全て満たさなければならない。
（１）本学会の指定する修得単位数を有する事。なお、単位数については細則に定める
（２）本学会の会員である者

第１３条　認知症予防専門薬剤師認定更新申請者は、次の各号に定める申請書類を更新料とともに本学会に提出しなければならない。
（１）認知症予防専門薬剤師認定更新申請書
（２）単位証明書

第１４条　更新に係る費用は５，０００円とする。なお、既納の更新料はいかなる理由があっても返還しない。

第５章　　認知症予防専門薬剤師の資格喪失

第１５条　認知症予防専門薬剤師は、次の各号の理由により、制度委員会の議決を経て、

認知症予防専門薬剤師の資格を喪失する。
（1） 認知症予防専門薬剤師の資格を辞退したとき
（2） 認知症予防専門薬剤師の認定更新をしなかったとき
（3） 規則第１２条に定める認定更新要件を満たさないと制度委員会が判断したとき

第１６条　認知症予防専門薬剤師としてふさわしくない行為があったときは、制度委員会の審議を経て、理事長が認知症予防専門薬剤師の認定を取り消すことがある。ただし、制度委員会は弁明する機会を与えなければならない。

第6章　規則の変更

第１７条　この規則の変更については、制度委員会の議を経て理事会で議決するものとする。

附則
この規則は、令和３年6月２３日から施行する。

一般社団法人　日本認知症予防学会　認知症予防ナース規則

第１章　総則

第１条　現在、認知症は予防が可能という一致した見解が得られてきており、認知症予備群（軽度認知障害）の人を早く見つけ、さらに2次予防、3次予防へ繋げようという取り組みが全国的行われている。これを看護師の立場で認知症予防に関する十分な知識と認知症予防に関するスキルを持つことは、日本の認知症予防を行う上で大いに期待され、有益なことである。そのため日本認知症予防学会（以下、「本学会」という）では、認知症予防ナース講座を開講し、認知症予防ナースを認定する。

第２章　認知症予防ナース制度委員会

第２条　認知症予防ナースを認定するため、認知症予防ナース制度委員会（以下「制度委員会」という）を設ける。

第３条　制度委員会は、認知症予防ナース認定の円滑な実施及び改善のための検討等を行い、必要事項について定めることができる。

第３章　認知症予防ナースの認定

第４条　認知症予防ナースの認定を申請する者は、次の各号の全ての要件を満たさなければならない。

（１）　日本国の看護師の資格（准看護師を含む）を有すること。

（２）　本学会の指定する単位数を有すること。なお、単位数等については細則に定める。

（３）　本学会の会員であること。

第５条　認定審査を希望する者は、次の各号に定める申請書類を審査料とともに本学会に提出しなければならない。

（１）　認知症予防ナース認定申請書

（２）　履歴書

第６条　審査は、制度委員会において書類審査を実施する。

第７条　制度委員会は、審査結果を理事会に報告するとともに、認知症予防ナースの認定を行う。

第８条　制度委員会が認知症予防ナースとして認定し、認定証の交付を申請した者に対して、本学会は認知症予防ナース認定証等を交付する。

２　本学会は、前項の認定証等を交付した者を認知症予防ナース名簿に登録し、氏名を本学会ホームページにて公表する。

第９条　認知症予防ナース認定証の有効期間は、交付の日より５年を超えない３月３１日とする。

2　第４条の規則によって、その資格を喪失したときはその限りではない。

第１０条　認知症予防ナースの認定を受け認定証の交付を受ける者は、定められた期日までに、認知症予防ナース認定申請書に認定料を添えて、本学会に提出しなければならない。

第４章　認知症予防ナースの更新

第１１条　本学会の認定を受けた認知症予防ナースは、認定を受けてから５年ごとにこれを更新しなければならない。

第１２条　認知症予防ナース認定更新申請者は、次の各号を全て満たさなければならない。

（１）　本学会の指定する単位数を有すること。なお、単位数等については細則に定める。

（２）　本学会の会員である者。

第１３条　認知症予防ナース認定更新申請者は、次の各号に定める申請書類を審査料とともに本会に提出しなければならない。

（１）　認知症予防ナース認定更新申請書

（２）　単位証明書

第１４条　認定および更新に係る費用は次のとおりとする。なお、既納の審査料はいかなる理由があっても返還しない。

（１）　認定審査料　10,000 円

（２）　認定料　　　5,000 円

（３）　更新審査料　10,000 円

第５章　　認知症予防ナースの資格喪失

第１５条　認知症予防ナースは、次の各号の理由により、制度委員会の議決を経て、認知症予防ナースの資格を喪失する。

（１）　認知症予防ナースの資格を辞退したとき。

（２）　認知症予防ナースの認定更新をしなかったとき。

（３）　規則第１２条に定める認定更新要件を満たさないと制度委員会が判断したとき。

第１６条　認知症予防ナースとしてふさわしくない行為があったときは、制度委員会の審議を経て、理事長が認知症予防ナースの認定を取り消すことがある。ただし、制度委員会は弁明する機会を与えなければならない。

第６章　認知症予防ナース指導者の認定

第１７条　認知症予防ナースの育成に努める指導者に対して、認知症予防ナース指導者として認定する。

第１８条　認知症予防ナース指導者の認定を申請する者は、次の各号のいずれかの要件を満たさなければならない。
（1）　認知症予防ナースとして認定され３年以上経過した者。
（2）　本会の理事もしくは代議員として３年以上経過した者。

第１９条　認定審査を希望する者は、次の各号に定める申請書類を審査料とともに本学会に提出しなければならない。
（1）　認知症予防ナース指導者申請書
（2）　履歴書

第２０条　審査は、制度委員会において書面審査を実施する。

第２１条　制度委員会は、審査結果を理事会に報告するとともに、認知症予防ナース指導者の認定を行う。

第２２条　制度委員会が認知症予防ナース指導者として認定し、認定証の交付を申請した者に対して、本学会は認知症予防ナース指導者認定証等を交付する。
２　本学会は、前項の認定証等を交付した者を認知症予防ナース指導者名簿に登録し、氏名を本学会ホームページにて公表する。

第２３条　認知症予防ナース指導者認定証の有効期間は、交付の日より５年を超えない３月３１日とする。
２　第１８条の規定によって、その資格を喪失したときはその限りではない。

第２４条　認知症予防ナース指導者の認定を受け認定証の交付を受ける者は、定められた期日までに、認知症予防ナース指導者認定申請書に認定料を添えて、本学会に提出しなければならない。

第７章　認知症予防ナース指導者の更新

第２５条　本学会の認定を受けた認知症予防ナース指導者は、認定を受けてから５年ごとにこれを更新しなければならない。
第２６条　認知症予防ナース指導者認定更新申請者は、次の各号に定める申請書類を審査料とともに本会に提出しなければならない。
（1）　認知症予防ナース指導者認定更新申請書
（2）　履歴書

第２７条　認定および更新に係る費用は次のとおりとする。なお、既納の審査料はいかなる理由があっても返還しない。

（1）　認定審査料　10,000 円

（2）　認定料　5,000 円

（3）　更新審査料　10,000 円

第８章　教育関連施設の認定及び取り消し

第２８条　本会は、認知症予防ナースの水準を均一化するため、認知症予防ナースの教育にふさわしい条件を備えた教育施設について、認知症予防ナース教育関連施設として認定する。

第２９条　認知症予防ナース教育関連施設として申請する施設は、次の各号の全ての要件を満たさなければならない。

（1）　認知症予防を実践している施設であること。

（2）　認知症予防ナース指導者が１名以上配置されていること。

第３０条　認定審査を希望する施設は、次の各号に定める申請書類を審査料とともに本学会に提出しなければならない。

（1）　認知症予防ナース教育関連施設申請書

（2）　認知症予防ナース指導者および認知症予防ナース名簿

第３１条　審査は、制度委員会において書面審査を実施する。

第３２条　制度委員会は、審査結果を理事会に報告するとともに、認知症予防ナース教育関連施設の認定を行う。

第３３条　制度委員会が認知症予防ナース教育関連施設として認定し、認定証の交付を申請した施設に対して、本学会は認知症予防ナース教育関連施設認定プレートを交付する。

２　本学会は、前項の認知症予防ナース教育関連施設の認定をした施設を認知症予防ナース教育関連施設名簿に登録し、施設名を本学会ホームページにて公表する。

第３４条　認知症予防ナース教育関連施設の認定期間は、交付の日より５年を超えない３月３１日とする。

２　第２９条の規定によって、その資格を喪失したときはその限りではない。

第３５条　認知症予防ナース教育関連施設の認定を受けた施設は、定められた期日までに、認知症予防ナース教育関連施設認定申請書に認定料を添えて、本学会に提出しなければならない。

第３６条　認定および更新に係る費用は次のとおりとする。なお、既納の審査料はいかなる理由があっても返還しない。

（１）　認定審査料　　5,000 円
（２）　認定料　　　　20,000 円
（３）　更新審査料　　5,000 円

第９章　規則の変更

第３７条　この規則の変更については、制度委員会の議を経て理事会で議決するものとする。

附則
この規則は、令和２年１０月４日から施行する
この規則は、令和３年２月２１日より改正施行する。
この規則は、令和３年１０月３１日より改正施行する。
この規則は、令和６年２月１８日より改正施行する。

一般社団法人　日本認知症予防学会　認知症予防専門臨床検査技師　規則

第１章　総則

第１条　日本認知症予防学会（以下、「本学会」という）では、今後急増すると想定される認知症患者に対する診療、介護や福祉に関する社会的ニーズに対応するため、認知症予防活動を推進する臨床検査技師の育成を目指し、認知症予防専門臨床検査技師育成セミナーを開講し、既定の要件を満たした者に対して認知症予防専門臨床検査技師を認定する。

第２章　認知症予防専門臨床検査技師制度委員会

第２条　認知症予防専門臨床検査技師を認定するため、認知症予防専門臨床検査技師制度委員会（以下「制度委員会」という）を設ける。

第３条　制度委員会は、認知症予防専門臨床検査技師認定の円滑な実施及び改善のための検討等を行い、必要事項について定めることができる。

第３章　認知症予防専門臨床検査技師の認定

第４条　認知症予防専門臨床検査技師の認定を申請する者は、以下のすべての要件を満たさなければならない。

（１）日本国の臨床検査技師免許を有すること。
（２）申請時において、本学会会員歴が２年以上であること。なお、会員歴は年度単位で計算する。
（３）一般社団法人日本臨床衛生検査技師会（以下日臨技）が認定する認定認知症領域検査技師制度の認定者であること。
（４）本学会の指定する認知症予防専門臨床検査技師育成セミナーの受講歴があること。
（５）本学会の会員であること。

第５条　認知症予防専門臨床検査技師の認定審査を希望する者は、次の各号に定める申請書類を本学会に提出しなければならない。

（１）認知症予防専門臨床検査技師認定申請書
（２）認定認知症領域検査技師認定証の写し
（３）認知症予防専門臨床検査技師育成セミナーの受講証明書

第６条　認知症予防専門臨床検査技師の審査は、制度委員会において書類審査を実施する。

第７条　制度委員会は、審査結果を理事会に報告するとともに、認知症予防専門臨床検査技師の認定を行う。

第８条　制度委員会が認知症予防専門臨床検査技師として認定し、認定料を納めた者に対して、本学会は認知症予防専門臨床検査技師認定証を交付し、認知症予防専門臨床検査技師名簿に登録し、氏名等を本学会ホームページにて公表する。

第９条　認定に係る認知症予防専門臨床検査技師認定料は5,000円とする。なお、既納の認定料はいかなる理由があっても返還しない。

第１０条　認知症予防専門臨床検査技師認定の有効期間は、交付の日より５年間とする。

２　第４条の規定によって、その資格を喪失したときはその限りではない。

第４章　認知症予防専門臨床検査技師の認定更新

第１１条　本学会の認定を受けた認知症予防専門臨床検査技師は、認定を受けてから５年ごとにこれを更新しなければならない。

第１２条　認知症予防専門臨床検査技師認定更新申請者は、次の各号を全て満たさなければならない。

（１）　本学会の指定する認知症予防専門臨床検査技師育成セミナーの受講歴を認定更新期間内に1回は有する事。

（２）　日臨技が定めた認定認知症領域検査技師制度の認定者であること

（３）　本学会の会員である者

第１３条　認知症予防専門臨床検査技師認定更新申請者は、次の各号に定める申請書類を更新料とともに本学会に提出しなければならない。

（１）　認知症予防専門臨床検査技師認定更新申請書

（２）　認定認知症領域検査技師認定証の写し

（３）　認知症予防専門臨床検査技師育成セミナー認定期間内の受講証

第１４条　更新に係る費用は 5,000 円とする。なお、既納の更新料はいかなる理由があっても返還しない。

第５章　　認知症予防専門臨床検査技師の資格喪失

第１５条　認知症予防専門臨床検査技師は、次の各号の理由により、制度委員会の議決を経て、認知症予防専門臨床検査技師の資格を喪失する。

（１）　認知症予防専門臨床検査技師の資格を辞退したとき

（２）　認知症予防専門臨床検査技師の認定更新をしなかったとき

（３）　規則第１２条に定める認定更新要件を満たさないと制度委員会が判断したとき

第１６条　認知症予防専門臨床検査技師としてふさわしくない行為があったときは、制度委員会の審議を経て、理事長が認知症予防専門臨床検査技師の認定を取り消すことがある。ただし、制度委員会は弁明する機会を与えなければならない。

第６章　規則の変更

第１７条　この規則の変更については、制度委員会の議を経て理事会で議決するものとする。

附則

この規則は、令和５年４月１日から施行する。

上巻索引

※ 本文のキーワードと用語解説を記しました。

数字・欧文

あ～お

か～こ

さ～そ

た～と

な～の

は～ほ

ま～も

や～よ

ら～ろ

責任編集者

●浦上克哉（うらかみ　かつや）

1989年鳥取大学医学部大学院博士課程修了、2001年鳥取大学医学部保健学科生体制御学講座・教授、2022年鳥取大学医学部保健学科認知症予防学講座（寄附講座）・教授。
一般社団法人日本認知症予防学会代表理事。総合的に認知症に取り組み、認知症予防学の確立を目指している。2022年鳥取大学学長表彰、2023年度日本臨床衛生検査技師会有功賞・特別賞。

●児玉直樹（こだま　なおき）

1999年 鈴鹿医療科学大学保健衛生学部卒業、2004年長岡技術科学大学大学院工学研究科修了、博士（工学）。
高崎健康福祉大学健康福祉学部医療情報学科助手、講師、准教授を経て、2018年新潟医療福祉大学医療技術学部診療放射線学科教授、2022年より診療放射線学科長。認知症の早期診断や予防に関する研究に従事。
日本認知症予防学会理事、日本診療放射線技師会副会長、世界診療放射線技師会理事。2009年三井住友海上福祉財団賞（高齢者福祉部門）、2010年北米放射線学会Certificate of Merit賞、2020年結核予防会結核研究奨励賞を受賞。

各章編者一覧

章	名　前	所　　属
1	浦上 克哉	鳥取大学医学部保健学科認知症予防学講座　教授
2	鵜飼 克行	総合上飯田第一病院　老年精神科
3	舟越 亮寛	医療法人鉄蕉会医療管理本部/薬剤管理部/治験管理センター、亀田総合病院薬剤部
4	深澤 恵治	一般社団法人日本臨床衛生検査技師会　専務理事
5	児玉 直樹	新潟医療福祉大学医療技術学部診療放射線学科　学科長・教授
6	浦上 克哉	鳥取大学医学部保健学科認知症予防学講座　教授
7	櫻井 孝	国立研究開発法人国立長寿医療研究センター　研究所長
8	安部 明夫	安部第一医院　院長、大分大学医学部神経内科　臨床教授
9	佐藤 厚	愛知淑徳大学健康医療科学部言語聴覚学専攻　教授
10	辻 正純	医療法人社団翔洋会 辻内科循環器科歯科クリニック　理事長
10	當山 房子	(有)福祉ネットワーク・やえやま　代表取締役
11	浦上 克哉	鳥取大学医学部保健学科認知症予防学講座　教授
12	児玉 直樹	新潟医療福祉大学医療技術学部診療放射線学科　学科長・教授

認知症予防専門テキスト　執筆者一覧（五十音順）

名前	所属	執筆分担
阿部 康二	BTRアーツ銀座クリニック　医師	第2章(5)
天野 宏紀	鳥取大学医学部医学科社会医学講座健康政策医学分野　講師	第1章(1)
荒井 啓行	東北大学　名誉教授	第2章(2)
池田 将樹	埼玉医科大学保健医療学部共通教育部門（脳神経内科）　教授	第4章(7)
石渡 明子	日本医科大学脳神経内科・認知症先端治療センター　非常勤講師	第4章(2)
和泉 唯信	徳島大学大学院医歯薬学研究部臨床神経科学分野　教授	第2章(8)
伊藤 泉	山梨大学医学部附属病院　検査部	第4章(3)
岩越 和紀	特定非営利活動法人高齢者安全運転支援研究会　理事長	第11章
鵜飼 克行	総合上飯田第一病院　老年精神科	第2章(1)(13)
内門 大丈	医療法人社団彰耀会　メモリーケアクリニック湘南　理事長・院長	第2章(12)
浦上 克哉	鳥取大学医学部保健学科認知症予防学講座　教授	第1章(2)(4)、第2章(11)、第4章(8)
岡﨑 亮太	島根大学医学部附属病院　検査部　副臨床検査技師長	第4章(4)
亀山 祐美	東京大学医学部附属病院　認知症センター　副センター長	第6章(1)
菊地 佳代子	香川大学医学部附属病院　認知症看護認定看護師	第8章(5)
久徳 弓子	川崎医科大学神経内科学　講師	第2章(6)
河月 稔	鳥取大学医学部保健学科生体制御学講座　講師	第1章(5)、第10章(2)
児玉 直樹	新潟医療福祉大学医療技術学部診療放射線学科　学科長・教授	第4章(5)、第6章(4)、第12章
古和 久朋	神戸大学大学院保健学研究科　教授	第2章(7)
斎藤 望	社会福祉法人恩賜財団済生会新潟県央基幹病院リハビリテーション部　言語聴覚士	第9章(4)
櫻井 孝	国立研究開発法人国立長寿医療研究センター　研究所長	第7章
佐藤 厚	愛知淑徳大学健康医療科学部言語聴覚学専攻　教授	第1章(3)、第4章(1)、第9章(1)(2)(3)
管谷 由紀子	医療法人社団翔洋会脳リハビリデイサービス大泉学園はなみずき管理者・看護師	第10章(5)
鈴木 美緒	東海大学建築都市学部土木工学科　准教授	第11章
高橋 純子	北上済生会病院　脳神経内科	第2章(10)
谷口 美也子	鳥取大学地域価値創造研究教育機構　准教授	第4章(6)
積田 啓子	医療法人社団翔洋会大泉学園さくらの家　管理者	第10章(4)
寺田 整司	岡山大学学術研究院医歯薬学域精神神経病態学　准教授	第2章(4)
當山 房子	(有)福祉ネットワーク・やえやま　代表取締役	第6章(2)(3)、第10章(1)
中村 友喜	三重県立こころの医療センター　診療技術部技師長 兼 薬剤室長/感染管理室長	第3章(2)(3)(4)
並木 靖幸	特定非営利活動法人高齢者安全運転支援研究会　事務局次長	第11章
成瀬 聡	総合リハビリテーションセンター・みどり病院　病院長	第5章
西村 美穂	香川大学自然生命科学系（医学部）看護学科老年看護学　学内講師	第8章(2)
原島 哲志	本成寺安心住宅かえるハウス　介護部長	第10章(3)
別所 千枝	広島県厚生農業協同組合連合会　尾道総合病院　薬剤科　薬剤部長	第3章(7)(8)
松井 幸子	大阪信愛学院大学看護学部　教授	第8章(3)
水上 勝義	筑波大学人間総合科学研究科　教授	第2章(3)
三好 陽子	鳥取大学医学部保健学科　成人・老人看護学講座　准教授	第8章(4)
三輪 高市	鈴鹿医療科学大学薬学部　教授	第3章(1)(5)(6)
山本 美輪	香川大学自然生命科学系（医学部）看護学科老年看護学　教授	第8章(1)
横尾 則広	特定非営利法人高齢者安全運転支援研究会　事務局	第11章
涌谷 陽介	倉敷平成病院脳神経内科・認知症予防医療センター　部長・センター長	第2章(9)

認知症予防専門テキスト　上巻

2024年6月18日　第1刷発行

監修　一般社団法人 日本認知症予防学会

責任編集　浦上克哉　児玉直樹

発行者　松嶋 薫

発行・発売　株式会社メディア・ケアプラス
〒140-0011　東京都品川区東大井3-1-3-306
Tel 03-6404-6087　Fax 03-6404-6097
http://media-cp.jp

印刷・製本　日本ハイコム株式会社

落丁・乱丁はお取り替え致します。
ISBN978-4-908399-25-1